がん看護と
看護倫理

日常にある倫理的問題と実践

へるす出版

はじめに

　人はそれぞれ固有の人生を生きています。そこで，その人ががんに罹患したとしても，その人の価値観や人生観を尊重し，少しでもその人らしく生活し続けることができるように，看護師は多職種・多部門，施設−地域間で協働しながら看護に携わります。

　がん治療は日々進化しており，治癒や生存期間の延長，症状緩和など，患者に益をもたらす一方，がん治療によるさまざまな副作用症状，機能障害，外見の変化などにより患者の生活に大きな影響を一時的または恒久的に及ぼします。そのためがん治療による生活や人生への影響を嫌がって，根治を目指せる治療であったとしても患者はそれを拒否し，自分らしさや QOL を優先する場合があり，また患者と家族等の意向が異なる場合もあり，医療者としてがん治療による益と害のバランスをとることが難しい状況に直面することが多々あります。患者の価値観が多様化しているなか，そもそもその患者にとっての益とは何か，最善とは何かを考えさせられることが多くなりました。

　さらに，がん治療の場は外来・在宅に移行しています。診断や治療の選択肢，今後の見通しに関する説明は外来で行われることがほとんどであり，どの治療をどこで受けるのか・受けないのか，どこで過ごすのか（療養場所）というような意思決定により，その人の人生の長さも質も変わります。しかも，患者は自分のことだけではなく，家族や職場など，さまざまな関係性のなかで意思決定をしていますし，患者を取り巻く人々も，がんという病気により影響を受けていることから，これらを調整しながら多くを外来で対応することが求められるようになりました。

　本当にこれでよいのだろうか，という "もやもや感" "倫理的ジレンマ" をもつことが多くなったからこそ，看護師はそこで立ち止まり，他者に伝え，何がよりよいのかを「患者−家族等患者をとりまく人々−医療者間」で話し合いながら考え実践する倫理的配慮ががん看護の土台になります。

　わが国では毎年，新たにがんと診断される人が約 100 万人となり，日本人の 2 人に 1 人が生涯のうちにがんに罹患する時代です。このことから，看護師は，どこで活動するにおいても，つまり，どの医療施設，介護施設，地域・在宅，行政や教育現場においても，がん看護に携わることが多くなりました。

　本書では，第 I 章でがん看護における倫理をとりまく状況を概観し，看護師の立ち位置や看護師に求められる役割，意思決定支援に関する基本的事項，多職種チームや地域でつなぐ倫理的配慮，組織での取り組みについて取り上げています。第 II 章では，がん看護を実践する際に直面するさまざまな倫理的問題について架空の事例を設定して解説しています。なお倫理を考える枠組みについては何を使ってもよいこととしました。

　どの項目から読み始めていただいても構いません。

　倫理的配慮に基づいた皆様の日々の実践に本書を活用していただけましたら幸いです。

2024 年 12 月

濱口恵子

執筆者一覧
（※執筆順）

編　集

濱口　恵子　（がん研究会有明病院トータルケアセンター）
後藤　志保　（がん研究会有明病院看護部）

執　筆

濱口　恵子　（がん研究会有明病院トータルケアセンター）
石垣　靖子　（北海道医療大学／名誉教授）
竹之内沙弥香　（京都大学大学院）
江口　恵子　（相良病院）
小園　香奈子　（マギーズ東京）
祖父江由紀子　（東邦大学医療センター大森病院看護部）
後藤　志保　（がん研究会有明病院看護部）
千﨑　美登子　（北里大学病院看護部）
田墨　恵子　（大阪大学医学部附属病院看護部）
渡邊　知映　（昭和大学保健医療学部）
市川　智里　（国立がん研究センター東病院看護部）
北川　善子　（九州がんセンター看護部）
矢野　和美　（一宮研伸大学大学院）
藤原　由佳　（清水メディカルクリニック）
花出　正美　（がん研究会有明病院がん相談支援センター）
高屋敷麻理子　（岩手県立大学看護学部）
塗木　京子　（久留米大学病院緩和ケアセンター）
向井　未年子　（愛知県がんセンター看護部）
二井矢ひとみ　（東札幌病院看護部）
森　　文子　（国立がん研究センター中央病院看護部）
東樹　京子　（国立がん研究センター東病院看護部）
梅岡　京子　（奈良県立医科大学附属病院看護部）
山口　久美　（順天堂大学医学部附属練馬病院看護部）

CONTENTS

I章　総　論

1　がん看護と倫理 2

2　人を尊重するということ；組織で取り組む倫理的配慮 15

3　意思決定支援とアドバンス・ケア・プランニング 22

4　多職種チーム・地域でつなぐ倫理的配慮 32

II章　日常にある倫理的問題と実践

※本書掲載の事例はすべて架空の事例です
※事例内の患者名はすべて仮名であり実在しません

がんであると伝えること

事例①▶ **本人へ病名や病状を説明する際に** 42
家族の意向が影響するの？
即日入院で，家族が先にがんの診断を知り，本人には伝えられていない

事例②▶ **ガイドラインで推奨されない治療を** 50
希望する場合でも，患者の要望は尊重すべきなの？
わが子に病気を知られたくないため，手術創の小さい腹腔鏡下手術を
希望している

がん治療方法の選択

事例③▶ **手術による失声を受け入れられないから，** 57
治らなくても放射線治療に決めたのに…
気管切開を受け入れたものの，「こんなはずじゃなかった」と患者が言っている

事例④▶ **がんの切除を目指し，積極的に抗がん薬治療に臨む** 65
患者の意向に寄り添えていない
手術適応になるかの確証はなく，抗がん薬の導入により副作用が現れ
生活の質が低下する可能性がある

v

事例⑤ ▶ 自尊感情が低下した状態で治療をやめたいと言う ········ 71
患者の意向をどう考えればいいの？
家族に迷惑をかけたくないと患者が言っている

ライフステージとがん

事例⑥ ▶ 患者から「妊娠を優先させたいという思いは ········ 78
許されないのでしょうか」と相談を受けたけれど…
妊娠を望んでいるために乳がん治療の中断を希望している

事例⑦ ▶ 認知症を抱える高齢者は侵襲の高い手術を ········ 84
自分の意思で決定できるの？
患者は認知機能が低下し，自分が抗がん薬治療を受けたことを忘れている

事例⑧ ▶ なんとなく違和感があるなか淡々と診療と ········ 92
ケアが進められているけれど，このままでいいの？
患者の不満が聞かれることはないが，患者主体でない医療・看護が続いている

事例⑨ ▶ 患者・家族・職場と意向が異なる状況なのに ········ 102
このまま職場復帰をすすめていいの？
全身状態が悪化している患者から職場復帰の申し出があり，周囲が反対している

キーパーソンとのかかわり

事例⑩ ▶ 患者の在宅療養の希望と家族の介護負担の ········ 108
どちらが優先されるの？
患者は自宅に帰りたいが，家族は介護負担を心配している

事例⑪ ▶ がんが進行しつつあるなかで， ········ 114
キーパーソンは同僚でいいの？
がん薬物療法が中止となり，がんの進行が予測されるなか，
キーパーソンがどのようなサポーターになり得るのかわからない

苦痛緩和と DNAR

事例⑫ ▶ **終末期のがん患者の持続的鎮静の開始は，**
どのように決めればいいの？ 122
患者の妻と母親の間で，鎮静に対する意向に相違がある

事例⑬ ▶ **患者の苦痛を緩和したいのに** 129
本人が拒否するのはどうしてなの？
患者が医療用麻薬の使用を納得しない

事例⑭ ▶ **DNAR 指示は誰のため？** 138
患者に DNAR の意向を確認せず，医師は治療の必要はないと判断している

医療安全と患者の尊厳

事例⑮ ▶ **転倒リスクがあるのに離床センサーマットを** 144
外していいの？
医療安全上の対応が，患者には「誰かに監視されている」と思われている

チーム医療と看護師の姿勢

事例⑯ ▶ **病状の進行した患者に積極的な薬物療法の** 151
選択でいいの？
医療チームのなかで治療方針に対する意見が対立している

事例⑰ ▶ **患者の安寧のために提供し始めたはずの** 159
ケアなのに…
患者の要望に応え続けることで，ほかの患者のケアに影響が出ている

事例⑱ ▶ **自分のミスがきっかけではあっても，** 167
患者の暴言を受け止め続けなければいけないの？
患者から理不尽なレッテルを貼られ傷つき，担当看護師として向き合うことに
困難を感じている

コラム

- 医療者の提案と異なる療養場所の希望を言葉にできない ……………………………… 46
- 「どうしたいか決めてきて」は，自律性を尊重していることになるの? ……………… 48
- 頭頸部がん手術時のコミュニケーションの多様化と治療選択 …………………………… 63
- 手術ができない局所進行膵臓がんの一次治療について …………………………………… 69
- 治療効果があると思い込み，副作用を医師に伝えることを拒否する ………………… 77
- 遺伝性のがんについて子どもにどう伝えるか？ …………………………………………… 81
- AYA 世代と向き合う心構え ……………………………………………………………………… 82
- IADL (instrumental activities of daily living) ……………………………………………… 91
- 高齢者総合機能評価（CGA）………………………………………………………………… 100
- 治療期に生じやすい「びっくり離職」……………………………………………………… 107
- 患者の希望をかなえるための退院のタイミング ………………………………………… 113
- 成年後見制度を知り，備えるには ………………………………………………………… 121
- 持続的鎮静を開始後に，家族から持続的鎮静を中止したいと希望があった ……… 126
- 看護師も，がん終末期の患者の持続的な鎮静をして看取るのはつらい …………… 128
- 痛みのアセスメント；痛みの意味 ………………………………………………………… 134
- コミュニケーション …………………………………………………………………………… 137
- アドバンス・ケア・プランニング（ACP）……………………………………………… 143
- トイレ介助に付き添わなければならないけれど，介助中に他患者に呼ばれてしまった ………………………………………………………………………………………… 150
- がんゲノム医療の現場で感じる倫理的問題；がん遺伝子パネル検査を受ける患者の看護 ………………………………………………………………………………… 158
- 患者の最期の望みをかなえることは"特別扱い"なのか ……………………………… 165
- メンタルヘルスと倫理 ………………………………………………………………………… 173

I 章

総　論

1 | がん看護と倫理

はじめに

　わが国において，新たにがんと診断される人は毎年約100万人であり，日本人の2人に1人が生涯のうちにがんに罹患する時代になった[1]。また，がんは1981年から日本人の死亡原因の第1位である[2]。このことから，"がん"は日本人の国民病に位置づけられ，国は2006年にがん対策基本法という法律を定め，がん対策推進基本計画[3] [4]を5年ごとに更新しながら，がん医療の推進と均てん化に務めている。

　がん医療は日々進化し，治療法の選択肢が増え，在院日数が短縮し治療の場は外来・在宅に移行している。そのため社会とつながりをもちながら長期に生存するがんサバイバーが増えている。たとえがんに罹患しても，人生の最期まで，その人の価値観や人生観に沿って，その人らしく尊厳をもって生きていけるように支援するがん看護の土台となる倫理的配慮について考える。

　なお，本文中の【事例番号】は，本文の内容に関連があるⅡ章の事例を示している。併せて読んでいただきたい。

看護師が行う倫理的配慮とは

❶ 倫理的配慮とは

(1) 患者 − 家族ら − 医療者間の対話に基づく倫理的配慮

　「患者にとっての最善・よりよいことは何か」を考え実現していくために，倫理の4原則（自律尊重，与益，無危害，正義)[5] [6]は大切であ

るが，これだけでは臨床現場では役立たない。例えば，予後が厳しいことを患者に伝えたくない家族は「無危害」の原則（患者を悲しませたくない）などを主張しているかもしれない。しかし，患者は自分のおかれた状況がわからなければ，何をどのように選択して生きていくのかという「自律尊重」，つまりその人を尊重すること（人間尊重）が損なわれる。そこで，"与益とは何か""そもそも何をもって患者の益とするのか"を考えることが難しく，臨床現場ではこの倫理の4原則同士が葛藤（対立）していることが多いために，倫理的ジレンマが生じる。そのため，この倫理4原則をどのようにバランスをとって，どこを落としどころにするのかという倫理的判断が求められる。その判断は，"患者"−"患者を取り巻く人々（家族など）"−"医療者"との間で話し合い，判断していくしかない。

(2) 倫理的配慮は日常ケアそのもの

　倫理的配慮は，意思決定支援や終末期患者のDNAR（Do Not Attempt Resuscitation）やセデーションなど，特別なトピックスへの対応だけでなく，日常の看護実践そのものにある。例えば，口腔ケアなどの清潔ケアや環境整備は感染予防（無危害の原則）にあたり，また"患者の尊厳を守る"という倫理的配慮そのものである。医療安全対策を遵守することも同様である。その人を尊重するという倫理的配慮は，日常の看護師の態度や言葉遣い，患者のナースコールに速やかに対応することなど，日常業務のなかの看護師の行動一つひとつに込められている。看護師の行為の意味・意図を立ち止まって考えながら実践することが倫理的配慮につながる。

2

(3) 基本的ながん看護をきちんと患者に届けること自体が倫理的配慮

　がん治療に伴う副作用対策がなされていないこと，あるいは，患者のセルフケア支援が不十分であることや，基本的な緩和ケアがなされないことにより，患者が苦痛のままにおかれることや，それらががん治療の中断・中止につながることは倫理的な問題となる。

　2023年に更新された第4期がん対策推進基本計画（**図1**）では，その全体目標を「誰一人取り残さないがん対策の推進」，個別目標を，多職種でのがん治療の推進だけでなく，緩和ケアやサバイバーシップ支援の充実なども掲げられている[3)4)]。がん看護を担う者として，これらの目標の一つひとつについて，個別の患者に適した内容と方法を多職種チームメンバーと共に考え，患者・家族に届けること自体が"責務"

である。

❷ 看護師は何をする人か（職業倫理）

　日本看護協会の看護職の倫理綱領の前文には，「人々は，人間としての尊厳を保持し，健康で幸福であることを願っている。看護はこのような人間の普遍的なニーズに応え，人々の生涯にわたる健康な生活の実現に貢献することを使命としている」とある[7)]。そこで看護師は，患者・家族の"生活"に焦点を当てて支援していくことを肝に銘じる。生活を支援するためには，その人の全体性と個別性に注目することが求められる。全体性とは，①生活者としてのその人の全人的（身体・心理・社会・スピリチュアル）な側面を統合すること，②その人を取り巻く全体（家族や大切な人々などの人間関係，住居，地域など），そして③時間軸の全体（過去

第1．全体目標と分野別目標／第2．分野別施策と個別目標

全体目標：「誰一人取り残さないがん対策を推進し，全ての国民とがんの克服を目指す。」

「がん予防」分野の分野別目標	「がん医療」分野の分野別目標	「がんとの共生」分野の分野別目標
がんを知り，がんを予防すること，がん検診による早期発見・早期治療を促すことで，がん罹患率・がん死亡率の減少を目指す	適切な医療を受けられる体制を充実させることで，がん生存率の向上・がん死亡率の減少・全てのがん患者及びその家族等の療養生活の質の向上を目指す	がんになっても安心して生活し，尊厳を持って生きることのできる地域共生社会を実現することで，全てのがん患者及びその家族等の療養生活の質の向上を目指す

1．がん予防
(1) がんの1次予防
　①生活習慣について
　②感染症対策について
(2) がんの2次予防（がん検診）
　①受診率向上対策について
　②がん検診の精度管理等について
　③科学的根拠に基づくがん検診の実施について

2．がん医療
(1) がん医療提供体制等
　①医療提供体制の均てん化・集約化について
　②がんゲノム医療について
　③手術療法・放射線療法・薬物療法について
　④チーム医療の推進について
　⑤がんのリハビリテーションについて
　⑥支持療法の推進について
　⑦がんと診断された時からの緩和ケアの推進について
　⑧妊孕性温存療法について
(2) 希少がん及び難治性がん対策
(3) 小児がん及びAYA世代のがん対策
(4) 高齢者のがん対策
(5) 新規医薬品，医療機器及び医療技術の速やかな医療実装

3．がんとの共生
(1) 相談支援及び情報提供
　①相談支援について
　②情報提供について
(2) 社会連携に基づく緩和ケア等のがん対策・患者支援
(3) がん患者等の社会的な問題への対策（サバイバーシップ支援）
　①就労支援について
　②アピアランスケアについて
　③がん診断後の自殺対策について
　④その他の社会的な問題について
(4) ライフステージに応じた療養環境への支援
　①小児・AYA世代について
　②高齢者について

4．これらを支える基盤
(1) 全ゲノム解析等の新たな技術を含む更なるがん研究の推進
(2) 人材育成の強化
(3) がん教育及びがんに関する知識の普及啓発
(4) がん登録の利活用の推進
(5) 患者・市民参画の推進
(6) デジタル化の推進

第3．がん対策を総合的かつ計画的に推進するために必要な事項
1．関係者等の連携協力の更なる強化
2．感染症発生・まん延防や災害時等を見据えた対策
3．都道府県による計画の策定
4．国民の努力
5．必要な財政措置の実施と予算の効率化・重点化
6．目標の達成状況の把握
7．基本計画の見直し

図1　第4期がん対策推進基本計画（令和5年3月28日閣議決定）概要

〔厚生労働省：第4期がん対策基本計画. 2023. https://www.mhlw.go.jp/content/11907000/001127422.pdf より引用〕

どのような生活をして何を大切にしてきた人が、現在がんと診断されてどのような状況になり、将来の見通しの中でどのように生きていくのかなど）についてである。治療や療養場所などの意思決定は関係性のなかで行われる。つまり、患者は自分のことだけでなく家族などの人間関係のなかでさまざまなことを考えて意思決定している【事例②④⑩】。個別性とは、患者を"だれにも変わることができないかけがえのない人"としてとらえ、その人が大切にしていることや、その人の視点・生活の視点を大切にすることである。

これらを、時にはさまざまな角度から詳細にとらえ、時には広い視野で全体を見つめて俯瞰するというように、看護師は常にズームを調整しながら、部分にとらわれず全体をみていく。そして、折に触れて看護職の倫理綱領を読み直して、看護師としての自分の行動を振り返る機会をもつようにする。

倫理的配慮が求められるがん医療の特徴

がん医療において、治療や療養場所などの選択肢が増え、患者の価値観・人生観も多様化していることから、倫理的問題に直面することが多い。倫理的問題が生じやすいがん医療の特徴を概観する[8][9]。

❶ がん治療に伴う益と害のバランスをとることの難しさ

(1) がん治療が害となる可能性

がん治療は、治癒や生存期間の延長、苦痛の緩和など患者に益をもたらす一方、薬物療法による末梢神経障害などの副作用や、手術療法による失声・排泄障害・性機能障害などの機能障害、脱毛や皮膚の変化や術後の部分欠損・傷など外見変化によるボディイメージやセルフイメージの変容、妊孕性への影響というように、患者の生活に大きく影響することが多々ある。しかも、治療により患者にとって益を得ること

は不確実なのに、一時的または永久的な害を受けることは確実であることが多い。また、例えば舌がんに対する舌半切術の影響について、人前で話す教師・営業職・僧侶たちや、味見が必要な料理人など、職業や家族状況などの患者背景によってもその人への影響は異なる。そのため、がん治療による生活や人生への影響を嫌がって、根治を目指せるがん治療を拒否する患者、つまり治癒や生存期間の延長よりもQOLや自分らしさを優先したい患者に出会う。一方、子どものために1日でも長く生きたいなど、がん病変への積極的治療の益はほとんど期待できず害が大きいと頭では理解していてもあきらめきれない患者にも出会う。そもそも"益とは何か、害とは何か"が患者によって異なる【事例③④⑤】。

そこで看護師は、患者と対話しながら患者背景や患者の価値観・人生観、患者の歴史・物語の理解に努め、益と害のバランスをとりながら、「患者にとって何がよりよいのか、患者にとっての益とは何か」を患者・家族らと多職種チームメンバーと共に考え行動していく倫理的配慮が不可欠となる。

(2) 新たな副作用・未知の副作用の危険性

がん治療は日々進化しており、新しいがん治療法では、いままで経験したことがない副作用や未知の副作用が発生する危険性がある。例えば、免疫チェックポイント阻害薬の免疫関連有害事象(immune-related Adverse Events：irAE)による、発生頻度はまれであっても致死率の高い心筋症や、脳炎・髄膜炎、さらに重症筋無力症などの神経・筋骨格筋関連、間質性肺炎など多岐にわたる重篤な有害事象や、生涯にわたる日常生活への支障である。そのため、看護師を含むがん治療担当チームと、循環器内科、神経内科、代謝・内分泌科、皮膚科などの多診療科のチームと協働して早期に対応することが求められるようになった。そこで、看護師は常に新しい知識を獲得しながら患者をアセスメント

し，多職種・多診療科と協働することが必要になった。

（3）患者の意思尊重と医療安全の対立

　患者の意思尊重と医療安全との間に対立が生じることがある。例えば，がんの進行や治療による影響で嚥下機能が低下し，誤嚥による窒息の危険性が高い終末期がん患者が，「死んでもいいから口から食べたい」と要求する場合である。もちろん，患者の意向と医療安全を両立させるために，嚥下訓練や食事の形態の工夫など，誤嚥に注意しながら食べたいという患者の希望をかなえる努力を多職種チームで最大限に行うが，それでも困難な場合にどうするかという倫理的問題である。また，転倒リスクが高い患者の「自分で歩きたい」という希望への対応や，センサーマットやベッド柵などを使った抑制・行動制限の問題【事例⑮】，日単位・時間単位の予後と思われる患者の「途中で死んでもいいから家に帰りたい」という希望への対応などがあげられる。

❷ 社会や文化が「がん」や「緩和ケア」などの言葉に与える影響

　がんは 1981 年から日本人の死因の第 1 位となったが，1980 年代当時のがんの 5 年生存率は低く，「がん＝死亡宣告」のイメージが強かった。そこで「がん」という病名を家族に先に説明し，患者には伝えない，または，家族と相談して患者にどのように説明するかを決めるという慣習が長くあった。近年，がんは慢性疾患に位置づけられ，長期生存する患者が多くなったが，いまだ「がん」という言葉には死を連想させる隠喩がある。そこで患者や家族に病状や今後の見通しを説明することを反対・躊躇する人が相当数いる【事例①②】。

　また，国は「診断されたときからの緩和ケア」の啓発活動を続けているが，「緩和ケア＝終末期ケア＝臨死期のケア」「医療用"麻薬"＝最後の手段，精神的依存になる，死を早める」と

いうイメージが一般市民には払拭されておらず，緩和ケアを拒否・躊躇する患者・家族が多く存在する。がんの進行や治療に伴うさまざまな心身の苦痛を緩和することは，医療者の責務である。しかも，苦痛の緩和により，performance status（PS）が改善して化学療法の開始基準が満たされて治療が始まったり，同一体位の保持が可能となり放射線治療が開始になったりするなど，緩和ケアががん治療の開始・継続・完遂や，日常生活の拡大につながり，人生の可能性が広がる。そのため，患者への病状や治療説明のあり方，患者と家族の意向の調整など難しい問題に直面する【事例⑬】。

❸ がんに関する情報の氾濫

　インターネットや書籍，テレビなどのマスコミにより，がんに関する情報があふれている。

　各学会から診療ガイドライン，一般市民が理解できるように工夫された"患者用診療ガイドライン"や，"がん情報サービス"という国が発信するがん情報などがある。また患者・一般市民が医療や臨床研究や学術集会に参画する Patient and Public Involvement（PPI）が盛んになっている。

　一方，「がんが消える」のように，誇大表現で根拠のない高額な自費診療，民間療法や代替療法に関する情報や，個人のブログを読んで，その患者には合わない情報の影響を受ける場合がある。時には，医療者からの情報よりこのような情報を信用して，自らの治療選択をしてしまうことが生じる。そのため，正しい情報を得ることの大切さと自分に合う情報を得る方法を患者・家族に伝えることが求められる。

❹ 日々進化するがん治療

（1）治験・臨床研究による新たな標準治療

　がん治療は，治験や臨床研究により新しい薬剤や治療法が次々と開発され，それらが標準治療に移行していく。そこで，がん病変に対する積極的治療が難しく best supportive care（BSC）

主体と判断されても，近い将来に新たな治療法が開発されて生存期間を延長させる治療を受けられる可能性があるため，積極的治療に対するあきらめきれない思いを患者・家族はもち続けることがある。また治験を受ける際には，研究のリスクと利益を慎重に評価することが求められ，このプロセスにおいても倫理的配慮が重要である。このような状況で，標準治療を受けず，有効性がいまだ確立されていない先進医療を希望される場合もある。

(2) がん遺伝子パネル検査により新たな治療が始まる可能性

　がん医療では遺伝子情報に基づく個別化治療が始まっている。標準治療がない，または積極的治療の終了間近の患者に対するがん遺伝子パネル検査が保険診療として認められるようになった。そこで遺伝子の変異が見つかると，新たな治療や臨床試験を受けられる可能性が出てくる。しかし，遺伝子変異が見つからない，遺伝子変異が見つかっても新たな治療につながらない，または検査結果が出る前に患者の病状が悪化して治療が受けられない，さらに死亡する場合もあり，がん治療を期待する患者・家族の思いが翻弄されやすい【コラム：p158】。なお，がん遺伝子パネル検査や遺伝子検査で遺伝性腫瘍が疑われる，または見つかることがある。これは血縁者にも影響するため，検査前後の遺伝カウンセリングを含めた倫理的配慮が求められる【コラム：p81】。

(3) 国内未承認薬や適応外薬品の使用

　残された治療を求めて，適応外の医薬品の使用，標準治療とは位置づけられていない新規医療技術を導入することを患者・家族が希望することがある。その際，これらの治療法の期待される益だけでなく，起こり得る害とその対応についての説明と患者・家族の理解が重要であり，万一，患者に害が生じた場合の対処を慎重に行うことが求められる。

(4) 妊孕性温存がん治療

　手術・薬物療法・放射線療法などのがん治療は，将来子どもをもつ能力（妊孕性）に影響する可能性がある[10)11)]。そこで患者は，リスクを理解したうえで妊孕性温存手術（縮小手術）を希望する場合がある。また，早急ながん治療が必要で卵子・精子保存の時間確保が難しい場合や，予後が厳しい患者への対応など判断が難しい場合がある【事例⑥】。

　なお，妊孕性温存ができなかった患者や，妊孕性を温存した患者の治療後のフォロー，および，何年か後に妊娠・出産する際の産科チームへの情報共有が必須となる。

(5) 進行・終末期におけるがん治療・処置，および社会資源

　がんの終末期にはさまざまな倫理的問題に直面する（表1）[12)-15)]。

　療養場所の選択については，病院の一般病棟や緩和ケア病棟，個室，介護施設，在宅，看護多機能施設など選択肢が広がり，がん患者の看取りを含めたケアを担う施設・在宅医療は進化している。しかし，一般病棟や緩和ケア病棟では長期入院が難しく，またオピオイドやサンドスタチンなどの薬剤使用や医療器具装着の場合は対応場所が限られることがあり，患者・家族の意向を調整することが困難な場合がある【事例⑩】。

❺ がん患者の特徴

(1) がんはギリギリまでADLが保たれる

　病いの軌跡（trajectory）は，疾患により異なる[16)]。"がん"はギリギリまでADL（activities of daily living）が保たれ（図2），臨死期においても，日常生活動作が行えるという特徴[17)]がある（図3）。そこで医療者から病状や予後が厳しい説明がなされても，患者・家族共に，今自分の目に見えている状態から正確な状況をとらえることが難しく，医療者との間に認識のずれが生じやすい。BSCの説明を受けても，

表1 進行・終末期がん患者の倫理的問題の例

- 病状・予後・治療に関する説明のあり方と本人の意向確認
  - 具体的な予後予測を知りたいという患者への対応など
- 積極的治療を希望する患者・家族への対応, 医療の無益性の考え方
- 終末期の輸血・輸液の考え方[12]
- 治療の開始・差し控え・中止の判断
  - 人工呼吸器装着・抜管など
- 生きる意味がないなど, 実存的・精神的な苦痛への対応
  - 死なせてほしいという患者への対応など
- セデーション(鎮静)の対応[13]【事例⑫】
  - 予後が長いと思われる患者への対応
  - 実存的な苦痛緩和に対する鎮静の考え方など
- DNARの問題[14)15)]【事例⑭】
- おひとりさまへの対応【事例⑪】
  - まったく身寄りがない場合, 家族・親族がいても疎遠な場合, 患者の意思決定能力が低下した場合の対応
  - 後見人制度, 死後事務委託契約, 行旅死亡人取扱法などの制度
- がんの親をもつ子どもへの対応
  - 子どもへの説明とケアのあり方【事例⑫】
  - 患者がひとり親家庭で, 子どもが幼い場合の対応 【事例⑯】
- 要望が多いと感じる患者への対応・公平と平等の考え方 【事例⑰】
- 意思決定能力の査定・代理意思決定・ACP【事例⑫⑭】
- 療養場所の選択【事例⑩, コラム:p46】
- チーム医療の問題
  - 職種・部門による考え方の相違【事例⑩⑭⑯】
  - メンバー間の関係性と話し合いへの葛藤など 【事例⑰⑱】

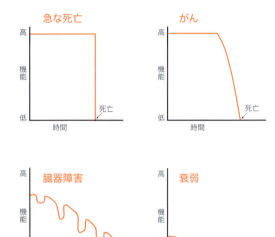

図2 病いの軌跡

(Lunney JR, Lynn J, Hogan C : Profiles of older medicare decedents. J Am Geriatr Soc 50(6) : 1108-1112, 2002. より一部改変)

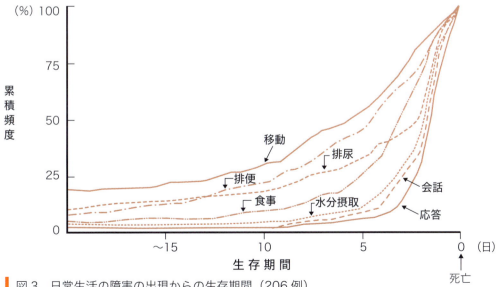

図3 日常生活の障害の出現からの生存期間(206例)

(恒藤暁:最新緩和医療学. 最新医学社, 大阪, 1999, p20. より引用)

その時点ではまだ患者のADLは保たれていることが多いために理解し受け入れることが難しく，いつまで治療を続けるか，治療のやめどきなどについて患者・家族は難しい決断を迫られる。

(2) バッドニュースを繰り返し受け，心理状況により意思決定が影響されやすい

がんのプロセスにおいて，診断や再発・転移，治療の変更・中止・BSCなどのバッドニュースが繰り返されることが多く，患者・家族は不安・悲嘆・抑うつなどの心理的影響を一時的または遷延して受けやすい[18]（図4）。またがん患者は治療が終了しても再発の不安・恐怖がつきまとう。人は気持ちがつらいときには情報を理解することが困難になったり，悲観的な情報ばかりに注目し，アドヒアランスが低くなるなど，その人の心理状況によっても意思決定が影響される。そこで，バッドニュースを伝えられるがん患者の意思決定支援には，この心理過程を理解し，心理的ケアも同時に十分行う。

(3) 学業・仕事・家事などと治療との両立の困難さ

がんは長期にわたって治療が繰り返され，再発・転移により治療法が変更されたり，新たな治療が開始になったりすることから，患者は学業や仕事，家事などと治療を両立することが困難になりやすい。また，就労が難しくなると生きがいや経済的な問題，治療選択の意思決定にも影響する。仕事と治療の両立のための仕組みは近年整ってきているため，医療者が必要な情報を伝えつつ，それらを活用しながらその人らしく生きるための支援が求められる【事例⑨】。

(4) 親ががんの子ども，ヤングケアラーの問題

がんに罹患した親に代わって，子どもが家事をしたり，兄弟姉妹の面倒をみたり，親（患者）の介護をすることにより，学校に通えなくなったり，部活動や友達と遊ぶということを犠牲にすることがある。しかし，患者も子どもも"お手伝い"の範囲とヤングケアラーを区別することが難しい。がんの親をもつ子どもが子どもらしく人生を歩めるように，必要時に，学校や子ども支援センターなどと連携をとることが求められるが，患者の意向により実行することが困難な場合も発生する。患者の治療を担当する医師・看護師だけでなく，医療ソーシャルワーカー（MSW）らの多職種との協働が求められる。

また，子どもに親のがんの状態・今後の見通しをどのように伝え理解してもらうかについて，親である患者や配偶者の考え方が大きく影

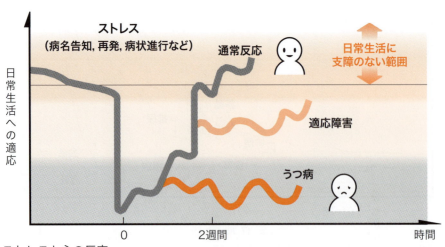

図4　ストレスと心の反応
（がん情報サービス：ストレスへの心の反応，https://ganjoho.jp/public/support/mental_care/mc01.htmlより引用）

響し，子どもに知らされないという問題も出てくる【事例②⑫】。また，患者が緊急入院する際には，未成年の子どもたちだけが家に取り残されるということも発生するため，患者の病状が進行してきた際にはとくに，これらについて患者・家族らと話し合い，準備していくことが求められる。

(5) 意識レベルが変化し，意思決定能力が下がる可能性が高い

　がん患者はせん妄（意識障害）を起こしやすい。その原因は，オピオイドなどの薬剤，肝転移などによる肝不全や腎不全などによる代謝異常，高カルシウム血症など電解質異常，感染症，脱水や栄養障害などがあげられる。せん妄の有病率は，治療以外の目的で入院した高齢進行肺がん患者においては40％，緩和ケア病棟入院時では42％，さらに死亡直前には88％という報告がある[19]。また，アルコール多飲の人が入院することによりアルコール離脱症状を起こして意識状態が悪化することもある。

　意思決定能力が低下している患者の治療の開始・変更・中止・終了，療養場所などの意思決定や，家族らによる代理意思決定の際には，さまざまな倫理的問題が生じやすい。最期の瞬間まで患者の尊厳を守り，その人の価値観を大切にした医療を実施するために，家族らの代理者の価値観ではなく，患者の推定意思に基づき，患者の最善について代理者と医療者が共に検討する。そのためにも，さまざまなガイドラインや手引き[20)-24)]を参考にして，最初の治療のときから継続して患者–家族ら–多職種チームが話し合いを重ねていくことがアドバイス・ケア・プランニング（advance care planning；ACP）につながる【事例⑪⑫⑭】。

❻ 高齢者のがん治療

　がんの発生率は高齢者に高くなる傾向がある。わが国は超高齢社会であり，がん罹患者の年齢別割合は，65〜74歳は29.7％，75歳以上は46.1％，つまり65歳以上が75.8％を占める（2020年）[25]。高齢者は一般的に予備力が低下しており，循環器疾患などの併存疾患や，加齢現象による認知機能の低下があり，入院やICUなどの治療場所など環境の変化に伴い一時的に混乱をきたすことも多い。

　超高齢者でも侵襲が大きい手術や，薬物療法や放射線治療の開始自体は可能であるが，さまざまな合併症を発生しやすく回復困難になったり，入院生活での不動状態によりフレイルとなり日常生活動作（ADL）が低下して元の生活に戻れなくなったりすることも多々ある。また，一般的に軽度と評価される副作用であっても高齢者にとっては生活への影響が大きく，QOLが低下しやすく，始めたがん治療の完遂が困難になることも多くある。

　とはいえ，高齢者の個人差は大きく，生物学的な年齢と身体・認知機能とは相関せず，がん治療を考慮する一つの指標であるPS評価だけでは不十分である。そこで，近年，高齢者総合機能評価（comprehensive geriatric assessment；CGA）により，がん治療によるリスク，有害事象を予測して，治療の強度を調整したり，治療の開始・変更・中止の判断が多職種で行われるようになってきた[26) 27)]。また，高齢者の社会的背景や周囲からのサポート体制も，治療後の生活に影響するため，総合的に判断することが求められる。さらに，患者がもつ併存症や寿命など，高齢者はがん以外の要因で生命予後が影響される。そのため，高齢者の場合は，とくに治療のゴールをどこにおくのか，高齢者の生活やQOLを維持するために，どの治療をどの程度行うのかについて十分に検討することが求められる【事例⑦⑧】。

　なお，認知症による周辺症状（behavioral and psychological symptoms of dementia；BPSD）のある患者，神経難病などの慢性疾患で人工呼吸器などを装着している患者などへのがん治療のあり方には，さらなる専門的な配慮が必要である。

1. がん看護と倫理

❼ 外来でのがん治療・看護体制

がんは長期生存が可能になり，外来で治療やフォローをされるようになった。しかし，外来看護師の配置人数の基準は，1948年の医療法で定められてから変わっておらず，診療報酬にも結びつかないため，少ない外来看護師で今まで述べてきたがん看護・倫理的配慮をするにはかなりの工夫が必要になる。

例えば，がんの長期フォロー中には，患者が配偶者と離別・死別したり，子どもたちが独立したりすることで，独居になったり，ひとり親家庭として子育てをするなどの家族構成の変化がみられる場合があり，そのたびに患者の背景や全体像を外来で把握しながら，ケアしたり，社会資源を活用したりしていくことが求められる。

多職種チームで担う倫理的配慮

❶ 専門職・専門チームを統合して全体を調整すること

専門性の異なる他職種・他部門，専門チームが患者にかかわると，多角的な視点から適切な治療・ケアを提供できる一方，時に，患者に生じる問題ごとに患者が分解され，全人的・個別的な視点が欠如してしまうことがある。また，それぞれの着目点や価値観が異なることがあり，葛藤や軋轢が生じることもある【事例⑩⑭⑯⑰】。さらに，患者・家族が医療者個人や専門チームに対して態度を変えるなどの行動をとることで，それぞれの関係性がぎくしゃくしてしまうこともある【事例⑱】。そのため，患者にかかわる医療者・専門チームのメンバーは，患者の思いはどこにあるのか，患者にとっての益は何かを原点にして，患者の医療・ケアのゴールを共有して協働する。そこには患者を取り巻く人々の動き全体を見極める調整役が不可欠であり，看護師がその役割を担うことが期待される。

❷ 心理的安全性とネガティブ・ケイパビリティ

前述したとおり，倫理的配慮は"患者－患者が大切にしている人（家族など）―医療者間"で対話に基づいて，何がよりよいのかを考えることが不可決である。日々のケアをするなかで，「本当にこれでよいのだろうか」というような，"もやもや感"（倫理的感受性）をもつことは重要である。そのときには，①このもやもや感を自分のなかで意識化・言語化し，②他者に言葉で伝え，話し合い，③どのように考え，行動していくかを看護チームや多職種チームで検討し，④患者・家族にケアを届けること（実践）が求められる（倫理的行動の4つの要素）[28]。

看護師のなかには発言することが苦手と感じる人も多くいるが，どんなに患者のことを大切に考えていても，その看護師がどんなによい看護をしていても，チームで共有されなければ，患者にそのケアを継続して届けることはできない。倫理的感受性は大切であるが，そのもやもや感を声に出し合うこと，周囲の人はどのような発言にも理解しようと耳を傾けること，そして何が問題かを一緒に考え，対応していくという組織風土・組織文化がなければ，そのもやもや感は抑圧され，誰にも語られずに埋もれてしまう。また，医療者がよかれと思って自分たちの価値観を無意識に患者・家族に押しつける（独善）ことも起こり得る。

患者にとっての最善・何がよりよいのかの答えは一つではない。だからこそ，患者－家族など－医療者間に心理的安全性[29]がなければ，倫理的配慮に関する話し合いは行えない。また，倫理的問題を検討する際には，どのようにも決められない，宙ぶらりんの状態を回避せず耐え抜き，今すぐ解決できなくても，何とか持ちこたえていく能力（ネガティブ・ケイパビリティ[30]）が必要と考える。

❸ 倫理的検討をするための方法例

これでよいのだろうかという"もやもやして

いること"に関して情報を集めて整理し，分析し，何が倫理的問題なのかを明らかにし，患者にとって何が最善（益）かについて考え，医療・ケアの方向性を定め，解決に向けて，いつ，誰が，何をしていくのかを具体的に話し合うためのツールは複数ある．しかし，どのツールを用いても，そのツールに情報を記載すれば問題が解決するわけではない．またツールを用いて倫理的検討，つまりカンファレンスをすること自体は"手段"である．"目的"は，その倫理的検討に基づいて患者・家族と対話しながらよりよい医療・ケアを実施すること，つまり医療・ケアの質を上げることである．

(1) Jonsenらの臨床倫理検討シート(4分割表)[31]

①倫理的ジレンマ（もやもやしている状況）に関する情報を，「医学的適応」「患者の意向」「QOL」「周囲の状況」の4つに分けて記載する（**表2**）．どこに記載してよいかわからないときは，周囲の状況に記載してもよい

②不足している情報を集めたうえで，各項目

表2 症例検討シート

医学的適応（Medical Indications）	患者の意向（Patient Preferences）
善行と無危害の原則 1．患者の医学的問題は何か？ 　病歴は？ 診断は？ 予後は？ 2．急性か，慢性か，重体か，救急か？ 　可逆的か？ 3．治療の目標は何か？ 4．治療が成功する確率は？ 5．治療が奏功しない場合の計画は何か？ 6．要約すると，この患者が医学的および看護的ケアからどのくらい利益を得られるか？ また，どのように害を避けることができるか？	自律性尊重の原則 1．患者には精神的判断能力と法的対応能力があるか？　能力がないという証拠はあるか？ 2．対応能力がある場合，患者は治療への意向についてどう言っているか？ 3．患者は利益とリスクについて知らされ，それを理解し，同意しているか？ 4．対応能力がない場合，適切な代理人は誰か？ その代理人は意思決定に関して適切な基準を用いているか？ 5．患者は以前に意向を示したことがあるか？ 事前指示はあるか？ 6．患者は治療に非協力的か，または協力できない状態か？ その場合，なぜか？ 7．要約すると，患者の選択権は倫理・法律上，最大限に尊重されているか？
QOL（Quality of Life）	周囲の状況（Contextual Features）
善行と無危害と自律性尊重の原則 1．治療した場合，あるいはしなかった場合に，通常の生活に復帰できる見込みはどの程度か？ 2．治療が成功した場合，患者にとって身体的，精神的，社会的に失うものは何か？ 3．医療者による患者のQOL評価に偏見を抱かせる要因はあるか？ 4．患者の現在の状態と予測される将来像は延命が望ましくないと判断されるかもしれない状態か？ 5．治療をやめる計画やその理論的根拠はあるか？ 6．緩和ケアの計画はあるか？	忠実義務と公正の原則 1．治療に関する決定に影響する家族の要因はあるか？ 2．治療に関する決定に影響する医療者側（医師・看護師）の要因はあるか？ 3．財政的・経済的要因はあるか？ 4．宗教的・文化的要因はあるか？ 5．守秘義務を制限する要因はあるか？ 6．資源配分の問題はあるか？ 7．治療に関する決定に法律はどのように影響するか？ 8．臨床研究や教育は関係しているか？ 9．医療者や施設側で利害対立はあるか？

〔Jonsen AR, Siegler M, Winslade WJ（赤林朗, 蔵田伸雄, 児玉聡・監訳）：臨床倫理学；臨床医学における倫理的決定のための実践的なアプローチ, 第5版, 新興医学出版社, 東京, 2006, p13, より許可を得て転載〕

の倫理原則をふまえて項目ごとに問題点をあげる

③全体を見わたして葛藤がある場合は，何が倫理的問題なのか，何を優先すべきか，何がもっとも適切かについて検討し判断していく

4分割表を用いて検討してきた経験では，看護師として「医学的適応」の分析，つまり病態や治療の状況の理解が不足していたり，医療チームでの治療・ケアのゴールの設定が共有されていなかったりする。また，「患者の意向」では，医療者がとらえた患者の言動が一人歩きして，患者の言動の本音や意図など，患者の意向を掘り下げないままに決めつけてしまうこともある。

(2) 清水ら臨床倫理検討シート[32) 33)]

①事例提示シート

患者プロフィールとこれまでの経過を書き，事例検討の参加者が基本的な情報を共有する。そのうえで，「分岐点」として，とくに経過のなかで岐路になっているところや検討のポイントを確認する。

②カンファレンス用ワークシート

検討のポイントを洗い出し，今後どうすればよいか考える。その事例について，《医学的・標準的な最善の判断》と，そこから出てくるこれまでの《医療側の対応》について検討し，《本人の思い》と《家族の思い》について〔事例提示シート〕を参照しながら，検討を深める。そのうえで，両者を総合して《本人の人生にとっての最善》を検討し，必要に応じてその最善を実現するために《家族への配慮》も考え，今後どのように対応していくかをまとめる。

③益と害のアセスメントシート

カンファレンス用ワークシートを使って検討していくなかで，複数の選択肢の間の比較検討が必要になった場合に使うサポートツールである。選択肢の益と害を，誰にとっての益や害であるかに留意しながら比べていく。これにより，思い込みではなく，公平に比較した結果としての最善を考えることにつながる。

なお，実際のシートは総論2「人を尊重するということ：組織で取り組む倫理的配慮」(p15～)を参照いただきたい。

(3) 意思決定のための10のステップモデル[34) 35)]

意思決定のプロセスを10ステップと各ステップで行う内容が示されており，順を追って推論していく（図5）。

なお，本書の事例検討（Ⅱ章）では，どのツールを使ってもよいこととした。

❹ 臨床倫理委員会や コンサルテーションなどの活用

多職種チームで話し合ったとしても，本当に

ステップ1	健康問題，必要な決定，倫理的構成要素およびキーパーソンを決定するために，状況を再検討する
ステップ2	状況を明らかにするために，補足的情報を収集する
ステップ3	その状況での倫理的問題を識別する
ステップ4	個人的価値観と専門的価値観を明確にする
ステップ5	関係するキーパーソンの価値観を識別する
ステップ6	価値の対立が少しでもあれば，明確にする
ステップ7	誰が意思決定すべきかを決める
ステップ8	行動範囲と予想される結果を関連づける
ステップ9	行動方針を決定し，それを実行する
ステップ10	意思決定／行為の結果を評価／再検討する

図5　意思決定のための10のステップモデル

(Thompson JE, Thompson HO：Ethics in nursing. Macmillan, New York, 1981. より引用・改変)

これでよいのかというもやもや感をもちながら患者に対応していることがある。そのような場合は，担当チーム以外のメンバーや関連する専門チームに相談できる仕組みが求められる。例えば，施設内に臨床倫理委員会（病院倫理委員会），倫理コンサルテーションチーム，専門看護師（倫理調整役割）や，緩和ケアチーム，医療安全管理部などに相談（コンサルテーション）できる仕組みづくりが求められる。

❖文献

1）公益財団法人がん研究振興財団：2023年がん死亡数・罹患数予測．がんの統計2024，p14．
https：//ganjoho.jp/public/qa_links/report/statistics/pdf/cancer_statistics_2024_fig_J.pdf（最終アクセス：2024年12月17日）

2）前掲1，p39．

3）厚生労働省：第4期がん対策基本計画．2023．
https：//www.mhlw.go.jp/content/11907000/001127422.pdf（最終アクセス：2024年12月17日）

4）厚生労働省：がん対策推進基本計画．2023．
https：//www.mhlw.go.jp/content/10900000/001138884.pdf（最終アクセス：2024年12月17日）

5）トム・L・ビーチャム，ジェイムズ・F・チルドレス・著（立木教夫，足立智孝・監訳）：生命医学倫理．第5版，麗澤大学出版会，千葉，2009，p16．

6）Tom L Beauchamp, James F Childress：Principles of Biomedical Ethics. 5th ed, Oxford University Press, Oxford, 2001.

7）日本看護協会：看護職の倫理綱領．2021．
https：//www.nurse.or.jp/nursing/assets/statistics_publication/publication/rinri/code_of_ethics.pdf（最終アクセス：2024年12月17日）

8）清水千佳子，髙島響子，森雅紀・訳：がん医療の臨床倫理．医学書院，東京，2020．（Colleen Gailagher, Michael Ewer：Ethical Challenges in Oncology；Patient Care, Research, Education, and Economics. Elsevier, 2017.）

9）中田亜希子，和田千穂子，木村安貴，他：がん医療における倫理的問題の特徴を考える；国内の臨床倫理ケースブックの分析から．生命倫理28（1）：31-39，2018．

10）日本癌治療学会：小児・AYA世代がん患者等の妊孕性温存に関する診療ガイドライン 2024年12月改訂．第2版，金原出版，東京，2024．

11）日本がん・生殖医療学会：妊孕性/妊孕性温存について．
https：//www.j-sfp.org/fertility/（最終アクセス：2024年12月17日）

12）日本緩和医療学会：終末期がん患者の輸液療法に関するガイドライン．2013．
https：//www.jspm.ne.jp/files/guideline/glhyd2013.pdf（最終アクセス：2024年12月17日）

13）日本緩和医療学会：がん患者の治療抵抗性の苦痛と鎮静に関する基本的な考え方の手引き．2023年版，2023．
https：//www.jspm.ne.jp/files/guideline/sedation_2023/sedation2023.pdf（最終アクセス：2024年12月17日）

14）日本救急医学会，日本集中治療医学会，日本循環器学会：救急・集中治療における終末期医療に関するガイドライン；3学会からの提言．2014．
https：//www.jaam.jp/info/2014/pdf/info-20141104_02_01_02.pdf（最終アクセス：2024年12月17日）

15）日本臨床倫理学会：日本版POLST（DNAR指示を含む）作成指針．
https：//c-ethics.jp/deliverables/detail02/（最終アクセス：2024年12月17日）

16）Lunney JR, Lynn J, Hogan C：Profiles of older medicare decedents. J Am Geriatr Soc 50（6）：1108-1112, 2002.

17）恒藤暁：最新緩和医療学．最新医学社，大阪，1999，p20．

18）がん情報サービス：ストレスへの心の反応．
https：//ganjoho.jp/public/support/mental_care/mc01.html（最終アクセス：2024年12月17日）

19）日本サイコオンコロジー学会，日本がんサポーティブケア学会・編：がん患者におけるせん妄ガイドライン．2022年度版，金原出版，東京，2022，p12．

20）厚生労働省：人生の最終段階における医療・ケアの決定プロセスに関するガイドライン．
https：//www.mhlw.go.jp/file/04-Houdouhappyou-10802000-Iseikyoku-Shidouka/0000197701.pdf（最終アクセス：2024年12月17日）

21）Miyashita J, Shimizu S, Shiraishi R, et al：Culturally Adapted Consensus Definition and Action Guideline：Japan's Advance Care Planning. Journal of Pain and Symptom Management 64（6）：602-613, 2022.

22）日本版アドバンス・ケア・プランニングの定義と行動指針．
https：//acp-japan.org（最終アクセス：2025年1月6日）

23) 厚生労働省：認知症の人の日常生活・社会生活における意思決定支援ガイドライン．2018．
https://www.mhlw.go.jp/file/06-Seisakujouhou-12300000-Roukenkyoku/0000212396.pdf （最終アクセス：2024年12月17日）

24) 山縣然太朗（研究代表者）：身寄りがない人の入院及び医療に係る意思決定が困難な人への支援に関するガイドライン．平成30年度厚生労働行政推進調査事業費補助金（地域医療基盤開発推進研究事業）「医療現場における成年後見制度への理解及び病院が身元保証人に求める役割等の実態把握に関する研究」班，2019．
https://www.mhlw.go.jp/content/000516181.pdf（最終アクセス：2024年12月17日）

25) 厚生労働省健康・生活衛生局がん・疾病対策課：年齢階級別罹患数及び罹患率．令和2年全国がん登録 罹患数・率 報告2020，2024，pp17-29．
https://www.mhlw.go.jp/content/10900000/001231386.pdf（最終アクセス：2024年12月17日）

26) 日本がんサポーティブケア学会・編：よくわかる老年腫瘍学．金原出版，東京，2023，pp110-138．

27) 日本癌治療学会：CQ1 高齢がん患者において，高齢者機能評価の実施は，がん薬物療法の適応を判断する方法として推奨されるか？．高齢者のがん薬物療法ガイドライン．
http://www.jsco-cpg.jp/cancer-drug-therapies-for-the-elderly/guideline/#cq01（最終アクセス：2024年12月17日）

28) 日本看護協会：臨床倫理委員会の設置とその活用に関する指針．2006．
http://clinicalethics.ne.jp/cleth-prj/worksheet/（最終アクセス：2024年11月22日）

29) エイミー・C・エドモンドソン・著（野津智子・訳，村瀬俊朗・解説）：恐れのない組織；「心理的安全性」が学習・イノベーション・成長をもたらす．英治出版，東京，2021．

30) 帚木蓬生：ネガティブ・ケイパビリティ；答えの出ない事態に耐える力．朝日新聞出版，東京，2017．

31) Jonsen AR, Siegler M, Winslade WJ（赤林朗，蔵田伸雄，児玉聡・監訳）：臨床倫理学；臨床医学における倫理的決定のための実践的なアプローチ．第5版，新興医学出版社，東京，2006，p13．

32) 清水哲郎：臨床倫理事例検討の進め方．清水哲郎・会田薫子・田代志門・編：臨床倫理の考え方と実践 医療・ケアチームのための事例検討法，東京大学出版会，東京，2022，pp13-28．

33) 臨床倫理ネットワーク日本：臨床倫理検証シート．
http://clinicalethics.ne.jp/cleth-prj/worksheet/（最終アクセス：2024年11月22日）

34) ジョイスE.トンプソン，ヘンリーO.トンプソン・著（ケイコ・イマイ・キシ，竹田博明・日本語監修監訳，山本千紗子監訳）：看護倫理のための意思決定10ステップ．日本看護協会出版会，東京，2004，p110．

35) Thompson JE, Thompson HO：Ethics in nursing. Macmillan, New York, 1981.

（濱口恵子）

2 人を尊重するということ
組織で取り組む倫理的配慮

はじめに

　医療はともすれば患者の生物学的側面に焦点を当てがちである。しかし，私たちはこの身体をもって一人ひとりが固有の人生を生きている存在である。生きる基盤である己の身体に病いが見つかったとき，誰もが病いを治してほしいと切望する。しかし，実際に見てほしいのは，病いのために心身ともに困難を体験しているこの"私"なのである。

　ケアの対象を診断名や症状でみるのではなく，いま生きているたったひとりのかけがえのない人として尊重することは看護の基本である。

　1980年，筆者は米国でホスピスケアの研修に参加した。最初に訪れたロサンゼルス郊外のホスピスでの体験がその後の目指すべきケアの目標になった。ホスピスのラウンジの一隅でお茶会をしている人たちがいた。「こちらに背を向けている人がここのホスピスの方なの。3日ほど前に医師からそろそろ親しい人とお別れをする時期といわれて，今日はご家族と最後のお茶会なの」と看護師が話してくれた。若い男性で，Tシャツとジーンズ姿を垣間見ることができた。彼のその様子は，終末期のがん患者ではなく普通の人にみえた。当時，勤めていた大学病院の終末期のがん患者とのあまりにも違う姿にショックにも似た感動を覚えたことを鮮明に思い出す。目に映った彼は，終末期のがん患者ではなく，いまを生きている1人の普通の青年だった。このようなことができるということは，この時期を生きている人にとってどれほど価値のあることか。

　この出会いは筆者自身のそれからの生涯の目標である「PatientからPersonへの挑戦」として，今に至っている。

「自由度を広げる」ということ

　1986年，縁あってホスピスケアを標榜する東札幌病院に移ることになった。その4月，多職種が参加する「医の倫理セミナー」が筆者にとって「倫理」に出合う最初の体験だったといっても過言ではない。それまで勤めていた大学病院でも看護部研修で「看護倫理」に関する研修は行っていた。しかし，多職種で倫理的な話し合いをする体験をしたことはなかった。セミナーではHoward Brody（ミシガン大学教授）の著した『医の倫理；医師・看護師・患者のためのケース・スタデイ』[1]をテキストにして事例検討を行っていた。そしてその後，自分たちが今直面している困難事例について話し合うというセミナーだった。それは，筆者にとって新鮮な体験であったと同時に，1人の患者の治療・ケアについての方針決定を多職種で話し合うことの意義を確認したときでもあった。

　院内で多職種が参加する話し合いの場は，各種委員会はもとより，朝の申し送りや午後のカンファレンス，さまざまな研修会などであり，多職種で話し合い，共に学び合うということが当たり前に行われる文化をもっていた。

　話し合いのなかでquality of life（QOL）という言葉がよく聞かれた。時に「患者のQOLを考えると，この治療は続けたほうがよい」という医師と，「患者の希望を優先するというQOLを考えると，いったん治療を中断することも選択肢として考えられる」という看護師が

いるなど，同じ QOL という言葉を使いながら相反する結果を主張していることもあった。その後，緩和ケアに携わる者としての重要なキー概念についての共通理解のため研究に取り組むことになった。

1985 年米国の Food and Drug Administration（FDA）からの報告で，新しい抗がん薬の採用の際，これまでの基準であった腫瘍の縮小率に加え，生存期間の延長と QOL 測定の有益性が強調された。その後 1987 年，札幌で行われた第 25 回日本癌治療学会総会の折，「進行がん・末期がんの治療のあり方」と題し，ニューヨークと結んだテレカンファレンスが行われた。この場でも QOL について議論された。第 26 回同学会総会のなかで「癌治療における QOL」をテーマにシンポジウムが行われた。さらに 1989 年の第 27 回総会ではメインテーマを「癌治療と QOL」としている。すなわち，この時期米国で始まった QOL 研究は日本のがん医療にも大きな影響を与え，がん医療に QOL 概念が尊重されるようになってきた[2]。

このような潮流を受けて東札幌病院でも多職種による「QOL 研究会」を立ち上げた。米国，カナダなど，がん医療における QOL 研究の先進国から文献を取り寄せ読み合い，全職員対象の QOL に関するアンケートなどを参考に 24 項目からなる独自の「QOL 評価表」を作成した。それを研究的に取り組みながら臨床で生かしていくことになる。幸いなことに，1986 年から臨床倫理セミナーの講師や臨床倫理委員会のメンバーとして参加してくださった清水哲郎先生が，メンバーの議論を基に QOL についての定義づけを行ってくれた。その詳細は『医療現場に臨む哲学』[3]に詳しいが，清水は「医学的QOL 評価は基本的に，ある人の身体環境が，現にその人の人生のチャンスないし可能性（選択の幅）をどれほど広げているか（言い換えれば，どれほど自由にしているか）に注目してなされる」[4]と説明している。

自由度を広げる挑戦の基盤は，患者の苦痛症状の緩和を最優先することである。苦痛が強ければそれに耐えることで精いっぱいである。チームで作成した痛みのアセスメント表を活用することはもとより，諸症状のアセスメントを基に多職種でその緩和に取り組んださまざまな活動は，今思い出すとワクワクするような挑戦だった。多職種で構成するチームメンバーは重要な概念に関して共通言語・共通理解で話すようになり，互いの職種に対するリスペクトが強まった。言葉を換えるとそれは自身の職種の専門性が問われる場でもあった。

病院という非日常の環境のなかで患者・家族は治療という名の下に日常生活でもがまんを強いられることが多い。病気だから，ここは病院だからという理由の下に。短期間で退院できる人たちはまだがまんできるが，そこで生涯を終えなければならない人たちに対してはどうすればその人の自由度を広げることができるかという挑戦は，日々のケアのなかにこそ生かされなければならない。

その一つはアピアランスケアである。治療によって起こる色素沈着や脱毛，むくみなどに対してスキンカモフラージュのスペシャリストが職員にいたこともあり，患者を見事に変身させるプロセスはペイシェントがパーソンになるプロセスと重なった。また，家族と同様の愛猫と離れ難くケージに入れた猫と共に入院した人には，動物の専門家と相談のうえいくつかの条件をつくり，それに適って最期まで猫と共に過ごした人もいた。エピソードはたくさんある。規則は守らなければならない。しかし，いまこの人にとってどうすることが大事かを考え行動し，その結果に責任をもとうとするスタッフが育っていなければ，患者の「自由度を広げる挑戦（すなわち患者の QOL を担保するということ）」は言葉だけに終わってしまう。患者のことを一番よく知り得る立場にあるのは現場のスタッフ一人ひとりだからである。

Ⅰ章 総論

表1 基本的な臨床倫理の原則

ビーチャム＆チルドレスの4原則	清水哲郎の3原則
respect for autonomy（自律尊重）	人間尊重
beneficence（与益）	与益
non-maleficence（無危害）	
justice（正義・資源配分の公正さ）	社会的適切さ

（清水哲郎＆臨床倫理プロジェクト・著：臨床倫理エッセンシャルズ（改訂第5版v.1.5）．2016年春版．2016．p.6．http://clinicalethics.ne.jp/cleth-prj/archive/clethesse/clethessent2016.pdfより引用・改変）

「人間尊重」の倫理原則

　私たち医療者はビーチャム・チルドレス（Tom Beauchamp and James Childress）の提案する臨床倫理の4原則で育ち，もちろんいまもまだ活用されている。それは，respect for autonomy（自律尊重），beneficence（与益），non-maleficence（無危害），justice（正義・資源配分の公正さ）である。清水はそれを3原則にまとめた[5]。それは，自律尊重を人間尊重に，害を与えずその人にとって最善を考えるということで，与益にまとめた。そして，3番目は社会的適切さである。

　清水哲郎の3原則は，全国で行われている「臨床倫理セミナー」（臨床倫理プロジェクトと現地のメンバーの共催）でなされた数多くの事例検討を基にまとめられたものである（表1）。

　清水が掲げた第一の原則は「人間尊重」である。「本人の自律を尊重する」「自己決定を尊重する」を含む。自律は大事であるが，私たちは自律だけで行動するわけではない。理性的な選択ができなくなった人たちが，自分の気持ちを全身で表しているとき，それを受け止め，尊重して，どう応えるかを考えることがどれほど大事なことか。

　私たちは誰もが固有の名前があり，これまで生きてきた固有の歴史と，そのなかで培われた固有の価値観をもっている。そして，たった1度きりのたかだか100年の儚い人生を生きてい

る存在である。しかし，いったん診断がつくと"患者"とよばれる人になる。病気になったばかりに，見知らぬ人たちの支配下に置かれ，治療という名の下に，自由も尊厳も時には人権も奪われてしまうことさえある。

　前述した患者をペイシェント（耐える人）ではなく，かけがえのないたった1人の人，パーソン（その人）として尊重することは，病気や症状だけではなく，そのことで悩んだり，苦しんだりしている人間を看ようとすることである。すなわち，普通に生きてきた人を，病いのどの時期であっても，普通の人として尊重され，その人らしい生き方ができるようにサポートすることである。

　私たちは2つのlifeを生きている。1つは生物学的生命（身体）であり，いま1つはこの身体をもって生きている一人ひとり異なる人生（物語られるいのち）である。誰もがその人しか生きられない固有の物語を生きている存在なのだ。

　医療者はその人の生物学的な情報はたくさんもっている。しかし，その人がどんな人生を送ってきた人なのか，どんな事情を抱えているのか，家族の事情はどうなのか，これからどうしたいと思っているのかなどに関してどれほどのことを知っているのか。その人の固有の物語られるいのちこそ，治療の方針決定の要になるはずなのに…。

　あるがんセンターでの事例報告である。80代の男性Aさんに喉頭がんが見つかった。彼

17

は治療方針の決定を長男に任せていた。長男は医師の説明から、喉頭がんは手術をするとかなり回復するタイプのがんであると理解し、手術に同意した。手術日も決まり、入院したＡさんに面談した看護師は、彼に強い難聴があることがわかった。このうえ声も失うことを知っているのかと「退院されたらどうなさるのですか」と尋ねた。Ａさんは「息子が一緒に住もうと言ってくれているが、私はまだ自分でご飯の用意もできるし、近所の人たちと仲良くやっているので、当分は今の暮らしを続けたい」と答えた。喉頭を全摘し永久気管孔をつけた状態で、しかも難聴がある高齢者のＡさんには到底１人暮らしは難しいと考えた看護師は何度も説明を試みたが、Ａさんには理解ができなかったようだった。思い余って喉頭全摘をした術後の患者に会ってもらった。Ａさんは初めて現実に直面し、喉にできたおできのようなものを取ってしまうというような理解だったＡさんはすぐ、「先生に会いたい、手術はしない」と意思を示し、家族とも話し合いを重ねて、「再発するかもしれないが、通院で放射線治療をする」ということに決まった。標準治療ではないが、Ａさんのこれから望む生活ができるように支援した看護師の勇気に感動したことを覚えている。

治療方針の決定を身内に任せたり、意思表示が困難な人に対して、重要な治療方針の決定を迫られたとき、医療者も家族もそれぞれ大きな責任を負うことになる。今、医療の現場は、在院期間の短縮や、患者の重症化・高齢化、加えて繁忙を極める日常の業務のなかで、医療者間のよりよいコミュニケーションを維持することすら困難な状況もある。患者の家族もまた、生死にかかわることなどについて、家族間の話し合いがなされないままに、その患者の重要な治療方針に関して判断を迫られることもある。

ともすれば、個々の患者の個別の状況について対応するというよりは、重要な決断も日々のルーチンのなかで流されがちな今の医療の現場にあって、誰かがどこかで立ち止まり、踏みとどまらないと、患者と家族にとって重要なことが置き去りにされてしまうことにもなりかねない。

自分の人生をどう生きるかということや、どうやって幸せになるかということが先にある。生き方や幸せの追求のほうが人生の上位目標ではないか。誰もが自分の病いを治してほしいと切望している。しかし、人生の上位目標である自分の生き方をどうするかのほうが大きな問題である。

Ａさんの事例では、「生物学的に長生きすることと、幸せに長生きすることは同じではない」ことを教えられた。

私たち対人援助の専門家はアドボケートであるし、またそうでなければならない。アドボケートとは、医療を提供する側から医療を受ける人の立場に身をおく人のことをいう。その人の傍らにあって、その人と同じ方向を見ようとする姿勢である。傍らにいることによって、言葉を超える心の動きや感情さえ共有することまでできることもある。

ある患者が「先生からがんが進行しているようだと聞いたとき、頭が真っ白になった。そのとき肩に手をおいてくれた看護師さんの手の温もりが救いだった」と話してくれた。肩においた看護師の手はどんな言葉よりも彼女に届いたに違いない。

組織の倫理的な文化を創る

日本看護協会は認定看護管理者のカリキュラム基準として**表2**のように説明している。

部署における日常の実践のなかで倫理的意思決定支援ができていることが基盤になる。それを支えるのが看護部門での倫理的な支援である。組織管理論Ⅲにおいては、部署や部門を超えて組織全体への倫理的な対応がその役割になる。すなわち、看護部門の長の任にある者は組織全体の倫理的な対応をする役割がある。具体的には、病院長や倫理を担当する職員と協力し

| 表2　認定看護管理者カリキュラム基準（日本看護協会） |||
ファーストレベル	セカンドレベル	サードレベル
組織管理論Ⅰ 看護実践における倫理	組織管理論Ⅱ 看護管理における倫理	組織管理論Ⅲ 組織における倫理
看護実践における倫理的課題	**看護管理**における 倫理的課題	**組織**における倫理的課題
倫理的意思決定への支援	看護管理における 倫理的意思決定	倫理的課題に関する 組織的対応

〔日本看護協会：認定看護管理者カリキュラム基準, 2018. https://www.nurse.or.jp/nursing/wp-content/uploads/2018/03/cna_curriculum2018_main.pdfより引用〕

てその組織に合ったシステムづくりをしていくことである。例えば，以下のようなシステムづくりが考えられる。

❶ 病院倫理委員会とその活性化

　現在，ほとんどの病院では病院倫理委員会が設置されている。病院倫理委員会は基本的に研究審査委員会と臨床倫理委員会の2つである。研究審査委員会は法律やガイドラインでその構成や機能が定められており，人を対象とする研究に対して倫理的に審査するものである。そして，臨床倫理委員会は日々の臨床でスタッフが遭遇する倫理的に困難な事例に関して委員会で検討し，現場のスタッフが活動しやすいように支援する役割がある。大事なことは現場のスタッフを支援することが役割であり，委員会で検討してその答えを現場に伝えることではない。この2つの委員会を合わせて病院倫理委員会としているところもある。

　臨床倫理委員会は，宗教上の理由で輸血を拒否する事例や，ALS（筋萎縮性側索硬化症）の患者が呼吸器の装着を拒否するなど深刻な事例を話し合うのはもちろんであるが，多くは，日常の医療現場におけるコミュニケーション不足によって起こる医療への不信感や，患者の治療方針の決定に関しての関係者間の意見の不一致などが話題になることが多い。そして，臨床倫理委員会には可能であれば医療者以外の人の参

加が望ましい。なぜなら患者・家族の立場に立って話し合いを進めていくのが原則だが，時に医療者側の視点に偏ってしまうこともあり得るからである。筆者が所属していた病院では，ボランティアコーディネーターが一般市民の立場として参加していた。患者の立場にある外部の人の参加なども考えられる。可能であれば臨床倫理委員会の委員長は，看護職か医療ソーシャルワーカー（MSW）のような患者のアドボケートの立場にある人が望ましい。また，セデーションやインフォームドコンセントなどに対する病院独自の倫理的なガイドラインの作成も役割の一つである。

　倫理コンサルテーションチームを委員会とは別に設立しているところと，臨床倫理委員会の機能の一つとして，委員がコンサルテーションの役割を担うこともある。

　大事なことは，現場のスタッフがよりよい医療・ケアを行うことを支えることであり，それには臨床倫理委員会の独立性が担保されていることが重要である。

❷ 全職員対象の倫理研修

　倫理研修はよりよい医療・ケアの実践のため，すべての病院職員にとって必要なことである。倫理委員会が主催する倫理研修では，日々当たり前に行っているすべての医療・ケアは倫理に基づいていることを職員が理解するようにした

いものである。基本的な倫理原則とその意味，多職種で行う倫理カンファレンスについてなど，倫理が身近に感じられるようなプログラムを定期的に行う。各部署の倫理カンファレンスの実際などの発表も効果的である。

また，セデーションなど倫理的な対応が求められる治療に関する病院としての姿勢について周知することや，意思決定支援における倫理的な対応などの研修プログラムは必須である。大切なことは，定期的に継続することと多職種が参加することである。基本的には職員間で学び合うことではあるが，臨床倫理を専門に研究，あるいは実践している院外の講師を折々に招いての研修も効果的である。病院によっては初心者からエキスパートまでの倫理のラダー研修を企画しているところもある。

東札幌病院では，前述した清水哲郎先生によるセミナーを定期的に開催してきた。セミナーのテーマは多岐にわたるが，例えば「ナラティブ・ベースド・メディスンと臨床倫理」「インフォームドコンセントについて」「人間の尊厳について」「スピリチュアルということ」「安楽死と緩和ケアの間」など，医療人として当然考えなければならないテーマについて，ディスカッションをしながら学び続けてこられたのは大変幸運なことであった。

❸ 各部署での倫理カンファレンスの定着

組織の倫理的な文化は部署によって決まる。各部署で倫理的な医療・ケアが定着することが基本である。それには多職種による倫理カンファレンスが活発に行われることが望ましい。カンファレンスは「基本的な臨床倫理の原則」に基づいて，病院で採用するツールを用いながら話し合いが進められる[6]（図1，表3）。

東札幌病院では，各部署でのカンファレンス

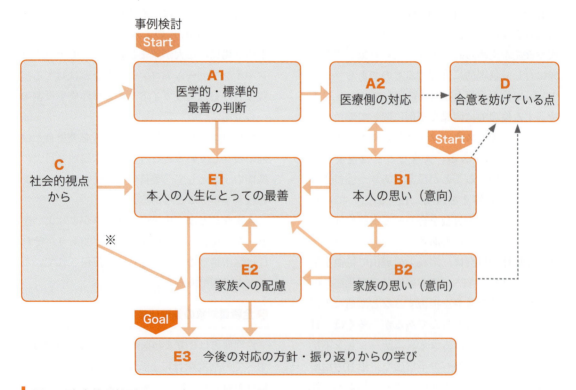

図1　臨床倫理検討シート（カンファレンス用ワークシート）
〔臨床倫理ネットワーク日本臨床倫理プロジェクト：臨床倫理検討シート．http://clinicalethics.ne.jp/cleth-prj/worksheet/2309ClethWS.zip より引用・改変）　※のCからの矢印はE3に進む際の留意点になる

I章　総　論

表3　臨床倫理検討シート；選択肢の益と害のアセスメントシート（A1&E1用）

選択肢	この選択肢を選ぶ理由／ 見込まれる益	この選択肢を避ける理由／ 益のなさ・害・リスク

（臨床倫理ネットワーク日本臨床倫理プロジェクト：臨床倫理検討シート. http://clinicalethics.ne.jp/cleth-prj/worksheet/2309ClethWS.zipより引用）

には他部署のスタッフも参加するのが恒例だった。第三者が事例検討に参加することによって，現場の人が見過ごしていた視点に気づくこともある。病院の倫理研修や倫理カンファレンスは，その病院の事情に合わせて一歩ずつ進めていくことである。

おわりに

　医療機能評価機構が実施している訪問審査において，組織の倫理的な取り組みが評価されるようになった。それが組織に倫理的な活動を進める後押しになってほしい。組織における倫理的な取り組みは，それぞれに異なる部署のスタッフが倫理的な対応をするように，細やかに支援することであり，スタッフを大事にする組織こそが，「人を尊重する倫理的な組織文化」を創ることにつながっていくはずである。

　高齢化が進むわが国において「人権と尊厳を護る」医療者の役割がますます重要になってきた。医療の対象をかけがえのない個人として尊重し，その人のQOLを担保する医療・ケアの定着のために倫理的配慮が大切にされる組織文化を創っていきたいものである。

　私たち看護職にとって倫理の基盤になる「看護職の倫理綱領」[7]の1には，「看護職は，人間の生命，人間としての尊厳及び権利を尊重する」，そして12には，「より質の高い看護を行うため，看護職自身のウェルビーイングの向上に努める」とある。

　人権と尊厳を護る私たち自身のウェルビーイングをもっと大切にしたいものである。よいケアを行うために，何よりもよりよい人生を生きるために！

❖文献
1）Howard Brody・著（舘野之男，榎本勝之・訳）：医の倫理；医師・看護師・患者のためのケース・スタデイ. 東京大学出版会，東京，1985.
2）漆崎一郎・編著：癌とQuality of Life. ライフ・サイエンス，東京，1991.
3）清水哲郎：医療現場に臨む哲学. 勁草書房，東京，1997.
4）前掲3，p39.
5）清水哲郎&臨床倫理プロジェクト・著：臨床倫理エッセンシャルズ（改訂第5版v.1.5）. 2016年春版. 2016，p.6. http://clinicalethics.ne.jp/cleth-prj/archive/clethesse/clethessent2016.pdf
6）清水哲郎，会田薫子，田代志門・編：臨床倫理の考え方と実践；医療・ケアチームのための事例検討法. 東京大学出版会，東京，2022.
7）日本看護協会：看護職の倫理綱領. 2021. https：//www.nurse.or.jp/nursing/assets/statistics_publication/publication/rinri/code_of_ethics.pdf（最終アクセス：2024年12月19日）

（石垣靖子）

3 意思決定支援とアドバンス・ケア・プランニング

意思決定支援とは何か

われわれの日常生活には，食事や服装などの小さな選択から，キャリアの方向性のような大きな決断まで，さまざまな意思決定の場面が存在している。とくに医療やケアに関する意思決定は，患者本人が診断や治療，療養に関する重要で難しい選択を迫られる場面が多く存在する。

医療における意思決定支援とは，患者が自分の価値観やライフスタイルに基づいて，最適な医療やケアの方針を検討・選択できるように支援することで，以下のプロセスが重要となる。

(1) **適切な情報の提供**：本人が科学的根拠に基づく情報を，適切な内容・量・方法で得ること
(2) **理解と納得**：(1) の情報を理解し，深く考え，納得すること
(3) **最善の方針の選択**：自身にとって最善の選択や決定ができること

これらのプロセスを第三者が支援することが「意思決定支援」である。

看護師による意思決定支援

私たち看護師が意思決定支援を担う際，患者の意思や価値観を尊重することがとくに重要である。がん看護における意思決定支援は，単に「がん」そのものに対する最善の治療を選択するだけではなく，患者が自身のライフスタイルや個々の価値観に基づいて「どのように生きていきたいか」を最優先に考えるアプローチである。

患者が病いとともに自分らしい生活を送り続けるためには，患者自身が選択に納得し，結果に満足できるように支援することが求められる。例えば，治癒が難しい進行がん患者が，抗がん治療の副作用による QOL（puality of life；生活の質）の低下を懸念して，治療を拒み症状緩和のみを希望する場合がある。このような場合，看護師は以下の点に留意する。

(1) **判断の背景の理解**：患者がどのような情報に基づきどのような経緯でこの判断をしたのかを確認する。経済的な理由や家族に迷惑をかけないために，自分なりに考えた末の決断である場合もある。
(2) **価値観の把握**：決断の背景にある本人の価値観や優先事項を傾聴し，その理解に努める。
(3) **再評価の機会の提供**：患者に与えられている医療やケアの選択肢を再度一緒に見直す。それぞれの選択肢がもたらすメリットや負担を，患者と共に再評価し，患者の価値観に基づいて患者にとって最善と思えるような選択ができるように，話し合いを重ねて支援する。

また看護師は，患者の意思決定支援において，以下の役割を担う。

(1) **患者の価値観や思いを理解する**：患者に関心を寄せ，対話を通じてその価値観や希望を把握する。これは患者の意思決定を尊重し，最善のケアを提供するための基盤となる。外来診療の場面や入院病棟における在院日数の短縮化によって，患者とコミュニケーションを図る機会は限られているなかでも，工夫して患者と話し合える時間を有効活用し，信頼関係を

築く努力をすることが大切である。また，患者の表情や態度，言葉のニュアンスから心情を読み取り，適切な支援につなげる。

(2) **情報提供と説明**：医師のみならず看護師もまた，科学的根拠に基づく情報を，患者が理解しやすい形で提供できることが重要である。専門用語を避け，平易な言葉で説明することで，患者の理解を促進する。医師や医療ソーシャルワーカー（MSW），リハビリテーションスタッフなどと情報を共有し，一貫した支援を提供できるように多職種チームと連携することも，看護師の重要な役割である。

(3) **患者の自律性の尊重**：患者が自分の考えや思いを医療者や家族に伝えることを促進し，その意思表明を支援する。忙しい臨床現場であっても，「○○さんは，この方針についてどのように感じていますか」や「これからの生活で大切にしたいことは何ですか」といった具体的な問いを通じて，患者の思いが語られる機会を担保する。

(4) **家族との関係性の把握**：家族が抱える不安や希望を傾聴し，患者の意思決定にどう影響しているかを把握する。看護師は，家族の思いや患者との関係性，家族が患者の意思決定に及ぼす影響を観察し，必要に応じて家族への支援も行う。COVID-19 の影響により，面会制限などから家族と患者の関係性が見えにくくなっている場合もあるため，家族とのコミュニケーションの確保に努めることは大切である。

(5) **意見の対立の調整**：患者の意思と医師や家族の意見が異なる場合，看護師は可能なかぎり患者の意思を尊重し，それを医療チームや家族に適切に伝える。看護師自身の価値観と相反する意見があっても，看護師は感情的にならず，中立的な立場で患者とその関係者の意見を調整する。それでも倫理的な判断に苦慮する場合は，必要に応じて倫理委員会や専門家に相談し，最善の解決策を模索する。

インフォームドコンセント(IC)とシェアード・ディシジョン・メイキング（SDM）

がん看護において，意思決定支援が必要な代表的な場面は，インフォームドコンセント（informed consent；IC）と，シェアード・ディシジョン・メイキング（shared decision making；SDM）である。

❶ インフォームドコンセント（IC）

IC は，患者が治療や処置に関する情報を十分に受け取り，理解し，自発的な意思で同意するプロセスである（**図 1**）。図 1 に示した①〜⑤のプロセスでは，患者が理解力に見合った適切な情報を得て，理解し，自身の意向を表明する各段階で，看護師による意思決定支援が不可欠である。

❷ シェアード・ディシジョン・メイキング（SDM）

SDM は医療者と患者が協力して，患者の価値観や好みに基づいて最適な医療やケアの方針を検討するプロセスである（**図 2**）。IC では医療者が最適と考える方針を提示し，患者が「同意する・しない」を決定するが，SDM では図 2 のとおり，医療者と患者が繰り返し話し合い，最善の選択を共に見つけ出す。

例えば，化学療法の副作用への対策や QOL をどう保つかについて，患者と医療チームが一緒に検討し，最適な治療計画を立てる。SDM では，IC における看護師の意思決定支援に加えて，患者が自身の大切にしていることや優先事項を主治医に伝えられるよう，看護師が擁護することも重要である。

3. 意思決定支援とアドバンス・ケア・プランニング

図1　インフォームドコンセントのプロセス

〔厚生労働省：令和3年度厚生労働省委託事業 人生の最終段階における医療体制整備事業 本人の意向を尊重した意思決定のための研修会 E-FIELD（Education For Implementing End-of-Life Discussion）資料. 2021.
https://www.mhlw.go.jp/content/10802000/000936790.pdfより一部改変〕

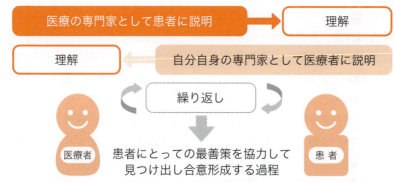

図2　SDMのプロセス

〔厚生労働省：令和3年度厚生労働省委託事業 人生の最終段階における医療体制整備事業 本人の意向を尊重した意思決定のための研修会 E-FIELD（Education For Implementing End-of-Life Discussion）資料. 2021.
https://www.mhlw.go.jp/content/10802000/000936790.pdfより一部改変〕

意思決定支援におけるACPの位置づけと課題

　2000年ころより，アドバンス・ケア・プランニング（advance care planning；ACP）は，とくに緩和ケア領域において，患者の人生の最終段階における医療，ケアの質や，QOLを向上させる重要な要素として注目されている。わが国では，厚生労働省が「人生会議」という愛称でACPの普及を推進しており，医療者の間でもACPという言葉をよく耳にするようになった。ACPの主な定義を表1に示す[1)-4)]。ACPに関心をもち，すでに積極的に臨床実践に取り組んでいる看護師も多いことであろう。

　しかし，わが国に導入されたACPの概念は，西洋の個人主義的な「自律」の考え方に基づいているため，日本の文化や社会的背景に適応させる方策を検討することが課題である[2)5)]。日本人は，自分の意向を主張するよりも，家族や大切な人との調和を第一に考え，周囲の意見や感情を尊重しながら自分の考えをまとめる傾向がある。このような背景から，多くの専門家らによる議論を経て，日本版ACPの定義が宮下ら[2)3)]によって公表されたことは，大きな意義がある。わが国の臨床現場に馴染みやすく，実践に生かしやすいと感じる人も多いだろう。

I章 総論

表1　ACPの主な定義

厚生労働省[1] （2018）	人生の最終段階の医療・ケアについて，本人が家族等や医療・ケアチームと事前に繰り返し話し合うプロセス
宮下ら[2,3] （2022）	ACPとは，必要に応じて信頼関係のある医療・ケアチーム等*1の支援を受けながら，本人が現在の健康状態や今後の生き方，さらには今後受けたい医療・ケアについて考え（将来の心づもりをして），家族等*2と話し合うこと ＊1：本人の医療やケアを担当している医療，介護，福祉関係者 ＊2：家族や家族に相当する近しい人
EAPC[4] （EAPC，2017）	ACPとは，意思決定能力を有する個人が，自分の価値観を確認し，重い病いの意味や転機について十分に考え，今後の治療やケアについての目標や意向を明確にし，これらを家族や医療者と話し合うことができるようにすることである。ACPにおいては，<u>個人の身体・心理・社会・スピリチュアルな面の気がかりを話し合うことも重要になる</u>。万が一自分で意思決定できない時に自身の意向が尊重されるためには，あらかじめ自分の代理人を決定し，意向を記載し，定期的に振り返ることが推奨される

※下線は筆者

次に，ACPと意思決定支援，とくにSDMとの関係性について説明する。米国のRosaら[6]が文献レビューをもとに作成した図（**図3**）では，ACPが実践される現場の背景をふまえ，信頼関係を基盤とした話し合いの過程が，積み木のように積み上げられるアプローチ様式としてわかりやすく説明されている。図3の一番上部に示されるとおり，余命が限られた進行がん患者を含む，重い病いをもつ患者に対するACPの話し合いは，診断時から始まり，病いの軌跡のなかで病状の進行に応じて繰り返される[6]。ACPの話し合いのプロセスのなかで，患者の状況やニーズに応じて，その時々で求められる医療やケアの選択についてSDMを重ねていく。図3から，ACPが一度きりの話し合いではないことが理解できる。

ACPのエビデンス

ACPは，重い病いをもつ患者のさまざまな転帰を改善することが複数の研究で示されている。McMahanらのレビュー論文[7]によると，ACPに関する臨床試験の6割以上で，患者の不安や抑うつ，複雑性悲嘆を減少させ，介護者の心的負担も軽減する効果が確認された。また，

ACPは患者のケアに対する満足度を高め，終末期ケアの質を向上させるとともに意思決定時の家族の負担を軽減することが示されている[8]。

一方でMorrisonら[9]は，多くのACPに関する実証研究を行い，患者の目標に一致したケアやQOLの改善に十分な成果を出せていないと指摘している。筆者らが実施した研究では，ACPの話し合いを通じて進行がん患者の価値観や嗜好が明確になり，より個別化された有意義なケアにつながることや[10]，話し合いによって心の穏やかさが改善されること[11]が示されたが，臨床実践の積み重ねと患者のフィードバックに基づき，さらに洗練させる必要がある。ACPの効果を最大限に引き出し，患者に利益をもたらすためには，個々の患者の準備状態，ニーズや価値観に合わせて，個別にカスタマイズされたアプローチが求められる。

ACPの実際

厚生労働省のガイドライン[1]は，さまざまな医療現場でACPを実施するための枠組みを提供し，学際的な連携とACPプロセスの継続的な評価の重要性を強調している。ACPの効果的な話し合いには，医療者のトレーニング，

3．意思決定支援と
　　アドバンス・ケア・プランニング

重い病い
の診断　　　　　　　　　　重い病いの軌跡

ACP の繰り返し＆重い病いをもつ患者との話し合い

生命維持治療に
関する指示

ケアの目標に
関する話し合い

| 価値観と目標を，進行する病気のニーズと意思決定に適用する | ACP を治療やケアに反映させるためのシステム強化と構造 | 悲嘆と喪失＊ |

事前指示

| 記録し，すべての関係者に伝える | 記録し，すべての関係者に伝える |

終末期の
意思決定と
経験

代理意思決定者
の指名

| 個人の価値観と目標の探索 | 個人の価値観と目標の再確認 | 個人の価値観と目標の再確認 | 将来のケアの計画（例：生命維持治療に関する指示，ケアの目標の再確認，重い病いをもつ患者とのコミュニケーションの継続） |

| 信頼関係とラポールの構築 | 信頼関係とラポールの強化 | 信頼関係とラポールの維持 | 信頼関係とラポールの維持 |

悲嘆と喪失＊

その時々の shared decision-making

ACP が行われる背景
（例：ACP のファシリテーターの研修と共感的コミュニケーション能力，診療録の整備，組織文化，ケア実践の状況，重い病いの病期，治療計画に関する決定，患者や代理意思決定者の地域のレディネス，人間関係や組織的・システム的・構造的な不公正，健康の社会的決定要因）

＊：この矢印の向かう先がないのは，患者の家族や重要他者の悲嘆や喪失は，ある一定期間のみ存在するものではなく，
　　継続した支援が必要であり，それを見越したACPの支援が求められるためである。

図3　重い病いの軌跡における ACP の積み木式アプローチと SDM の位置づけ

〔Rosa WE, Izumi S, Sullivan DR, et al：Advance Care Planning in Serious Illness：A Narrative Review. J Pain Symptom Manage 65（1）：e63-e78, 2023, より引用し筆者翻訳〕

適切なツールやリソースの提供，将来に望む医療やケアの方針に関するオープンなコミュニケーションを支援する環境の醸成など，構造的なアプローチが必要である。

　看護師が ACP の話し合いを支援する際のポイントを表2に示す。ここからは ACP の臨床実践の実際に焦点を当て，患者中心の話し合いを家族とどのように積み重ねていけばよいか，看護師が配慮すべき点を整理する。

❶ 信頼関係を築く

　多くの ACP に関する研究成果をまとめた文

I章　総論

表2　ACP支援のポイント

項目	留意事項
①導入の時期	• 予後が1年以内と想定される患者と，1年以内に意思決定能力が低下する可能性の高い患者を，優先的にACPの対象とする
②家族の同席	• 患者の同意が得られる場合，可能なかぎり家族の同席を依頼する。家族が患者の意向を理解できるよう支える
③感情への対応	• 患者から強い感情が表出された場合（表情の変化，目線が合わない，そわそわ，黙ってしまうなど），ACPの話し合いを中断し，患者の感情を受け止め謝る（例：「つらい気持ちにさせてしまって申し訳ありません」），強い感情の背景にある事実が語られたら，Open-ended questionで会話を広げる
④多職種連携	• 医師と看護師らは密に連携し，患者の状況やニーズに応じて多職種医療チームで協働する
⑤療養の場に応じたかかわり　1）クリニックや外来診療（病院含む）	• 信頼関係の構築と真意を話せる雰囲気づくりに努める。準備が整ったら，早めの段階から，家族を交えて話し合いを始める。パンフレット，webなど資料を活用する
2）急性期病院の入院病棟	• 急性疾患や急変からの回復期が多いため，患者の容態が安定してから始める。決断を急ぐ場合も，家族も交えて多職種チームで関与し，誠実なSDMを心がける
3）慢性期病院の入院病棟	• 症状や状況の変化に伴う新たなニーズに細やかに対応しながら，日々のかかわりを通じて患者の意向を明確にしていく
4）在宅	• より自然で安心した環境での話し合いが可能。患者の住環境やサポートシステムに基づく，個別化したアプローチが可能。介護者の参画が鍵となることが多い

献レビューによれば，医療者が日頃の診療場面で患者と心の通うやりとりを行い，信頼関係やラポールを構築・維持することが，患者に利益をもたらすACPの鍵となる[5)6)]。患者中心のACPの流れ（**図4**）で，①に示したように，まず医療者は，患者が自分の身体に起きていること（診断と今後の見通しに関する情報）に向き合い，受け止め，折り合いをつけながら療養できるように支援する。患者によっては，このプロセスに長い時間がかかることがあり，最期まで現実の受容に苦しむこともある。また，若年者や高齢の患者は，多くを語らない場合がある。それでも看護師には，科学的根拠に基づく看護（evidence-based nursing；EBN）の実践で患者の身体のつらさを緩和しつつ，患者中心

のコミュニケーションスキルで患者の思いを傾聴し，必ずその患者自身のもつ力で未来が拓かれることを信じて寄り添い続ける姿勢が求められる。

❷ 価値観を理解する

信頼関係が構築された後，図4の②に示されるように，患者にとって何が大切かを確認する。前述のACPの主な定義（表1）にあるとおり，ACPとは患者の価値観に基づいて，今後の医療やケアをどうしていきたいか，どんな暮らしをしたいか要望を聞き，どうすればそれが実現できそうかを話し合うプロセスである。そのため，医療者は患者の価値観を理解する必要があるが，いきなり「あなたの価値観は何ですか？」

3. 意思決定支援と アドバンス・ケア・プランニング

①	EBP*＆患者中心のコミュニケーションスキル	**信頼関係構築の時期** 本人が自分の身体に起きていること（診断と今後の見通しの情報）に向き合い，受け止め（折り合いをつけ）つつ療養できるよう支援する←長時間が必要な人もいる
②	Shared decision-making	**最適なケアプランを一緒に考える時期**（意思決定過程の共有） 大切にしていることに基づいて，今後どんな暮らしを続けたいか，どうすればそれが実現できそうかを一緒に考える
③	患者にとって最善のケア	**ニーズや状況に応じてケアプランを調整する時期** 多職種が連携してチームで患者の願いの実現に向けて協働する

＊EBP：evidence-based practice（科学的根拠に基づく臨床実践）

図4　患者中心の ACP の流れ

と尋ねても患者は即答することは難しいだろう。そこで筆者は，患者が人生の軌跡において経験した感情の波を，ライフラインという線で描いてもらう，ライフラインインタビュー法（Life-Line Interview Method；LIM）[10] を手段の一つとして活用することが多い（**図5**）。このほかにも，回想法やライフレビューなど，価値観を探る方法はさまざまである。医療者は自身のスタイルに合う方法を見つけ，患者が大切にしていることを傾聴し，価値観を理解する手がかりになるとよい。

❸ 家族（代理意思決定者）と共に話し合う

筆者がこれまで接した患者の多くは，そもそも ACP の話題を家族とは話さない傾向がある。この傾向は，厚生労働省の調査結果 [12] とも一致しており，人生の最終段階で受けたい医療・ケアについて，家族などや医療・介護従事者と詳しく話し合ったことがある一般国民はわずか1.5％にすぎない。前述の ACP の主な定義（表1）では，患者が家族や医療者と共に話し合うことが前提であるが，患者自らが ACP に関連する話題を家族にもち出すことはまれであ

る。そのため，医療者は患者と家族が ACP の話し合いの場に同席できるよう配慮する必要がある。

医療者が患者・家族と共に今後のことについて話し合うときは，以下の4点に留意する。

（1）家族に話し合いに同席してもらえるよう日時を調整し，看護師も同席できるようにする

図4の①のプロセスで，安心して話し合える関係が築かれたら，患者の価値観をもっともよく理解し，患者が意思決定できないときに，患者の意向を尊重して医療やケアの方針決定をしてくれる，代理意思決定者を決めてもらう。そして，その代理意思決定者が次回以降の話し合いの場に同席できるよう日程を調整する。わが国では代理意思決定者は家族であることが多いため，ここでは代理意思決定者を「家族」と表記する。

（2）家族の反応と，患者と家族の関係性を観察する

家族が同席しているときの患者と，1人のときの患者では，様子や語る内容が異なることが

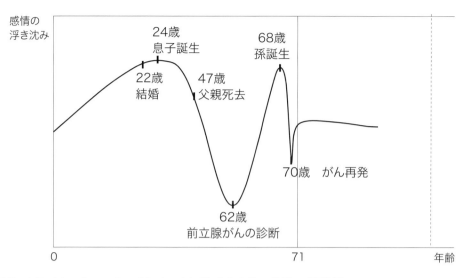

図5　Life-Line Interview Method に基づく人生の軌跡の記載例
〔Rosa WE, Izumi S, Sullivan DR, et al: Advance Care Planning in Serious Illness: A Narrative Review. J Pain Symptom Manage 65(1): e63-e78, 2023. より引用〕

ある。とくに，患者が人生の最終段階にある場合，医療者が行う医療やケア，説明の場面に同席する家族の反応や，その家族と患者との関係性を継続的に観察する必要がある。

　家族は，患者が医療者から予後の説明を受ける場面に居合わせると，自分のことのように，あるいはそれ以上に動揺し，現実を受け止めることに難しさを感じたり，重い病いの治癒や奇跡を信じたり，悪い情報を患者に知らせないように努めたりすることがある。これらは家族が患者を大切に思う気持ちから生ずる反応である。しかし，患者はその家族の反応を察知していることが多く，自身の闘病が家族に及ぼす悪影響を懸念している場合もある。このため，患者にとって家族の存在や反応がどのような意味をもつかをアセスメントし，患者の支援に生かすことが重要である。

(3) 患者にとっての最善を皆で話し合う重要性を説明し，理解を求める

　多くの家族は，患者を守るために療養生活を支え，患者の重荷を分かち合って伴走しようと努力している。医療者はその家族の労をねぎらい，共感的な態度で支援することが望まれる。時には，家族が患者を思うあまり，患者本人に真実を告げることや，患者が方針決定の話し合いに参加することを阻むこともある。そのような事態を防ぐためにも，「患者にとっての最善」を目指すために「人生の最終段階における医療・ケアの決定プロセスに関するガイドライン」[1]に従い，本人の意思が確認できるかぎり，適切に情報提供を行い，本人の意思決定を基本に話し合うことをあらかじめ家族に伝えておくことが肝心である。

(4) 家族と一緒に最適なケアプランを考える

　家族の協力態勢が確認されたら，医療者は患者の価値観に基づいて，患者が今後どのような暮らしをして望むのか，どうすればそれが実現できるのかを患者や家族と一緒に考える（図4の②）。余命が限られてきたときは，家族と共に最期の療養場所や生命維持治療の希望に関するSDMを実践する。

　今までのACPで話し合ってきた患者にとっての最善のケアを臨床実践に反映させる段階（図4の③）では，最期はこのように過ごし

いという患者の希望を,「以前, ○○がいいと仰っていましたが, 今もそのお考えに変わりはないですか?」と適宜本人に確認する。看護師や医師などの多職種が連携し, 状況に応じて医療やケアプランを臨機応変に調整することが大切である。

看護師は, 時に患者の家族や重要他者が示す強い感情に翻弄されることがあるが, 医療やケアの主人公は患者本人である。ACP の話し合いでは,「患者にとっての最善」を目指すことを議論の焦点とすると同時に, 患者本人にとって家族の存在や反応がどのような意味をもつかをアセスメントし, 看護支援に生かすことも大切である。

おわりに

「予後や真実を伝えると本人が落ち込んでしまうからやめたほうがいい」と, 患者の心的負担を懸念して, 医療者が ACP の話し合いをためらうことがあると聞く。かつて, がん告知の是非が議論されていたころにも同様の懸念があった。しかし問題は, 伝えるか伝えないかではなく, どのように伝えるかにある。「医療者の話し方ひとつで, 患者に生きる希望を与えることもできるし, 奈落に突き落とすこともある」, これは過去に患者が筆者に教えてくれた言葉である。

重い病いをもつ患者への人生の最終段階における医療やケアの方針に関する話し合いに際して, 患者が求めるケアとは, 身体症状のケアに加えて, コミュニケーションスキルや傾聴, 共感的な態度で患者を継続的に支援し, 安心感を与える全人的なケアではないだろうか。

ACP は, SDM の話し合いを丁寧に重ねることで, 最期の瞬間まで患者の尊厳を保ち, すべての療養の場でその人らしく「生きる」ことを支える取り組みである。日頃から人間関係の確立を基盤にケアを提供している看護師だからこそ, 真心をもって取り組むべき話し合いである。

ケアの対象である一人ひとりにもっとも相応しいコミュニケーションを常に模索しなければならないため, 決して簡単ではない。それでも, この話し合いの積み重ねが, 患者が人生の最期に穏やかな気持ちで「あぁ, これでよかった」と思えるケアにつながるよう, わが国に適した意思決定や ACP の支援策を考えていくことが必要である。

❖文献

1) 厚生労働省人生の最終段階における医療の普及・啓発の在り方に関する検討会：人生の最終段階における医療・ケアの決定プロセスに関するガイドライン 解説編. 2018.
https://www.mhlw.go.jp/file/04-Houdouhappyou-10802000-Iseikyoku-Shidouka/0000197702.pdf（最終アクセス：2024年12月19日）

2) 宮下淳：日本版アドバンス・ケア・プランニングの定義及び行動指針. 日本エンドオブライフケア学会誌 7（1）：2-7, 2023.

3) Miyashita J, Shimizu S, Shiraishi R, et al：Culturally Adapted Consensus Definition and Action Guideline：Japan's Advance Care Planning. J Pain Symptom Manage 64（6）：602-613, 2022.

4) Rietjens JAC, Sudore RL, Connolly M, et al：Definition and recommendations for advance care planning：an international consensus supported by the European Association for Palliative Care. Lancet Oncol 18（9）：e543-e551, 2017.

5) Chikada A, Takenouchi S, Nin K, et al：Definition and Recommended Cultural Considerations for Advance Care Planning in Japan：A Systematic Review. Asia Pac J Oncol Nurs 8（6）：628-638, 2021.

6) Rosa WE, Izumi S, Sullivan DR, et al：Advance Care Planning in Serious Illness：A Narrative Review. J Pain Symptom Manage 65（1）：e63-e78, 2023.

7) McMahan RD, Tellez I, Sudore RL：Deconstructing the Complexities of Advance Care Planning Outcomes：What Do We Know and Where Do We Go? A Scoping Review. J Am Geriatr Soc 69（1）：234-244, 2021.

8) Connors AF Jr, Dawson NV, Desbiens NA, et al：A controlled trial to improve care for seriously ill hospitalized patients：The study

to understand prognoses and preferences for outcomes and risks of treatments (SUPPORT) The SUPPORT Principal Investigators. JAMA 274 (20)：1591-1598, 1995.

9）Morrison RS, Meier DE, Arnold RM：What's Wrong With Advance Care Planning？ JAMA 326 (16)：1575-1576, 2021.

10）Takenouchi S, Chikada A, Mori M, et al：Strategies to Understand What Matters to Advanced Cancer Patients in Advance Care Planning：A Qualitative Study Using the Lifeline Interview Method. J Hosp Palliat Nurs 24 (4) ：E135-E143, 2022.

11）Takenouchi S, Uneno Y, Matsumoto S, et al：Culturally Adapted RN-MD Collaborative SICP-Based ACP：Feasibility RCT in Advanced Cancer Patients. J Pain Symptom Manage 68(6)：548-560, 2024.

12）厚生労働省：令和4年度人生の最終段階における医療・ケアに関する意識調査の結果について（報告）, 2023.
https：//www.mhlw.go.jp/content/10801000/001235008.pdf.（最終アクセス：2024年12月19日）

（竹之内沙弥香）

4 多職種チーム・地域でつなぐ倫理的配慮

はじめに

　今日，がん治療の多くは外来で行われ，患者は暮らしのなかで治療を継続している。病状の進行の説明や，治療の開始・継続・変更・中止などの決定は，その多くが外来において行われ，看護師は，患者の心理的な支援とともに生活過程を振り返りつつ，これからの過ごし方を医師と共に話し合うことをサポートする必要がある。しかし，外来に配置される看護師数は少なく，必要性は理解しながらも対応が困難になっている。どのようにすれば看護師の時間を確保し，患者と信頼関係を築き，患者・家族の価値観や希望について話し合うことが可能となるか，医療現場が抱える物理的な課題と考える。

　一方で近年，チーム医療の普及により，栄養サポートチームや口腔ケアチームのように患者の治療を支援するチームの活動も進められている。また，多くの施設では緩和ケアチームが診断時からの緩和ケアの実践に取り組み，幾重にも患者支援の仕組みは広がってきている。とはいえ，患者を中心にそれらのチーム間での有効な連携ができているのか課題を抱えているところも少なくない。さらに，それは入院時の支援が中心であることが多く，外来通院中の患者支援にどのように継続していくかが課題となるところである。

　また，患者は，病院での治療を受けながらも地域で生活をしている存在である。治療を中心にしている病院を中心に，患者が暮らす地域の医療機関とも治療中にはなかなか連携しにくい現状がある。高齢のがん患者においても介護保険を申請していない場合も多く，とくに1人暮らしの高齢者の薬物療法に伴う生活への支援の課題もある。患者の望む療養場所で，患者の望む生活を可能にしていくためには，患者を中心にしてかかわる医療・ケア関係者が患者の意向を尊重するという価値を共有し，生活を支援していくことを含めて連携することが必要となる。患者の抱える課題によっては，在宅医療・ケア体制に加え，学校や幼児教育機関や地域の子育て支援体制，介護サービスなどの社会資源を活用する。地域がどのように患者や家族のニーズに応じられる支援体制を整えているかが課題となる。

　がん治療の進歩により長期間の生存が可能となった今日だからこそ，患者のもっとも身近にいる看護職がどのように患者の意思決定を支援し，セルフケア能力を最大限に生かしたその人らしい生活が送れるように多職種チームや地域をつなぐかなめとなって活動してくかが鍵になると考えている。そのために，どのような倫理的配慮が必要か，また，どのようなことで可能になるかを考えたい。

　また，多職種チームでの意思決定支援における課題として，それぞれの専門性の違いにより意見の対立が起こりやすくなる可能性があり，そのことを考慮する必要がある。専門性の違いは当たり前のことであり，そこを出発点に互いを認め理解しようとするところから進めていくことが大切である。それぞれの領域で患者の人生や生活という視点に立ち，患者にとっての最善を共に話し合い理解していくことが職種の専門性を超えた倫理的な対応といえるのではないだろうか。

チームをつなぐアドボケートとしての看護師の役割

看護実践において，看護職は患者のアドボケート（権利擁護者，代弁者）として，患者の権利を擁護し，患者の価値や信念にもっとも近い決定ができるよう援助し，患者の人間としての尊厳，プライバシーなどを尊重しなければならない。看護師には，患者が気持ちを表出できるように働きかけ，必要なときは患者の意見を代弁し，ほかの医療職，とくに医師と患者との間の調整役としての役割を果たすことが求められている[1]。

❶ カンファレンスの場で患者のアドボケートとしての役割を

当院の多職種カンファレンスの場でも「患者さんはどのように考えているのか」と医師から問われることも今では日常になったが，筆者が勤務した15年前のカンファレンスで「それで，患者さんは何と仰っているんですか」と問いかけたときの，医師たちからの一斉に凝視された視線を忘れることはできない。その場で担当する外来の看護師に発言を促し，患者の考えを伝えてくれたこともあり，医師と一緒に話し合うことができたが，私の質問は「自分たち（医師）は，こんなに患者のことを考えて検討しているのに，何を言いたいのか」との医師の疑念（怒りにも似た）を招いたようであった。看護師もまた戸惑いがあったようである。患者にとって，医学的な見地からの最善の治療方針を検討して患者に提案することは，当然ながら患者の意思決定を支援するための情報提供として重要なことである。しかし，それは患者自身が自分のこれまでの生活や価値観に照らし合わせて治療を選択していくための第1段階であり，患者が自分の考えを述べてさらに話し合いを重ねていくことで，より納得のいく決定がなされていくということは周知のところである。患者が自分の気持ちを表出することができるようにかかわる

とともに，伝えきれない患者の意向を必要なときには代弁すること，とくに患者が参加しない医療スタッフのカンファレンスの場において患者の代弁者となることは看護師の役割であり，責務といっても過言ではない。幸いに「患者にとっての最善」について関心深く検討できる医師と共に日常的なキャンサーボードのなかでのディスカッションに加えて，多職種合同倫理カンファレンスを毎月1回定例で開催できることになった。テーマや進め方についても医師や多職種と合同での倫理的な問題を抱える事例についての検討の場となっている。

❷ 経験に関係なく誰もが1人の看護専門職として

このようなことは，経験を積んだ看護師でなければできないことであろうか。遡ること25年，前任地での経験であるが，認知症の患者の下肢切断という事例を体験した。発信者は新人看護師であった。「かわいそうだから，理解できないと思うから」という家族の強い意向で手術の説明が不十分なままに実施されようとしていたとき，疑問を呈し医師と話し合いを重ねて家族の合意のもとに患者の理解できるような説明を行い実施された。術後，患者の最初の言葉は「足はあるよ」。足関節以下の切断であったが，患者にとっての下肢は大腿から全てであった。その相違はあれ，患者自身が高度の認知症であっても認識できる状態であり，その後，経過のなかでも対話を重ねながらリハビリテーションも行い自宅退院となった。当然ながら，その経験は患者にとってのアドボケートとしての看護師の役割を果たすという確信につながり，看護の文化として確立されてきた。

当院でのアドバンス・ケア・プランニング（advance care planning；ACP）の取り組みの発端は，「歩いて家に帰りたい」と願う患者の意向に沿いたいという看護師の願いからであった。乳がんの脊椎転移で不全麻痺がある緩和ケア病棟に入院する50代の患者の希望にどのように寄り添うかということであった。乳がん診

療において特定領域がん診療連携拠点病院としての機能をもつ当院であるが，当時は整形外科もなくリハビリテーションも十分でない状況のなかで，患者の希望にどのように対応するかということを，多職種でカンファレンスを行うように調整したのも看護師であった。それは診療体制の変更・発展にもつながり，緩和ケアのあり方やACPの大切さを認識する機会となった。これもまた，「患者にとっての最善について可能性を探る」という看護師の考えに共感する医師や理学療法士との協働の成果でもある。患者はなんとか歩行可能な状態も得られ外出を試みることができるようになり，看護師の付き添いのもと自宅へ外出し，見届けるようにしばらく過ごし，その後自宅に帰ることはなく車で夫とドライブを数回行い，今後の生活のことなどを夫に伝え，気がかりなことの対応を夫にゆだねた。多くを語らない患者の「家に帰りたい」という思いの背景にある，そう遠くはない最期の時とその後の夫の生活への懸念などへの対応につながった事例であった。

❸ 誰かのせいでなく，かかわる者の責任として

本事例において，当初看護師の思いのなかには，医師の説明が不十分だから患者が歩きたいという願望をもっているのではないかという医師の説明不足という思いも生じていた。また，診療科がないということでのあきらめもあった。不全麻痺である状態に希望をもつ患者に，どのような説明で歩けなくなることを話せばよいだろうか。内臓転移もある患者の病状の進行もあるなかでの患者の希望との向き合い方，医師の説明不足と考えるとしたら，何をどのように説明し，どのようなことを可能にしていくことができるかを医師とも相談することが看護師には求められると考える。医師の説明不足という隠れ蓑で，看護師としての役割を免除しようとしてはいないだろうか。患者が少しでも納得するために看護が果たす役割はどのようなことであろうか。

患者が現在の病状を理解し，患者の希望の実現の可否について患者と共に話し合うための画像診断や，結果に対する患者の意向に沿えないことも踏まえたうえでのケアの検討など，医療チームで丁寧に話し合っていく必要がある。看護師は，そのための事前の患者との丁寧な話し合いによる患者の気持ちの表出への支援を行うなかで患者との信頼関係が形成されていくと考える。このことは，他院の専門医への相談も可能にしていくことにつながる。患者の全体像を理解し，患者がこれからをどのように生きたいと願っているのか，それを可能にするための看護師の配慮が重要である。看護師があきらめていたのでは，患者の希望には寄り添えない。患者のもっとも身近にあって患者のアドボケートとしての役割が求められている。

❹ カンファレンスなど公の場で発言すること

ここで強調しておきたいのは，カンファレンスなど公の場できちんと発言するということである。多職種でのカンファレンスなどは非常に貴重な機会であり，看護職としての立場での発言が求められるが，促されなければ発言しないことはないだろうか。多職種のカンファレンスのみならず看護カンファレンスにおいても発言できているだろうか。発言をしないということは，その場にいることの意味をなさないことに等しい。患者のアドボケートとしての役割はこのようなカンファレンスの場でも発揮される必要がある。医療チームにおける多職種それぞれの立場によって意見の相違があることも経験することであるが，そのような場合にもっとも重要なことはコミュニケーション力である。まずは，自分の立場を明確に理解しておくことと同じく，それぞれの職種の専門性を理解し，非言語的コミュニケーションにも注意し，参加者の平等で公平な立場と自由な意見交換ができるように話し合うことが必要である。感情的にならずに相手の話をよく聴いて，「患者にとっての最善」について話し合うという視点で多職種の

Ⅰ章　総論

話し合いを行うことが必要である。

❺ 対話を通してわかり合う

　話し合いは対話を通して行われる。「これからの倫理と看護」のなかで，手島[2]は「対話とは，自分の価値観を一方的に押し付けるのではなく，対話の中で自らの価値観が変わってくる可能性を開いておくことを潔しとすること，あるいはさらにその変化を喜びとさえ感じることが，基本的態度といわれています。日本語には『折り合いをつける』という表現があります。患者を中心に考えて，双方で納得のいく点を見出していくことが大切だと考えます」と述べている。対話を通して医療チームとしても発展していけるような取り組みが，今後さらに求められている。そのようななかで，私たち看護師は患者の生活を整える支援者として意見の相違を調整していく役割が求められている。

　医療専門職としてそれぞれの専門性から，例えば，もっとも身近な医師と看護師のチームで考えると，医師はエビデンスに基づいて最善の治療について可能性を追求して提案し，看護師は患者の意向や生活状況に注視して治療が及ぼす影響への懸念を表出することはよく経験することである。どちらも患者にとっての最善について考えているが，患者の望む生き方や生活の過ごし方の視点から双方の専門性をどのように提案してコンセンサスを得ていくか対話が求められる。さらにそのコンセンサスは医療者間におけるコンセンサスであることを意識し，実際の選択はその後の医療チームと患者側の対話によることを理解する必要がある。診察や重要な説明の場面において，看護師は事前に患者の希望や生活の状況などについて対話を通して理解し，同席し対話に参加することが求められる。医師の前ではなかなか自分の思いを伝えることができなかったり，「お任せします」ということで受け入れてしまう患者もいる。そのような場面において，患者が自分の気持ちを話し，医師と対話できるように発言を促すようなかかわ

りが必要であるとともに，話し合いの後で患者の気持ちをよく聴き患者の反応を医師と共に共有する必要がある。医師と看護師がそれぞれの専門性を尊重して患者と共に対話を重ねていくことで，患者は自分の思いを話してもよいのだという安心感を得て，対話を可能にしていく。同様に，患者とかかわるリハビリテーションスタッフや薬剤師，管理栄養士などほかの専門職とのかかわりにおいても，看護師は橋渡しの役割を担う。それぞれの専門職のかかわりを点から線にして，面として患者とかかわることによって，患者への手立てはより豊かになると確信している。

❻ 看護師一人ひとりが看護専門職として

　今日の働き方改革のなかで，ややもするとその日の業務を終わらせるということに終始しがちな傾向もうかがえる。忙しいから，時間外だからという理由でカンファレンスが先送りになったりしていないだろうか。全員が集まってカンファレンスを行うには時間調整が難しいこともあるかもしれない。とくに倫理的な問題を含むような課題については，考えを整理したりすることも必要になるとなおさら，カンファレンスが情報共有で終わってしまうことにもなりかねない。そのような場合，例えば臨床倫理の4分割表をナースステーションの一角に掲示して情報を記載し，カンファレンスで検討するというようなことも工夫できる。ノートで代行することも可能である。短時間勤務の職員が多い職場も，工夫によって（テーマについて先に意見を記載しておくなど）患者への気がかりについて話し合いに参加して協働するということが可能となる。働き方にはそれぞれの立場があるかもしれないが，短時間であれ患者にかかわっていることに違いはない。看護師一人ひとりが看護専門職としての責任と誇りをもってかかわっていくことが，患者に対する何よりの倫理的な配慮につながっていくと信じている。

4. 多職種チーム・地域でつなぐ倫理的配慮

表1　看護部の基本方針（看護部の8つの宣言）；心に寄り添いその人らしく生きることを支えるために

①私たちは，患者さんがその人らしく生きることにしっかりと目を向けます
②私たちは，患者さんに誠実に向き合い，誇りと自覚をもって，より専門性の高い看護を提供します
③私たちは，患者さんやご家族の「物語」をよく聴き，"揺らぐ・ためらう・迷う"気持ちに寄り添い患者さんの意思決定を支えます
④私たちは，患者さん‐家族‐医療者間のコミュニケーションを大切にします
⑤私たちは，看護のそれぞれの局面で理解した患者さんの思いをチームとして大切につなぎ，患者さんの希望を支えます
⑥私たちは，日常の看護の場面で生じるさまざまなジレンマをそのままにせず，合意を得るまで話し合います
⑦私たちは，柔軟な感性と対応力を養い，かかわるすべての人に思いやりをもって接し大切にします
⑧私たちは，看護師一人ひとりの思いを大切にし，看護を語り合い，看護に対する意味と価値を共有します

患者を真ん中に，地域でつなぐケアにおける倫理的配慮

がんの診断から終末期まで，その治療過程には実に多くの職種や人々が携わっている。それぞれの職種の専門性に立って役割を果たしていくと同時に，互いにどのように連携しながら患者を支援していくかということが大切になる。前述したように，患者支援のための専門家チームと直接対応する現場のチームとの関係やチーム間の連携などの課題もあるが，診断・治療のプロセスにおける外来や病棟，治療部門や検査部門などにおいてどのようにケアをつないでいるだろうか。

❶ 地域でつなぐ；その前に，病院内で，看護部内でもつなぐ

引き継がれる部門において，例えば病棟では「外来からもう少しきちんと連絡してくれればよいのに」「外来で（説明やケアなどを）済ませてくれればよいのに」，外来では「入院中にもう少しやってくれればよいのに」「どこまでどのように説明やケアをしてあるのか，わかるようにしてくれたらよいのに」などといった言葉が語られることはないだろうか。当院でも過去においてそのような声をよく聞くことがあり，どのようにしたらそれぞれの部署において知り得た患者の情報を継続的につなぎケアできるのか看護部全体で検討したことがある。その

なかで確認したことは，「患者の思いを組織全体でつなぐ」「前任部署や前任者のせいにしないでかかわった人が引き受ける」ということであった。

もちろん前提として，患者を1人の人として尊重しケアを行うといった方針の明確化であり，「心に寄り添いその人らしく生きることを支える」ことを1年間かけて検討し看護部の基本方針とした。そのために私たちがどのようにかかわるかを8つの宣言として明文化して取り組んでいる（表1）。

患者の思いをつなぐためには，個々の看護師がしっかりと患者自身にかかわる（しっかりと目を向ける）ということがなければ始まらない。そこに立って，表1の⑤に示したように，患者の思いをチームとして大切につなぐことを方針として実践している。患者の思いは，診断治療の過程を通しても変化する。がん告知を受けた衝撃の段階からプロセスを経て治療とともに向き合う過程で将来への見通しを立てられるようになっていく。その時々で変化していく患者の思いに寄り添いながら，継続して支援していくことが重要であると考えている。患者の語りはその時々において"どれも真実であること"，それぞれの場で語られたことをつなぎながら，その人自身を総合的に理解していくことが求められている。

聖書『コレヘトの言葉』の「黙すに時あり，語るに時あり」とあるように"語るには時があ

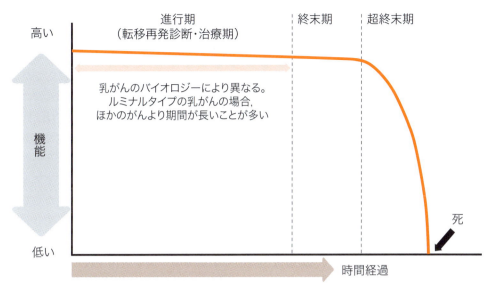

図1 がんの軌跡と乳がん患者における段階
〔Lunney JR, Lynn J, Hogan C：Profiles of older medicare decedents. J Am Geriatr Soc 50(6)：1108-1112, 2002. を引用・改変〕

り，語れないときもある"，「診断から初期治療まで無我夢中でレールの上を歩いてきて，こうして手術が終わりやっと一息ついています」。そう言いながらぽろぽろと涙を流し，そんな自分を「これまでの自分の生活を悔い，やり直そうと思います」と語り出す患者のこれまでの人生の語りを聴きながらこれからを共に紡いでいく。「もう抗がん剤治療はいいかなあ，と思う」。そう考える気持ちの根底にある自己肯定感の低下を涙と共に語る患者の語りを静かに聴く。そのなかでの今大切にしている短歌の世界を語り，何回かの語りを通して「前向きになれそう」と話して退院。それから，1カ月あまり，初回抗がん薬治療のために入院してきた患者は「これからの人生のために治療頑張ります！」と。バイタルサインや症状だけでなく患者の時々の気持ちを受け止めつないでいく。このように，病院内でケアをつないでいるということが，地域でケアをつなぐことの前提であることには論を俟たない。

❷ 地域包括ケアシステムのなかにどのようにかかわっていくか

それでは，病院と地域はどのように連携してケアをつないでいけばよいだろうか。令和6年度の診療報酬改定において，厚生労働省は生活に配慮した医療の推進など地域包括ケアシステムの深化・推進の取り組みについて提示し，今後ますます平時からの連携を推進している。また，入院料通則の改定として，急性期病院においても人生の最終段階における適切な意思決定支援の推進が求められている[3]。地域包括ケアシステムの概念図のなかには，主に診療機関としては在宅療養支援診療所・地域包括ケア病棟が記載されているが，そこには暗黙の裡に急性期の病院（がんであればがん治療を専門的に行う）が存在する。

がんの軌跡と乳がん患者における段階を図1に示すが，がん患者は活動可能な時間が長く，死の直前までADLが保持されていることが少なくない。在宅療養中の患者もQOLを維持して在宅療養を可能にするために，専門的な診療

は専門的な治療を行う病院をうまく活用しつつ地域の医療介護機関と連携していく。すなわち，地域包括ケアシステムを意識した（むしろ同じチームとしての）患者支援が望まれ，早くからの連携が必要である。医療者サイドの連携のみならず，患者・家族がその人が必要とするケアを自ら受けられるようなサポートが重要である。

終末期になってからではなく，薬物療法を繰り返し行っている段階で，日常生活に支障が出てくる時期から行う連携が大切である。かかりつけ医との連携は診断期から治療継続中のフォローを含め，患者を中心に行うことで，患者は安心して治療に取り組め，地域のリソースを活用できることにもつながる。初期治療を安心してできることが，その後の患者の希望する生き方にもつながると考える。

子どもたちと一緒に少しでも長く自宅で暮らしたいと望む離島の患者がいた。どのようにしたらよいかを薬剤師と共に相談し，入院中から退院後の療養施設の状況で対応可能なことを探り，患者にとってのよりよい方法を検討し在宅療養を可能にした。

❸ 地域で共に紡ぐための倫理的配慮

このような取り組みのためにはどのような倫理的配慮が求められるだろうか。施設内において職種間の相互理解を深めていくことと同じように，地域における多施設多職種間の相互理解が基本となる。顔がみえる関係から信頼関係が構築されていく。それは一朝一夕にできることではないと肝に銘じつつも，丁寧に目指す医療ケアについて語り合い，理解し合うプロセスを重ねていく必要がある。医療や介護に携わる者の基本としてある，『患者の最善の利益のために行動すべきである』[4] という共通の倫理的な姿勢を信じて働きかけていくことが鍵であると考える。

筆者自身，10余年前から医療圏内における多施設多職種緩和ケア地域連携カンファレンス

を実施してきた。在宅医から「病院では家族のことなんてなにもしていない。在宅こそケアできる」という一言に，すぐにも反論したいこともあった。しかし，「同じ土俵に立てたことで今回はよしとしよう」と言葉をのんだことが記憶に新しい。出席したということは，関心があるということである。病院と在宅でみえる風景が違うことも事実であり，ならば互いの利点を認めつつ，相手を認めるためのディスカッションをしていこうと決意したが，果たして相互理解や協働は患者を中心に進められているだろうか。入退院支援や地域連携にも診療報酬が認められ随分とシステム化されてきたが形式的になってはいないだろうか。相補的なかかわりで，患者中心にケアがつながれていくことが大切である。がん診療の早い段階から患者の意向や価値観を尊重した意思決定支援が行われ，そのプロセスで ACP の話し合いも行われ，それを地域と双方向につなげていく。そのためのケアをどのように連携して行っていくか，患者の生活を支援する看護師として，温かなまなざしで患者の人生に寄り添い，患者にかかわるすべての人たちと協働していくことが大切である。

おわりに

70 代の進行乳がんの診断を受けて治療を継続していた患者が，翌年に脳転移が判明し，脳転移に対して全脳照射を実施した。その後，ふらつきや歩行困難が出現し，起き上がりも困難となり，緩和ケア病棟に入院した。精査後，放射線治療による白質変性によるものと診断され，全面介助の状態になった。家族は要支援2の夫のみで，息子家族は県外に在住しており，介護力が不足していてとても在宅療養は困難と考えられるなか，患者がもらした「ここにいては嫁の務めが果たせない」という言葉をめぐって，患者の家に帰りたい思いをどのようにかなえるか，緩和ケア地域連携カンファレンスで検討した。これまでかかわってきたケアマネ

ジャー，気がかりとしてとらえた緩和ケアチーム，あきらめかけていた病棟スタッフ，在宅医，地域の医療者・介護従事者ら100名を超えるカンファレンスのなかで，地域ぐるみの支援が開始された。「患者の"家に帰りたい"をどのように支えるか」という目標を共有し進めたおよそ1カ月半，家族との調整，自宅療養を可能にするための身体や生活機能の調整などののち，在宅療養が開始され，予測よりも長い1年半，患者は最期まで「排便はおむつでなくポータブルトイレで」という希望を医療介護チームのサポートのもと自宅で過ごすことができた。

本事例検討を通して，「嫁の務め」という患者の発した言葉の意味などを話し合うなかで，「私たちの価値観で判断していないか？」ということを突きつけられた。QOLを評価するのは患者自身であることを私たちは知ってはいるが，自分たちの価値観で評価していないだろうか。患者を1人の尊厳ある人として尊重し，患者のことばの背景にある気持ちや考えをよく聴いて寄り添い続けることが倫理的行動の基本であると考える[5]。

❖文献
1）宮坂道夫，吉田みつ子，鈴木健太，他：看護倫理（系統看護学講座-別巻）．第3版，医学書院，東京，2024，pp105-113.
2）手島恵：これからの倫理と看護．日本看護協会出版会，東京，2021，pp25-27.
3）厚生労働省：令和6年度診療報酬改定について．
https：//www.mhlw.go.jp/stf/seisakunitsuite/bunya/0000188411_00045.html
4）世界医師会，日本医師会・訳：患者の権利に関するWMAリスボン宣言．
https：//www.med.or.jp/doctor/international/wma/lisbon.html
5）江口惠子：本人・家族の意向を聴きとる，話し合うために；患者の発する言葉や行動の意味を探索し，患者の気持ちに寄添う．地域連携 入退院と在宅支援 12（6）：19-24，2020.

（江口惠子）

II 章

日常にある
倫理的問題と実践

事例①

がんであると伝えること

本人へ病名や病状を説明する際に家族の意向が影響するの？

即日入院で，家族が先にがんの診断を知り，本人には伝えられていない

もやもやポイント
❶ 本人より先にがんの診断を知ったことで家族が動揺している
❷ 本人への病状説明に家族の意向が影響している
❸ 本人と家族へのサポート態勢がみえにくい

患者プロフィール 伊藤友子さん，女性，60代後半
疾患名：胃がん（Stage Ⅳ，多発肝転移）
家族構成：夫とは死別。長女（40代）との2人暮らし

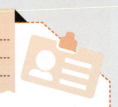

場面の状況

　地域の相談支援の場に長女が1人で訪れ，「母親本人にはがんであることを伏せたまま手術を勧めてもらう方法を知りたい」と看護師に話した。

　伊藤さんは1週間前から入院中である。その前2週間ほど食欲は落ちていたが，本人も長女も夏の暑さのためと考えていた。だるさを理由に習慣の散歩も減り，庭の花に水やりをする程度になっていた。

　ある日，上腹部の張り感と突然の嘔吐があり，同居する長女の付き添いで病院を受診したところ，CT検査後に即日入院となった。医師からは，食べ物がうまく流れていない原因を今後調べると説明を受け，「楽になるなら」と脱水改善のための輸液と胃管留置を受けた。入院5日目に胃管を抜き，飲水が可能になった。伊藤さんはつらさが取れて穏やかな表情になり，「いつご飯が食べられる？ 家に帰れる？」と長女や看護師に質問するようになった。

　長女への病状説明は入院時に本人不在の場で行われた。伊藤さんは検査や処置に疲れて眠っており，あらためて伝える場をもつ予定だった。長女は，CTの結果から「胃がんで胃の出口が閉塞しかけている。肝臓に複数の転移がありStage Ⅳの状態」「予後は3〜6カ月の可能性もある」と説明され，後日に追加で「一時的な症状緩和として，食事ができるようにバイパス手術（胃空腸吻合術）が選択肢にある」こと，「がんに対する治療は難しい」と説明を受けた。長女は医師に，母親は落ち込みやすく，夫が心筋梗塞で急逝した悲嘆で3年ほどうつ症状に悩んだことがあり，がんだと知ったら立ち直れないと思うこと，一切伝えずに手術を勧めてほしいと切望した。しかし医師からは，病状を伝える必要性を繰り返し説明され気持ちがつらくなっていた。

　相談を受けた看護師は，1人で悩んでいるように見えた長女が気になると同時に，長女の意向で，伊藤さんに病状が伝えられずにいることにもやもやした思いでいた。

Ⅱ章　日常にある倫理的問題と実践

解　説

何が倫理的問題なのか

これは伊藤さんが入院している病院とは別な場にある地域の相談支援室で受けた相談である。相談を受けた看護師は，訪れた相談者の視点を通し，相談者が表現する言葉からのみ状況をとらえることになる。対話で知り得た情報を整理するツールとして，今回は Jonsen の4分割表[1]を活用し検討する（表1）。

❶ 医学的適応

伊藤さんの胃がんは進行した状態にあり，このままでは短期間のうちに消化管の閉塞をきたし，嘔気・嘔吐などの苦痛な症状を繰り返すことが予測される。胃管の留置や輸液で一時的に症状を緩和することはできるが，その処置も繰り返しながらの生活となる。バイパス術を受けると，短い期間でも，もう一度食事することがかない必要な栄養や水分を経口摂取で保てる可能性もある。反対に，手術を選択しないときには，この先食べることは叶わない可能性が高い。伊藤さんは入院1週間前まで散歩をする体力もあり，自立した生活が可能だった。病状が今後進行することを予測し，バイパス術は体力のある今であれば受けられるという，時期の限られる選択肢とも考えられる。

入院時の検査から予測される予後は約3～6カ月であり，そのなかでの侵襲的な処置は「無危害」の原則をおびやかす対応といえる。しかし，食べることへの希望や短期間でも身体的に自立した生活につながることでは「善行」という選択にもなり得る。

❷ 患者の意向

伊藤さんは，過去に夫との死別をきっかけにうつ症状を抱えた経験はあるが，回復して過ごしていた。今回の即日入院という変化にも穏やかに過ごしていると長女の目に映っている。初めて受診した病院という環境のなかでも医療者とコミュニケーションをとることができ，医師から受けた処置や検査についての説明には，「身体が楽になるなら」と自分で受け入れる選択をしている。さらに，吐き気などのつらさがやわらぐと，看護師に対して食事や自宅に帰るという次の希望を表現しており，情報や状況をもとに，意思を示したり自己決定する能力はあるといえる。伊藤さんの胃がんは生命に影響する状態にまで進行しており，今後の生活や生き方においてよりよい選択をするためには，正しい情報が欠かせない。しかし，病名や病状を伝えられずにおり，伊藤さんの知る権利や自律性の尊重がおびやかされている。

❸ QOL

伊藤さんには，吐き気がなくなったところで，食べることや家に帰るニーズが自然とわいており，当たり前のこととして入院前の日常に戻る気持ちでいる。胃がんの進行に伴い，希望とする生活をどれくらいの期間送ることができるかは不確かであるが，一時的でも自立した生活や食べられることを望む場合には，バイパス手術は生活の質を高める手段になる。ただし，侵襲も大きく，合併症のリスクや身体的・精神的な負担も伴いながら受けることをメリットと考えるかは，伊藤さんの価値観によってのみ計ることができる。手術を受けないとき，食べる希望は叶えにくくなるが，手術自体による痛みや体力低下といった負担はない。母親を思う長女であっても，伊藤さんの代弁になるとはいえず，サポートしながら本人が考え表現できることが大切である。今後病状が悪化していくなかで，さまざまな症状の出現は避けられない。伊藤さんが自身の身体に今起こっていることや予測されることを知らないままでは，現実に沿った生

43

がんであると伝えること

表1　4分割表

医学的適応	患者の意向
・胃がん，多発肝転移がある ・入院時，担当医師による予後予測は3〜6カ月である ・原発巣は幽門部に近く閉塞しかけており，飲水はできるが，固形物は通過しにくくなっており，今回の嘔吐や上腹部の張り感が出現した ・経口摂取をすれば症状を繰り返す可能性は高い ・胃がんに対する積極的な治療は難しく，現時点で治療の目標は症状緩和である ・侵襲的な症状緩和ではあるが，バイパス手術（胃空腸吻合）が選択肢にあり，経口から食事や水分をとることができるようになる ・食べることの優先度が低いときには在宅中心静脈栄養や経皮経食道胃管挿入術などで対応し，生活する方法もある	・認知機能の障害は認めず，判断能力もある ・10年前に夫と死別しうつ症状を抱え，3年かかったが回復した経験がある ・入院時には，身体に生じていたつらさは取って楽になりたいと感じていた。症状が緩和されると，食事をしたい，家に帰りたい気持ちを表出している ・担当医師からは，「食べ物が胃からうまく流れていない原因を調べていく」と説明を受け，検査や処置に同意しており，協力的である ・進行がんがあること，その影響でさまざまな症状が出現したことについては説明されていない ・今後のバイパス術の可能性については，メリットやデメリットを含め伊藤さん本人へは伝えられていない ・何を大切に，どのように過ごしたいと考えているかは情報がない
QOL	周囲の状況
・バイパス術を受けると，経口摂取ができ，自宅で自由に日常生活を送る期間が延長される。バイパス術を受けないときには，食事の味わいや楽しみを経験できなくなる ・入院直前まで倦怠感はあるが自宅で自立した生活を行うことができており，散歩に出る，花を育てる生活習慣ももっていた ・「食べる」ことへの意欲がある ・胃がんに対する積極的な治療は難しいという医師の判断があり，バイパス術や胃管留置の選択肢はいずれも症状緩和が目的である ・治療をやめる計画はないが，病名や病状の説明がなされない可能性や，あるいは伊藤さんが価値をおくものにより，取りかかれない治療が生じる可能性はある	・即日入院時には，症状や処置で伊藤さんに身体のつらさがあり，症状の対処についてのみの説明で，同居する長女に対して現状の説明がされている ・今後の生活も主なサポートにあたるのは同居の長女で，伊藤さんに影響を与える重要他者である ・同居する長女は，伊藤さんの落胆につながる情報を告げることは避けたがっている ・医師は長女の意向に配慮している。医師としては伊藤さんに真実を伝えることの必要性を感じている ・伊藤さんと病棟看護師は，ケアを通じて，気がかりを表現する存在として関係を築いている ・長女が利用した相談室は，伊藤さんの入院施設とは異なるため，伊藤さんが病名や病状の説明を受けていないことについて，病棟の看護師が把握しているのか，どのように対応しようとしているのかは不明

活を伊藤さんが思い描くことは難しく，「善行」と「無危害」の原則がおびやかされる状況にある。

❹ 周囲の状況

　伊藤さんは，苦痛な症状を抱えての急な受診と入院であり，付き添いで来院した長女に対して先に病状について伝えられた。2人への説明が同時に行えなかったことで，長女には，伊藤

さんに病名や病状を伝えないでほしいという考えが生じた。それは過去に，夫を亡くした伊藤さんがうつ症状を抱えたとき，長女はサポートのない状況で苦労して1人で支える経験をしており，同じ状況になることを避けたいと考えたためである。伊藤さんが今後過ごしていくために，重要他者である長女の理解や納得も欠かせない。医師は，入院時よりも症状が軽減し，伊藤さんが落ち着いて話を聞くことのできる状態

になったところで伊藤さんに説明しようとタイミングを計っている様子がうかがえる。また，医師は長女に，本人が自分の置かれた状況を知り，今後の生活や生き方を考えるためには，病名や病状を伝えることが必要だと働きかけているが，納得が得られず，伊藤さんの知る権利に影響を及ぼしている。

以上のことから，相談を受けた看護師は，家族の意向により，本人の知る権利や自律性の尊重がおびやかされていることに倫理的問題を感じた。

具体的な方略

看護師には，看護職の倫理綱領でも述べられているように，"人々の権利を尊重し，人々が患者自らの意向や価値観に沿った選択ができるよう支援[2]する"ことが求められる。本事例では，患者の家族としてそばにいる長女を，母親の胃がんの診断と予後予測を知ってつらさを抱える存在として受け止めケアをすると同時に，相談に訪れた長女の向こう側に存在する伊藤さんの，知る権利や自律尊重の原則が守られるようにかかわることを考える。また，長女と伊藤さんが，入院先の医療者・チームとつながり，サポート態勢を強化できるよう，相談支援の場としてできるかかわりを考えたい。

❶ 相談者である長女の話を十分に聞き，思いや考えを受け止める

相談に訪れた長女は，突然に母親の胃がんの罹患や予後予測について告げられて，どのような気持ちで過ごしていただろうか。家族は患者を支える役割を求められるが，自身もまた衝撃を受けたり，つらさを抱える存在である。説明を受けてから約1週間で，まだ気持ちの揺らぎも大きい時期と考える。看護師は，長女もサポートを必要とする当事者という視点でかかわり，まずは思いや考えを受け止めることを大切にする。

長女は，伊藤さんの入院先とは別の場を選んで相談に訪れた。「医師から病状を伝える必要性を繰り返し説明されてつらい」と表現もしており，話をすることにおいて心理的に安全な場を求めていた可能性がある。相談を受けた看護師が，"長女は伊藤さんの援助者"という立場でだけとらえると，病名・病状を伝える必要性について，医師と同様についつい説明を加えたくなるかもしれない。すると長女は「自分の気持ちは理解されない」と感じて，気持ちを閉ざしてしまう可能性もある。そこで，これまで娘として母親を支えてきたことをねぎらう言葉をかけ，さらに長女自身の思いに焦点を当てて今どのようなことを感じたり考えているかを尋ねていく。

そして，限られた相談の時間ではあっても，長女が自分のペースとタイミングで話すことができるよう，言葉を遮ったり看護師の気がかりから質問して話の流れを誘導しないようにする。もしも沈黙になる間があっても，長女が自分の気持ちや考えを見つめ，表現する言葉を探すために必要な間かもしれず，次の言葉を待つことを大切にしたい。

このように，安心して話せる場をもつことは，語りが深まり自分の気持ちに気づくきっかけになる。また，看護師に十分話を聞いてもらう体験は，長女が自分もサポートされる存在だと感じ，医療者と信頼関係を築くことにもつながっていくと考える。

❷ 長女が伊藤さんの価値観を支えられるように支援する

相談を受けている看護師は，伊藤さんと実際に会うことはできない。そこで長女に，日常生活やこれまでの人生で思い出されるエピソードを尋ねながら，伊藤さんが日頃大切にしている信念や価値観に注目できるようにかかわる。言葉にするなかで，伊藤さんが大切にしていることに長女が気づくこともあれば，本人へ聞かずには想像の域を超えられず，本当の気持ちはわからないことだと気づくかもしれない。この，

がんであると伝えること

"実際母はどうだろう" "私と母の大事にすることや選ぶことは違うかもしれない" と長女が感じることを大切にしたい。

治療が難しいがんであるという事実は，配慮をして伝えても，悪い知らせとなる。しかし，曖昧な説明で一時的に落ち込むことを回避しても，手術を受けることに納得できなかったり，説明にそぐわない状況となったときに周囲へ疑問の目を向けることがある。治療が難しい状態にあると知ったときには，大切にしたい事柄の優先順位が変わる場合もあり，長女には，伊藤さんを1人の人として尊重し，本人の大切に思うことを一緒に支える役割を担ってもらえるとよい。

また，事実を伝えるときにも，言葉を選びながら説明し，本人が知りたくないと表現するときには，その気持ちも尊重すること，今後出現する可能性のある症状（食べられなくなったり，嘔気が続くなど）には，つらさをやわらげる方法も考えていくこと，今自由に動けるならば好きなところに行き，好きなことをして過ごせるなど，希望になる話題提供も併せて行うことができる。看護師は長女の反応をみながら以上のことを伝える。さらに，長女は伊藤さんを立ち直らせる役割があると考えての負担感もあると思われるが，伊藤さんに寄り添って驚いたり悩む気持ちを共にし，希望になることを一緒に探す存在でいてよいことも伝えておく。

❸ 長女の力を生かし，伊藤さんと長女が医療チームにつながる支援をする

今後の伊藤さんと長女へのサポートを考える

column
コラム

医療者の提案と異なる療養場所の希望を言葉にできない

事例

林稔さん（70代後半，男性）は妻と2人暮らし。膵臓がんで化学療法を続けてきたところ，肝転移の増悪から胆管炎となり入院となった。胆管炎は改善したが，医師は林さんと妻，長男夫婦に対し，化学療法は中止することが望ましく，今後の療養の場を決めてほしいと伝えた。林さんは入院後の筋力低下が著しいうえに2時間ごとのトイレへの付き添いや，失禁し寝衣を交換することもたびたびだった。医師や看護師からは，家族にこの状態での介護は無理だと転院を勧められ，林さんと家族は落胆した様子で院内のがん相談支援室（以下，相談室）を訪れた。

解説

本事例のもやもやポイントは，医療者の思い込みによるアドバイスで患者・家族が異なる希望を言いにくくなり，「善行・自律尊重」の原則がおびやかされていたことである。相談室の看護師は，林さんと家族に今後の希望を尋ねると，林さんは一時入院のつもりであったため寝たきりでも家の空気を吸いたい，家族は，数日なら介護負担も覚悟で林さんの希望をかなえたい気持ちを話した。相談室の看護師は，医療者と患者・家族の描く退院の目標にずれを感じ，林さんと家族が医師や病棟看護師と話す場を設けた。そのことで，長男夫婦の協力態勢や訪問介護・介護ベッドなどの環境を整え，数日間の自宅退院を経て次の施設へ入所するという着地点を見つけることができた。看護師には，患者・家族が希望を伝えることの権利を擁護する，アドボカシーの役割を担うことが求められる。

（小園香奈子）

と，近くにいる医療者や医療チームとつながることが欠かせない。長女には，病院での面会時に，話しかけやすい医療者の存在や相談室を利用した経験を確認し，実際に相談を持ちかける相手のイメージをもてるようにする。また，話題の整理をしておくことも，長女の行動のしやすさにつながるポイントである。今回，相談の場を見つけて足を運び，一歩を踏み出している長女を労い，次のつながりに向かう力を後押しする。

そして，そばにある医療チームにサポートを受けると同時に，今訪れている相談室も引き続き相談にのることができると伝えておく。長女が安心して自分自身の気持ちを吐き出したり，医療者とのコミュニケーションのもち方を一緒に考えるなど，必要なときにはいつでも足を運ぶことのできる場でありたい。

❹ 初回相談時の実際

長女は相談の場に2回訪れた。

初回の来所時に，安心して語れるようにかかわると，「余命なんて言われて希望になることがないと思うと，私が母をどうやって前向きな気持ちにしたらいいのか…気が重いです」と吐露した。長女は，母親の余命を聞いて自分自身の気持ちも整理がつかないうえに，がんであることや治療できないほど進行していることを知った後の，母親の反応を引き受ける自信のなさも加わり困惑していた。長女は，夫を亡くした伊藤さんがうつ症状を抱えていたときに，1人で接し方を模索しながら伊藤さんを支える経験をしており，医療チームにサポートを受けられると認識していないことがわかった。

伊藤さんは，長女や病棟の看護師に「いつご飯が食べられる？ 家に帰れる？」と問いかけている。身体が楽になったことで自分の今後に意識が向いて，気がかりを言葉にしており，入院の続く現状に感じていること，食べることへの思いを尋ねやすいタイミングである。そこで，入院先の相談室や病棟の看護師に，過去の経験

とともに伊藤さんの問いかけにどう接したらよいか困っていることや，病名や病状を伝えることについて感じている不安を話し，力を借りたいと長女から相談してみることを提案した。

また，伊藤さんのエピソードを尋ねると，細やかな性格で，家事や庭の手入れを毎日欠かさなかったが，夫が急逝したのちは気力をなくし，日常生活のリズムが戻るまでに時間がかかったとのことである。入院前はほぼ以前のように生活でき，1人で出かけては季節の食材を買ってきてくれていた，と表情を緩ませた。長女は伊藤さんが元来，自分で生活のなかに楽しみを見つけて過ごしていたことにも気がついた。そこで看護師は，長女の反応をみながら，「これからどのように過ごしたいか，お母様ご自身でも考えられるところがあるといいですね」「身体に起きていることを伝えることも，ゆっくり考えてみませんか」と声をかけた。すると，「がんであることは母にとってショックだと思うけれど，病名は伝えたほうがいいのかもしれない，少し考えます」「入院している病院の看護師の方とも，話せたらいいのかなと思います」と落ち着いて考える様子になり，話を終えた。

また，この相談室では1日の終わりにスタッフ皆で，ケースの情報共有，今後のかかわりについての話し合い，内省などを目的としたリフレクション（振り返り）の時間をもっている。本ケースも話題にし，伊藤さんへの病状説明がされていないことに看護師は倫理的問題を感じながらも，まずは相談者である長女の気持ちがほぐれるよう，寄り添うようにかかわったことを共有した。再度長女の来所があれば，感情表出や医療者との信頼関係を築けるようかかわりを継続する必要があると話し合い，他スタッフから対応への保証を得る機会ともなった。倫理的な問題に触れる相談では，相談者の話を聞くなかで看護師自身も気持ちが揺さぶられたり，自分の価値観がわきあがり相談者の話を遮りそうになることも経験する。自身の内側に生じる気持ちや考えを言葉にし，他スタッフと共有す

ることは，気持ちを整えて相談を受け続ける支えにもなる。

事例のその後

約1週間後，長女の2回目の来所があった。長女は「前回話をするなかで，予後3〜6カ月という命の期限を突きつけられるような言葉に自分の動揺が大きく，伊藤さんを支えられるか不安で仕方ない気持ちでいるとに気づいた」と話した。そして，面会でいつも声をかけてくれる病棟の看護師に，その気持ちを話す機会をもつことができたということだった。

伊藤さんからは食事が始まらない理由を聞かれることが増え，長女は悩んだうえで，病名・病状を一部伝えることを決めた。「家族も医療者に支えてもらえることを実感したので，母の揺れる気持ちに付き合ってみようと思えた」とのことだった。入院中の病状説明でもあり，病棟の看護師も伊藤さんの様子に配慮できること，今後の過ごし方を考えるサポートもすると言葉をもらい，長女の気持ちも後押しされた。そのようなプロセスののち，伊藤さんと長女が同席している場で，医師から「食事がとれなくなっているのは胃の出口をふさぐようにできた"がん"の影響であること，治療の難しい状態にあること，手術をすることで食べられれば，家で過ごすことができること」を伝えるに至った。伊藤さんは，「なぜこんなことに…」とショックを受けたが，最終的には「歩けるし，痛いところもない。今は娘のつくるご飯が食べたいし，帰りたい」とバイパス術を受けることを自ら決めた。積極的ながんへの治療は難しく病状が進

column
コラム

「どうしたいか決めてきて」は，自律性を尊重していることになるの？

事例

佐々木理恵さん（40代前半，女性）は，子宮体がんの手術後，肺への転移が見つかり，化学療法を1年半続けてきた。副作用により手足の痺れが強く爪も弱くなり，歩いたり物をつかむといった日常生活全般に不便を感じていた。精神的にもつらさがつのり，あるときの診察で，「副作用がつらい」「治療はいつまで続けるのだろうか」と言葉にした。それを聞いた医師は，「続けるのもやめるのも，佐々木さんの意思しだいでどちらでもいい。考えて決めてきてくださいね」と話した。佐々木さんは以前に「生きたい。治療は嫌だけれど，続けることが命綱」と言葉にしていた。同席していた看護師は，気になりながらもその場でどう対応してよいかわからず，診察を終えてしまった。

解説

本事例のもやもやポイントは，患者本人にただ決定を任せることが自律性を尊重することになるのか，という点である。佐々木さんは，治療効果という「善行」と，副作用や日常生活への支障という「無危害」の原則のバランスに加え，子どもと生きる時間を積み重ねることに価値をおいてこれまで継続してきた。さまざまな気持ちがせめぎ合い，つらいからやめると単純に決められるものでもない。看護師が声をかけながら，佐々木さんの感情の吐露や価値観が共有できるようにかかわること，それを踏まえて提案できる治療の選択があるのかなど，医療者と佐々木さんがそれぞれの事情を伝え合いながら，最善の方法を協働して探り，意思決定のプロセスを歩めるようにかかわることが大切である。

（小園香奈子）

むときは来るだろうということは伝えているが，それ以上のことは聞きたくないという伊藤さんからの言葉があり，まずは手術に向けて準備をすることになった。

　長女は，自分の気持ちを安心して話せる場を得たことで，伊藤さんへの病名・病状の説明を避ける理由が自分の気持ちにあること，伊藤さんには意思決定する力があること，食べることへの希望があることにも気がついた。また，サポートされる心強さを感じたことも後押しになり，本来もつ伊藤さんの知る権利や自律性の尊重が守られるに至った。

まとめ

　患者の状況により，やむを得ず病名や病状について家族だけが先に知る場合がある。予期せず医師から説明される「がん」「治癒が見込めない」「予後」といった言葉は，患者や家族に，当たり前だった日常が一変するような感覚を抱かせる。さらに家族の立場では，大切な存在を失うかもしれないと想像し不安になったり，その真実を知った本人とどう向き合ってよいのかと動揺するのは自然な反応でもある。しかしそのことが，本人の知る権利をおびやかす障壁ではなく，価値観に沿った選択を支える力になるよう，看護師は家族のサポートをすることが重要である。日々の暮らしや生き方の選択は，個人が尊重されてその人自身が行うものであり，家族であっても代わりに決定する役割を担うことはできない。看護師は患者が悪い知らせを伝えられるなかでも，大切にしたいことに気づき，その人の価値観をもって生ききる支援をするところに，家族と共に心を寄せていく。

　相談支援の場では，一期一会のかかわりになり，倫理的問題をはらんだ意思決定にまつわる支援であっても，今この場での対応を求められることも多い。ジレンマを抱いた事例では，対応後の振り返りにより感性を磨き，そのつど倫理的行動がとれるよう力を養っていきたいと考える。

❖文献
1）Jonsen AR, Siegler M, Winslade WJ（赤林朗，倉田伸雄，児玉聡・監訳）：臨床倫理学；臨床医学における倫理的決定のための実践的なアプローチ．第5版，新興医学出版社，東京，2006.
2）日本看護協会：看護職の倫理綱領．日本看護協会，東京，2021, p3
https：//www.nurse.or.jp/nursing/assets/statistics_publication/publication/rinri/code_of_ethics.pdf（最終アクセス：2024年12月19日）

（小園香奈子）

事例②

がんであると伝えること

ガイドラインで推奨されない治療を希望する場合でも，患者の要望は尊重すべきなの？

わが子に病気を知られたくないため，手術創の小さい腹腔鏡下手術を希望している

もやもやポイント

❶ 患者が自身の子どもたちに疾患や治療について説明することを拒否して，子どもたちにつく嘘が判明しないためにガイドラインでは推奨されない治療方法を選択しようとしている
❷ 親である患者は自身の疾患を「伝えない」と言っているが，子どもの権利が侵害されているのではないか
❸ 伝えたくない患者と，親の変化に気づいている様子の子どもへ，医療者として何かできることはないのか

患者プロフィール 中村花子さん，女性，30代
疾患名：卵巣がん
家族構成：夫（40代），長女（9歳・小学3年生），次女（6歳・小学1年生）

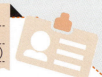

場面の状況

中村さんは，婦人科検診で左卵巣の腫大を指摘され，卵巣嚢腫との術前診断で腹腔鏡にて左卵巣の摘出手術を受けた。しかし，術後の病理検査の結果，卵巣がんの診断となり，進行期決定のための追加手術が必要との説明があった。説明に対して中村さんは「診断や治療については子どもたちに説明するつもりはないです。手術後，子どもに気づかれないよう，手術の傷が小さく，入院期間が短いという腹腔鏡の手術にしてください」と，泣きながら腹腔鏡での手術を強く希望した。担当医は，ガイドライン[1]で卵巣がんに対して，腹腔鏡下手術を実施しないことが提案されていること，術後には薬物療法を行う可能性が高いことを説明し，手術の準備を進めながら術式については夫とも相談することを勧めた。

翌週の再診時に中村さんは，「やはり，子どもたちに将来的にもわからないように，傷が小さい腹腔鏡での手術にしてほしい。私は，母を中学生のときに乳がんで，兄を2年前に膵臓がんで亡くしました。家族としてつらい思いをしたので，あんな思いを子どもたちにさせたくありません。子どもたちに，入院のことは『出張』と説明する予定です。前回の手術の時も『出張』と説明をしました」と話した。同行した夫に話を聴くと，「前回の受診後，妻の顔をみた長女が，『お母さん，泣いたみたいだけど，どうしたの？何かあったの？』と何度か聞かれたんですが，答えられなくて」と話し，中村さんは「最近は，長女からの質問がないので，諦めたのだと思うから大丈夫です」と話した。次女の様子について尋ねると，中村さんは「次女は明るいけど，口が軽いので病気のことを説明したら，学校や近所の人などに何でも話してしまうと思うから，説明できません」と話した。中村さんが入院中の子どもたちの世話は，近所に住む実妹と実父が夫を手伝ってくれる予定とのことであった。

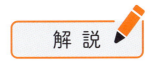

何が倫理的問題なのか

Jonsen[2)]の事例を4分割表に沿って整理し（表1），対応の方向性を検討し対応する。

❶ 医学的適応

中村さんは，初回手術の病理検査の結果，卵巣がんの診断となった。卵巣がん・卵管癌・腹膜癌治療ガイドライン2020年版[1)]では，術後の病理診断において卵巣がんと確定した場合，進行期を決定するための開腹手術を推奨している。卵巣がんの手術は，切除しきれなかった腫瘍径と予後が相関するので，肉眼的に残存腫瘍のない手術を行うことで有意に予後が改善するとされている。そのため，卵巣がんの手術については，開腹手術が推奨されており，腹腔鏡下手術を行う場合には，その手技に十分習熟した医師により臨床研究として行うべきとされている。今回，中村さんが子どもたちへの嘘を続けるために腹腔鏡での手術を選択することは，疾

表1　4分割表

医学的適応	患者の意向
・卵巣嚢腫のために摘出した卵巣の病理検査で「がん」の診断となった ・進行期を決定するために開腹手術が必要である ・卵巣がん・卵管癌・腹膜癌治療ガイドライン2020年版[1)]では，卵巣がんに開腹手術の代わりに腹腔鏡下手術を行うことは推奨されていない ・術後に薬物療法を行う可能性が高い ・薬物療法を行う場合，入退院を繰り返すことになる ・薬物療法を行う場合，脱毛などの外見の変化を含む副作用出現が予測される	・追加で手術を受けることは了解している ・子どもたちに疾患について説明することを強固に拒否し，初回手術の入院は「出張」と説明している ・子どもたちに病名を伝えないために，手術創が小さく入院期間の短い腹腔鏡下での手術を希望している ・術後の薬物療法を受ける可能性が高いとの説明を受けているが，実施しない可能性もあると考えている
QOL	周囲の状況
・良性疾患として初回手術を受けたが，術後に卵巣がんと診断を告げられたことで心理的衝撃が大きい ・現在，中村さんは疾患による身体的苦痛を感じていない ・初回手術は腹腔鏡下で実施したので，術後の痛みなどの苦痛症状は少なかったが，開腹手術を行うことで合併症による苦痛症状が出現する可能性がある ・中村さんは子どもたちの存在と健やかな成長を大切にしているが，今回，子どもに疾患に関して嘘を伝えると，今後も長く続く療養生活のなかで嘘を重ねる必要があり，親子の率直なコミュニケーションを阻害する可能性が高い	・中村さんは中学生のときに実母を乳がんで亡くしている ・実兄は，2年前に膵臓がんの診断から半年で他界した ・長女は，中村さんの異変に気づいた様子はあるものの，中村さんと夫から明確な返答がなかったので，最近は様子を尋ねなくなった ・次女は，明るい性格で家庭内のことを友人や近所の人に話すこともある ・夫は，多忙にてあまり子どもたちとかかわる機会が少なく，子どもへの説明については判断できないと話す ・中村さんが入院中の子どもたちの世話は，実妹と実父が手伝ってくれる ・夫および実妹と実父は，中村さんに治癒の可能性の高い治療を受けてほしいと考えている

患の治癒の可能性を低下させる懸念がある。

　また，中村さんは今回の手術後に薬物療法を行う可能性が高いことを説明されている。卵巣がんで薬物療法を行う場合に推奨されるレジメンは，外来通院で実施することが難しい。そのため，中村さんは，今回の手術後も入退院を繰り返すことになる。そして薬物療法を行う場合には，嘔気・嘔吐や食欲低下のほかに脱毛などの外見上の変化を含めた副作用の出現が予測される。そのため，たとえ術創が小さかったとしても，入退院を繰り返すことでの頻回の不在や副作用症状により，同居する子どもたちが母親としての中村さんの変化に気づく可能性が高い。

❷ 患者の意向

　中村さんは，必要性を理解して，追加で手術を受けることを了承した。しかし，子どもたちに悪性疾患に罹患したことや今後の治療について説明することを強く拒否している。中村さんは，子どもたちのことがとても大切であることを語り，中村さんにとっては卵巣がんの罹患に子どもたちが気づく可能性を少なくすることが重要で，そのために医学的には推奨されない腹腔鏡下での手術を強く希望している。今回の入院について，子どもたちへは初回手術時と同様に「出張」と嘘の説明をすると話している。

　中村さんは，今回の手術の後に薬物療法を行うことについて「やらない可能性もあるということですよね」と話し，薬物療法を行う場合には，入退院を繰り返すことは理解しているものの，実施しない可能性があることを強調していた。

　4分割表で「患者の意向」を考える際，患者の判断能力を根拠とともに検討する必要がある。一般に，がんという悪性疾患に罹患したことを告げられることは，当人にとっては生命の危機に曝される衝撃的な経験である。患者のなかには，このような衝撃から心理的な距離をおくことで自身の心を守るための「防衛機制」と

呼ばれる対処行動をとる人がいる。「防衛機制」は誰にでも起こり得る健康的な反応の一つとされ，否認，怒り，楽観的観測などさまざまな種類がある。病名告知などのバッドニュースを告げられた際，心理的反応から日常生活へ支障をきたしても，通常は2週間程度で新たな生活に適応し始めるとされる[3]。中村さんは「術式がガイドラインどおりではなくても，大丈夫だろう」「術後に薬物療法を行わなくてよいと言ってもらえるんじゃないか」「そもそも，追加切除したら『がん』の診断が間違いだったいうことにならないだろうか」と話していた。中村さんの，追加手術の必要性は理解しているものの，子どもたちに病名を伝えないために，術創が小さく入院期間の短い腹腔鏡下での手術を希望する言動は，病名告知から1週間の段階であり，まだ適応に至っていないために，医師からの説明内容を信じることを心理的に否認して楽観的な見通しをもつという防衛機制が働いている可能性がある。そうであるならば，中村さんが診断告知直後の心理的衝撃から適応に向かえるような支援が必要である。

❸ 周囲の状況と家族の意向

　中村さんが頑なに子どもたちへ疾患の説明を拒む理由について聞くと，実母を乳がんで亡くした経験を語られた。当時，中村さんは中学生で，病名は知らされていなかった。実母が通院していたことは知っていたが，徐々に体調が悪くなる様子に不安を感じていた。さらに，実兄が2年前に膵臓がんにて診断から半年で他界したことについても話された。実兄は，遠方に在住していたこともあり，亡くなる直前まで罹患については知らなかったと流涙した。

　子どもたちの様子を確認すると，長女は中村さんの言動に違和感をもっている様子がうかがえた。しかし，夫婦共に明確な説明をせず，最近は長女が質問をしなくなったことについて，中村さんは「大丈夫」と判断している。この判断を看護の視点で考えると，学童期の子どもが

親に対する不安を表出しない状況は，心理的に抑圧されている懸念がある。また，次女については，普段以上に学校や友人について多弁に話していることが語られ，それを理由に疾患について説明しないのだと語った。次女の様子は，家庭内の緊張状態を察知して明るく振る舞っているかもしれないが，中村さんと夫は「何も考えていないのだと思います」と話す。

夫が企業の管理職として就業して多忙だったため，これまでの育児は中村さんが主として仕事をしながら担っていた。夫に子どもたちへの説明について意向を尋ねると，「夫婦で話しましたが結論が出ません。よくわからないので，妻に任せます。治療については，治る可能性の高い手術を受けてほしいです」と話した。中村さんが入院中は，近くに住む実妹と実父が子どもたちの世話を協力してくれる予定で，2人とも夫と同様に治癒の可能性が高い治療を希望しているとのことであった。

❹ QOL

中村さんは，疾患による自覚症状はなく，初回手術を腹腔鏡下で受けたことで，創痛などの術後合併症症状も実感してない。良性疾患として初回手術を受けた中村さんが，術後病理で卵巣がんの診断を告げられたことで心理的衝撃が大きいことは当然の心情である。また，現在は身体的苦痛が少なく，心理的衝撃から適応に至っていないことで，今後に出現する可能性のある病状を軽く見積もっていて，このことが子どもたちへ事実を伝えないままでも治療を継続できると楽観的に考えている要因の一つになっている。しかし，今後は手術やそれに引き続く薬物療法による身体的苦痛が出現することが予測される。

一般的に，一つの嘘をつくと，その嘘をごまかすために嘘を重ねる必要があり，嘘が露見するのではないかと不安を抱えることになる。嘘を告げられる側は，嘘が重ねられることで違和感をもち，「相手が言っていることは嘘ではないか」と疑心暗鬼になると，真実の内容であっても発言を信用できなくなる。中村さん親子にも同様の現象が起こることが予測され，嘘を重ねることは中村さん夫婦と子どもたちの率直なコミュニケーションを阻害する。中村さんは「私も夫も，仕事ばかりで子どもたちにがまんをさせてきた。子どもには笑っていてほしい。つらい思いはさせたくない」と話していて，子どもの存在や心身の健やかな成長が，中村さんにとって人生や生活のうえでの重要な価値をもっている。中村さんが，手術の合併症や薬物療法の副作用で身体的苦痛を実感しながら子どもたちに嘘をつき続けることは，長く続く療養生活のなかでの心理的負担が増大する懸念がある。

❺ 何が倫理的問題（ジレンマ）なのかを明確にする

中村さんは子どもたちに嘘をつくために，ガイドラインでは推奨されない治療方法を選択しようとしている。本来，「実子に病名を伝えないこと」と「医学的推奨」は，別の問題である。しかし，中村さんは，術式の選択において「医学的推奨」よりも「実子に病名を伝えないこと」を優先している。それは，中村さんの「子どもの健やかな成長が大切」という価値観に基づいている。倫理原則で考えると，中村さんの「自律尊重」をすることで，治癒の可能性の高い治療方法を医学的に推奨するという「善行」と「無危害」の原則が侵害されている。このことに医療者は気づいているが，中村さん自身が気づいていないことがジレンマにつながっている。また，子どもたちに真実を伝えずに嘘をつくことは，子どもの権利を阻害して「正義」の原則に反することもジレンマとなっている。

子どもの権利を定めた「子どもの権利条約（児童の権利に関する条約）」は，世界中のすべての子どもがもつ人権（権利）を定めた国際条約で，日本は1994年に批准している。この条約では，子ども（18歳未満の人）に対し，「差別の禁止」「子どもの最善の利益の保障」「生命・

生存・発達の権利の保障」「子どもの意見の尊重」の4つが保障されることを原則としている[4]。中村さんとしては，自身の悪性疾患について伝えないことが，子どもたちにとって「最善の利益」となると考えている。しかし，長女は中村さんの変化に気づき，その理由について知りたいと意思を表明している。長女が知りたいと表明した意思が，結果として無視されている現状は「子どもの意見の尊重」が守られていないことになる。子どもの権利条約では「締約国は，自己の意見を形成する能力のある児童がその児童に影響を及ぼすすべての事項について自由に自己の意見を表明する権利を確保する。この場合において，児童の意見は，その児童の年齢及び成熟度に従って相応に考慮される」とある。周囲の大人は，長女の年齢および成熟度に合わせた方法で「知りたい」という要求に応える必要がある。長女と同様に次女も，子どもとしての権利を守られるべき存在であり，中村さん夫婦が考えるように「何も感じていないのか，何も知らされないことが最善なのか」を検討しなければならない。

　医療機関に所属する医療者として倫理原則や人権の視点で検討しても，病院へ同行していない患者の子どもへ直接意向を確認するといったアプローチは現実では困難なことが多い。そこで，中村さんも子どもたちを含めた周囲の人々も納得する術式を決定して，可能なかぎり心穏やかに療養生活が送れるような現実的な方策を検討することが重要である。

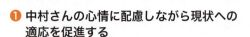

具体的な方略

❶ 中村さんの心情に配慮しながら現状への適応を促進する

1）子どもへ説明することと説明をしないことのメリットとデメリットを考える

　中村さんの語りを傾聴した後で，一般論として，嘘は整合性を図るために重ねる必要が出てくること，嘘が露見するのではないかと不安になると相手への発言が少なくなること，そのような変化は相手に伝わり疑心暗鬼になること，このようなことが繰り返されると親子の率直なコミュニケーションが阻害され子どもの精神的発達に悪影響を及ぼす危険性があることを，中村さんの理解を確認しながら伝えた。また，子どもは事実を隠されると想像を膨らませて，実際よりも悲観的な発想をすることがあることも説明した。そして，病名を伝えないことは，子どもたちに不安をもたらすと医療者として考えるが，中村さんは疾患について伝えることが子どもへの不安を増強させると考え，医療者と中村さんで見解が相違していることを確認した。実際の言動から，長女は中村さんに何かが起こっていることを察知し，それを知りたいと表明している。子どもにかぎらず，知りたいと尋ねたことに真摯に対応してもらえない場合，自身が蔑ろにされたと感じる。子どもが親に蔑ろにされ，尊重されない経験を繰り返せば，自己肯定感が低下してその後の人生に影響することも考えられる。中村さんが重要な価値をおいている「子どもたちの健やかな成長」において，話さないことにもデメリットがあることを一緒に確認した。

2）子どもたちへの説明と治療方法の選択を異なる視点で考えることを試す

　中村さんへ，子どもたちへの説明と，術式の選択を別の視点で考えてみることを提案した。中村さんが大切にする「子どもたちの健やかな成長」には，母親である中村さんの心身の健康も重要な要因となる。中村さんは，子どもへ説明しないことを前提に考えているので，嘘が判明しにくい術式の選択になっている。しかし，中村さんが罹患した疾患の根治を目指すのであれば，医学的には現時点のガイドラインでは腹腔鏡ではなく開腹手術が推奨されている。このような内容を話すなかで，中村さんは家族の悪性疾患の罹患について説明を受けた経験がなく，子どもたちへどのように説明をすればよい

かについてわからないことが語られた。そこで，中村さん夫妻へ，子どもたちへ親の悪性疾患について説明することに関する情報[5]を提供した。

❷ 中村さんの療養環境を整える一環として，子どもへの具体的説明方法を検討する

中村さん夫妻の「子どもに病名を伝えても大丈夫なのか，どうやって伝えたらよいのか，その先はどうやって子どもを支えていくのか」といった不安や疑問は，子どもを大切に思う親だからこその当然の心理であることを伝えて，具体的対応策について一緒に検討した。

がんになった親の子どもをサポートするための特定非営利活動法人であるホープツリー[5]では，子どもに説明する際のポイントとして「病名（Cancer）を正しく伝えること」「伝染（Catchy）しないこと」「何らかの罰が原因（Couse）ではないこと」の3つの「C」を念頭におくことが紹介されているので，これに準じて説明することを提案した。すると中村さんは，「長女は知りたがっていたし，落ち着いているので説明したとしても，次女はまだ幼いので説明しないほうがよいのではないか」と長女への説明に肯定的な発言へ変化したが，次女への説明には消極的なままだった。そこで，次女への説明を行わないことのメリットとデメリットを一緒に確認した。次女だけに説明されていない状況は，家庭内で次女が疎外感をもつかもしれない。また，長女だけが説明を受けている場合には，長女が次女へ隠し事や嘘をつくといった姉妹間のコミュニケーションが阻害され，長女に心的ストレスが加わる可能性がある。中村さんは「子どもにも，『知りたくないことを知らないままでいる』権利があるのではないか。次女が中村さんの疾患を無関係の他者に伝えてしまうのではないか」と懸念を表明した。これらの点については，次女本人に「中村さんは入院するが，病気について知りたいか」を確認し，「病気にかかることは悪いことではないけれど，誰にで

も伝えてほしいことではない」ことを次女にわかりやすく伝えることを提案した。

中村さん夫婦は，「父や妹ともホームページを確認しながら相談して，もう少し考えてみます」と話した。

事例のその後

中村さんは，夫や実父，実妹と子どもたちにとっての最良について，家族内で検討した。その後，中村さん夫婦は次女に要望を確認して，子どもたち2人が同席したうえで，疾患名を伝え，罹患は誰のせいでもないこと，手術が必要であること，術後に薬物療法のために入退院を繰り返す可能性があること，習い事や通学はできるだけこれまでどおりにしたいと思っていること，友人や知人などに伝えたくなったときには事前に教えてほしいことを伝えた。すると長女は「なんとなくわかっていた。学校の図書室で調べたから。もっと早く教えてほしかった」と語り，次女は「お母さんが入院で家にいなくても，私，頑張るよ」と話した。

中村さんは，「子どもたちの成長を見守るためにも，病気を治して元気で長生きしたい」と，医師が提案する開腹手術を受けることを意思決定した。術後の病理検査で薬物療法が必要との判断となったが，中村さんは，子どもたちを含む家族の支援を受けて，入退院を繰り返しながら治療を継続した。

まとめ

臨床では，倫理的ジレンマを"もやもや"と感じていても，何が問題で，どのように対応すればよいか，途方に暮れることがある。そのようなもやもやを実感した際には4分割表や倫理原則などを用いて，情報を丁寧に整理することで，問題を明確にすることができる。このような検討は，複数の医療者で検討することで，新たな情報や見解を共有することも可能になる。また，本事例のように，卵巣がんの診断および治療，子どもの権利，がん患者の病の軌跡のな

かでの心理面の変化などへの深い知識をもつことで倫理的な問題を明確にしやすくなる。日常の看護場面のなかで，気になることを学び続けることは，患者と家族の問題解決につながる。本事例では，子どもたちへの説明の内容が患者の治療方針の意思決定に大きな影響を与えるため，医療者として患者を通して間接的にアプローチすることになった。実臨床では，患者の子どもへの説明について医療者が介入することは少なく，患者は医療者に相談してもよい内容とは考えていないことも多い。そのため，患者は身体症状やバッドニュースを伝えられたことによる心理的衝撃を抱えて試行錯誤しながら対応していることも多い。看護師が，このことを知って声をかけることで，患者と子どものような関係性の悪化が回避できることは，長く続くことの多いがん患者の治療が継続できるための療養環境を整えることにつながる。

❖文献
1）日本婦人科腫瘍学会・編：卵巣がん・卵管癌・腹膜癌治療ガイドライン2020年版．金原出版，東京，2020.
2）Jonsen AR, Siegler M, Winslade WJ（赤林朗，倉田伸雄，児玉聡・監訳）：臨床倫理学；臨床医学における倫理的決定のための実践的なアプローチ．第5版，新興医学出版社，東京，2006.
3）内富庸介，大西秀樹，小川朝生・編著：がん患者の心のケア こんなときどうする？サイコオンコロジーを学びたいあなたへ；一歩進んだケアにつながる16事例．文光堂，東京，2011.
4）ユニセフ：子どもの権利条約．
https://www.unicef.or.jp/crc/（最終アクセス：2025年1月5日）
5）ホープツリー：がんになった親を持つ子どもへのサポート情報サイト．
https://hope-tree.jp/（最終アクセス：2025年1月5日）

（祖父江由紀子）

事例③

がん治療方法の選択

手術による失声を受け入れられないから，治らなくても放射線治療に決めたのに…

気管切開を受け入れたものの，「こんなはずじゃなかった」と患者が言っている

❶ 標準治療として推奨される手術と患者の価値観を大事にした治療の選択をどう支援するの？
❷ 患者本人が選んだ治療方法ではあるけれど，本当にそれでいいの？

患者プロフィール　松田和夫さん，男性，70代後半
疾患名：下咽頭がん（Stage Ⅲ）
家族構成：妻（70代後半），長女（50代前半，独身）と同居
次女は他県在住

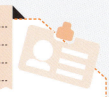

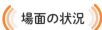
場面の状況

　松田さんは，3カ月ほど前から食事が喉に引っかかる感じがしており受診した。診察した頭頸科医師からは，下咽頭がん（Stage Ⅲ）であり，下咽頭・喉頭全摘が推奨された。本人も同席した家族（妻と長女）も当初根治手術を希望し，検査スケジュールが組まれた。松田さんは20歳から毎日飲酒しており，手術のため今日から断酒を行うことと説明された。松田さんは町内会長であり，人付き合いもよく活動を楽しみにしており，「秋祭りのことが気になる。引き継ぎもしたいし，できれば元気になって参加したい」と話していた。

　一通りの術前検査が終了し，診察時に松田さんから「声が残せる治療ができるなら，やはりそれができないか」と話があった。家族によると隠れて飲酒もしているようであった。放射線科医師からは，アルコールによる肝機能低下もあり，化学療法併用は難しく，放射線治療単独では根治が望めず，粘膜炎や嚥下障害といった副作用もあることが説明された。

　家族とも話し合った結果，松田さんは外来放射線治療を選択したが，腫瘍増大のスピードが速く，放射線治療開始にあたり気道確保のため一時的な気管切開が必要となった。気管切開のため入院した松田さんは，慣れない環境と気管切開による一時的な失声からせん妄状態となってしまった。本人は「声が出なくなるなんて聞いていない。こんなはずじゃなかった。もう治療をやめたい」と看護師に訴えた。面会に来た次女からは，根治のための手術をしたほうがよかったのではないかと発言があり，妻，長女も次女の発言から「治る確率の高い手術を今からでもできませんか。先生から説得してもらえれば本人も手術を受けると思うんです」と話された。

　頭頸科医師から今後の治療について再度説明を受けた松田さんは，筆談で「先生は手術が一番いいってママに言ったらしいが，自分のいないところで話したのか。ずっと声が出ないのは自分だ。今でもこんなにつらいのに手術は嫌だ」と怒り出してしまった。

解　説

何が倫理的問題なのか

　プライマリ看護師は，松田さんはせん妄状態にあるととらえたが，医師の説明に対し手術を拒否する姿は，意思が一貫しているようにも見えた。本人の意向を尊重したいと思う一方で，今後，治療中の失声状態が変わらず，嚥下機能も低下してしまっては，本来望んでいた生活を送ることができないのではないかと悩んでしまった。そして，放射線治療を選んだ松田さんと家族ではあったが，気管切開などの処置が加わり，意思も揺らぐ状況が発生した。どの治療を選択するにしても，決断は急ぐ必要があり，がん看護専門看護師に相談があった。

　そこで，状況を把握するとともに松田さんと家族の意向や意思を理解し，何が倫理的問題なのか検討した。

　相談を受けたがん看護専門看護師とプライマリ看護師が中心となって，二転三転する松田さんと家族の意向や意思を理解し，家族と共に松田さんにとって最善の選択ができるよう，治療方針とケアを考えるため Jonsen の 4 分割表[1]を使用して情報を整理することとした（表 1）。

❶ 医学的適応を明らかにする

　松田さんの腫瘍は 4cm を超え，下咽頭左孔壁から輪状後部までに至るものの，声帯の可動は両側とも問題なく T3 の Stage Ⅲ であった。頭頸部癌診療ガイドライン[2]によると Stage Ⅲ の下咽頭がんでは，下咽頭喉頭全摘術もしくは化学放射線治療が推奨となっている。松田さんの場合，長年のアルコール摂取から肝機能低下があり，手術を受けるにしても出血リスクが高いこと，出血時の輸血は肝機能をさらに悪化させる危険があった。また松田さんのアルコール多飲歴は，術後のせん妄リスクと考えられた。放射線治療を行うとしても，化学療法の併用は

困難であるとの結果であった。

　松田さんの術式では，声帯を含む喉頭を切除したのち，永久気管孔（呼吸をするための孔）を頸部に新たに作成し，気管とつなぎ，呼吸はそこから行うため，発声もできなくなる。そして切除した下咽頭の部分を，部分的に切除した空腸を用いて口腔内と食道をつなぐため，食べ物が通る経路と，呼吸をする経路が別々になる（図 1）。

　結果的に，放射線治療を選択した松田さんではあったが，腫瘍増大スピードが速く，放射線治療中に腫瘍が炎症に伴う腫脹を起こす可能性があること，治療効果が出るまでの間に腫瘍が増大することによる窒息のリスクを考慮し，治療期間中の一時的な気管切開が必要となった。下咽頭がんへの放射線治療は通常 2Gy × 35 回 7 週間で計画される。頸部のリンパ節転移の有無によるが口腔内，咽頭を含む頸部全体が照射部位となる。

　医学的適応を考えると，根治性という点では手術が優位ではあるものの，その手術は非常に侵襲が大きく，合併症や術後せん妄リスク，避けられない失声といった機能障害や頸部に呼吸のための孔が開いているという外見の変化もあり，治療効果（益）と合併症や機能障害（害）のバランスを考えると手術が誰にとっても最適とも言い難い。一方で放射線治療を選んだとしても，腫瘍の大きさ，化学療法の併用が困難であることから，治療効果（益）は手術より低いと考えられる。また，気管切開や放射線の有害事象による粘膜炎や誤嚥のリスクなど治療に伴う症状（害）も経過とともに強くなることが予測され，こちらも簡単な治療ではない。腫瘍が残存した場合に，救済手術（放射線治療後に残った腫瘍を手術で切除すること）の可能性はあるものの，松田さんの年齢や全身状態を考慮すると実施可能かどうかの予測は難しい。

Ⅱ章　日常にある倫理的問題と実践

表1　4分割表

医学的適応	患者の意向
・下咽頭がん（StageⅢ）。手術であれば咽頭喉頭全摘術で失声は免れない ・肝機能低下がある。出血のリスクが通常より高い。手術時に出血量が多かった場合，大量輸血による肝障害を起こす可能性がある ・喉頭温存をする場合，化学放射線治療が望ましいが，肝機能低下があり，化学療法は併用困難。放射線治療単独であれば，治療成績は手術を超えないだろう ・放射線治療の副作用として口内炎や放射線皮膚炎，誤嚥のリスクもある。長期的には口腔乾燥や味覚の低下がある ・放射線治療後は，再発がわかりにくく，再発したときに手術ができるとはかぎらない。残存腫瘍に対して救済治療として手術を行ったときに，放射線治療後の皮膚は創傷治癒が遅延する可能性があり，重篤な合併症を引き起こす確率が高い	・がんとわかったときは，手術でとってもらうほうがいいと思った ・やっぱり失声したり，出血のリスクがあったり，死んでしまうかもしれない手術はやめたい。声を残す放射線治療がよい ・放射線治療をするのに，気管切開で声が出なくなるなんて思ってもみなかった。このまま声が出ないままになったらどうなるのか ・町内会の会長として，役割を遂行したい。治療するとなると引継ぎもしないとならない ・できれば元気になって秋祭りに参加したい ・飲酒はやめたくない
QOL	周囲の状況
・失声を避けるべく放射線治療を選択したが，結果的に気管切開が必要となり，コミュニケーション手段が筆談に限られている ・放射線治療が奏功し，腫瘍が小さくなれば治療期間中でもレティナ®に変更して発声が可能となる ・気管切開している状態で，誤嚥のリスクもあり，食事摂取が経口から困難な状態である ・予期せぬ気管切開と失声，入院によりアルコール離脱症状をきたし，一時的なせん妄状態になっている	・同居しているのは妻と長女で，生活全般のサポートを行っている ・妻と長女は根治を望んでいるが，手術による失声や永久気管孔に対して不安があり，手術を勧めることにも迷いがある ・関西に住む次女は，頻繁な面会やサポートが難しく，手術を受けたほうがよいのではないかという思いはありつつも，松田さんや一緒に生活をする母親や姉の意向を尊重したほうがよいのではとも考えている ・家族は松田さんが今までの生活に近い生活が送れるようになってほしいと思っている ・病棟看護師は，松田さんの意向を尊重することがよいとは思っているが，放射線治療がよいことばかりでなく，手術がうまくいけば，根治が望めること，誤嚥の心配なく食事がとれるなどメリットもあるのではと思っている

❷ 患者の意向を把握する

　下咽頭がんの手術では松田さんのように，失声を伴う下咽頭喉頭全摘術を提示されることが多い。永久気管孔のある生活というのは，これまでの生活様式と大きく変わるものであり，がん根治を目的にとはいえ，治療方法の選択に悩み，迷いが生じることも推測できる。患者は，それぞれの価値観や治療に対する期待，治療後の生活に適応できそうかなど熟慮して治療方法を選択する。頭頸部がんは，ほかのがん種に比較すると，患者数が少なく情報も少ない。専門病棟で働く看護師にとっては，術後の回復過程や社会復帰をする患者を多くみているため，代替発声やシャント術などで新たなコミュニケーション手段を獲得する術後のイメージが容易に

がん治療方法の選択

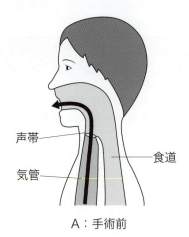
A：手術前

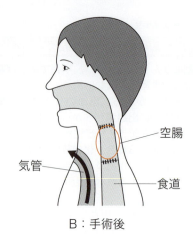
B：手術後

図1　松田さんの術前・術後における食事の経路と呼吸の経路

できるが，松田さんにとって手術後の生活はどのように受け止められていたのだろうか。代替発声や術後のシャント術について，術後の回復状態によっては選択することも多いが，あらかじめ術前に説明したとしても，患者や家族にとっては遠い将来のあいまいな情報としてとらえられている可能性がある。「声が残せる治療ができるならそれを」という発言からも，術後の回復した後のイメージが困難な状況がうかがえる。そのため松田さんと家族が医師からの説明をどのように理解したのか，「放射線治療はどうか？」と尋ねたのは，どういった経緯でどんな情報を入手して，医療者に相談したのか，その意向のプロセスと背景を事前に把握し，松田さんの価値観や意思決定のプロセスを共有することは重要である。

また失声が許容できず，放射線治療を選択したものの，腫瘍増大と窒息のリスクから急遽気管切開による気道確保を余儀なくされた松田さんにとって，放射線治療は，本来想定していたよりも身体的・精神的ダメージは大きかったと思われる。初めて入院した病棟で，筆談によるコミュニケーションとなり，喀痰喀出や吸引が必要な状態で睡眠や食事においても苦痛や困難さを感じる状態となっていた。そうした環境，身体状態の変化が急性の混乱状態につながり，

「こんなはずではなかった」という思いから治療をやめたいという発言に至ったとも考えられる。

このような状況のなかで，松田さんは家族から再度手術を勧められたことに対し，主治医への不信感と自分の意向と家族の意向が異なることから孤立感をもち，怒りに転じている可能性がある。人は誰しも重大な決断をした後も，状況により迷いや不安を感じる。そのため，状況を鑑みながら松田さんが何を大事にして，今回の治療法選択に至ったのか，そのことについてどのように感じているのか，今の症状と意向を把握したうえで治療継続ができるような支援を考える必要がある。

❸ 周囲の状況を把握する

同居しているのは，妻と長女であり，2人とも病気が少しでもよくなることを願っている。手術のほうが根治を望めることは理解しているが，松田さんの「声が出なくなるのは困る。手術で死んでしまうかもしれない」という思いを知り，実際の機能障害や合併症のリスクを考えると無理強いはできないと感じている。

医師からの説明に同席していなかった次女も，できれば根治の望みがあるほうの手術をと考えている。次女の発言に妻や長女の思いも揺

れ動いているようである。「先生からも勧めてほしい。それなら納得するかも」という発言からは、これまでの治療方針決定までの松田さんとの対話がどのようであったか、これまでの家族内での意思決定や話し合いのスタイルなど、家族のあり様も含めて介入を検討する必要がある。松田さん自身は、医療者が自分のいないところで、治療に関する話をしていることに不信感を抱いていることからも、良好な家族関係を維持しながら、治療方針の決定、治療後の生活の再構築に向けた支援のための家族との情報共有、かかわりが重要である。

❹ QOLの視点で考える

松田さんにとって今回の治療はどちらを選択しても、生活に大きな影響が生じることが明らかである。仕事は退職しているが、町内会の会長として、地域の人たちとの交流や活動を楽しみに生活をしている。また責任ある立場として秋祭りの実行など町内会の運営にもやりがいを感じている。家族も含め周囲の人たちとのコミュニケーション方法が手術により変化することは、QOLに大きく影響すると思われる。

❺ 何が倫理的問題で誰が問題にしているのかを明確にする

松田さんの場合、治療を継続するにあたり、医療者が松田さんの治療や今後の生活について意向を正確に把握できなくなっていることが倫理的問題になっている。その背景には、①声を残したいと考え手術から放射線治療を選択した松田さんが、放射線治療のために一時的な気管切開による失声という本人の想定と異なる状態になっていること、②本人の意向を確認したいが、松田さんがせん妄状態にあること、③家族が本人を抜きに医師に松田さんの意向と異なる手術を勧めるよう依頼したことで、松田さんに医療者・家族との不信感が生じていることなどがあると考えられた。また同様に、家族も松田さんの意向について対話ができておらず、本来さまざまな面でサポートをしている家族との関係に影響を及ぼしている。

このような治療方法に関する大きな意思決定支援をする看護師にとっては、患者の価値観やライフスタイルを考慮し、その人なりの治療方法の選択ができるよう支援することの大切さは理解している。しかし病棟看護師は、過去に放射線治療後に嚥下機能の低下をきたし、誤嚥性肺炎を繰り返した患者をケアした経験や代替発声で社会復帰している患者がいることから、放射線治療より手術を選択したほうが、松田さんにとってはよりよいのではないかとも考えていた。しかし松田さんが同じような経過をたどる保証はなく、看護師も意思決定を支援する際の情報提供の難しさを感じていた。

具体的な方略

❶ 松田さんの療養環境を整え、現在の身体的・心理的苦痛の軽減に努め、信頼関係を築く

松田さんは急遽、気管切開を行い、今の状態では痰の吸引や気管カニューレ挿入により呼吸のしづらさがあり、身体的苦痛が強い状態である。また入院直前まで飲酒をしていたこと、環境の変化からせん妄状態にあると考えられた。治療方針の決定にかぎらず、患者がなんらかの決定を行うに際して、その情報を正しく理解し、検討するためには、心身の状態や環境が整えられていることが大前提である。そのため、松田さんの場合は、直前までアルコールを摂取していたこともあり、緩和ケアチームや腫瘍精神科にせん妄症状への専門的介入を依頼することも一つの方法である。病棟でのカンファレンスで、プライマリ看護師は、松田さんの「手術をしたくない」という意思は変わっていないのではないかと考えていた。しかし、「こんなはずではなかった。放射線治療をやめたい。帰りたい」という発言が、治療継続に影響をしないか、これまでの意思決定のプロセスを振り返り、今後の治療に向けた松田さんの意向を把握するため

にも，まずは身体的・心理的苦痛の軽減に努めることが優先されるだろう。看護師は，松田さんの生活リズムを整えながら，吸引や気管切開部のケアを行い，筆談でのコミュニケーションに慣れてもらいつつ信頼関係を築くことが，支援の第一歩であると考える。

❷ 医療者の偏った見方はなかったか，松田さんの価値について多職種で考える

当初，松田さんは手術を選択したものの，「声が出なくなるのは困る」と放射線治療を選択した。このとき看護師は，松田さんがどのような思いで手術をやめようと考えたのか，意図するところを知るための働きかけができていただろうか。私たち医療者は，失声が受け入れられないから放射線治療を選択したと，発声＝松田さんの価値観と考え，本人の意向を尊重した意思決定支援をしたと考えていなかっただろうか。

このような治療法の選択においては，どちらの選択でもメリットとデメリットがあり，看護師自身も患者の選択に対して，この選択は患者にとってよい選択なのかと悩むこともある。そのときに患者が十分な説明を受けていないからではないか，状況を十分理解できていないのではないかと考えがちである。医療者の偏った見方になっていないか，松田さんの心身の状態が改善した時点で，病状と松田さんの意向を再度アセスメントすることは，今後の松田さんの治療への看護として重要である。とくに頭頸部がんの治療は，話すことだけでなく，食べる，呼吸をするというように生命に直結し，生活が大きく変化する可能性がある。医学的適応だけでなく患者のQOLを考えた支援のためにも，医師だけでなく，摂食嚥下に関する視点，言語聴覚士によるコミュニケーションに関する視点といった多職種の専門的視点から起こり得ることと対策を検討する。例えば，スピーチバルブを装着できるようになることで，発語が可能となり，松田さんの気持ちも放射線治療や闘病に前

向きになれるかもしれない。今後のリスクだけでなく，可能性やできることを検討すること，それを患者・家族に伝えることも患者の選択を支援することにつながる。

❸ 松田さんと家族の心の動きを知り，松田さんの「自律」を大切にする

本来松田さんは，失声を伴う手術より放射線治療を選択した経緯があるが，結果的に気道確保の必要性から一時的な気管切開術を受け入れている。気管切開を受けた松田さんが，「こんなはずではなかった」と発言した思いはどういったものであったのだろうか。この言葉に家族も「もしかしたら手術のほうがよかったのでは」と考えて，その思いを松田さん本人ではなく，医療者に伝えてしまった。本人を抜きにして治療に関する話を相談したことは，松田さんの「自律」をおびやかすこととなり，医療者や家族に対する不信につながることとなった。家族にとっても松田さんのがんの発覚，治療方法の選択は危機的な状況であり，不安が強い状況と思われる。家族が根治性の高い手術を勧めたいと思った経緯，家族の気持ちを医療者も尊重しつつ，松田さん，家族それぞれの意向を共有し，それぞれの価値をもとに松田さんの「自律」の原則を大事に治療や今後について検討することが重要である。

❹ 松田さんの選択を尊重し，生活と療養を支えることを伝えられるよう松田さんと話し合う

腫瘍の増大が危惧される松田さんにとって，放射線治療をこのまま継続するのか，ほかの選択肢を考えるのか，決定までの時間的猶予はあまりない状況である。こうした状況で，松田さんと話し合い導き出す結論は，ただ単に放射線治療をするか手術に変更するか，治療をやめて帰るという決断だけではない。松田さん自身が大事にしている価値観を共有しつつ，今起こっている症状は今後どうなるのか，治療（益）と起こり得る副作用や合併症（害）に加えて，そ

れに対する対策や看護からどのような生活になるのか，見通しも含めて話し合うことが必要である。松田さんがどの選択をしても，症状や生活への支援を行い，QOLを保てるように支援することができることを伝える。このプロセスが，看護師の本当にこの選択でよかったのかというもやもやする思いに対する解決策にもなる。

事例のその後

松田さんとの話し合いの前に，多職種カンファレンスで，松田さんの精神状況，再度手術と放射線治療のメリット，デメリットについて予測される問題が整理された。医師からは今の時点では手術も可能であるが，出血や術後合併症のリスクは変わらずあること，代替発声方法，放射線治療の有害事象といった内容について話し合われた。また，現在の気管切開部位は創部が落ち着いた時期でスピーチカニューレに変更できるが，放射線治療が終了するまでは閉鎖は難しいとのことであった。

松田さんが気管切開による呼吸困難感が軽減し，吸引や筆談でのコミュニケーションに慣れる過程において，看護師は松田さんのこれまで

コラム

頭頸部がん手術時のコミュニケーションの多様化と治療選択

事例

青木勉さんは，喉頭がんで喉頭摘術を医師から提示された58歳の男性である。青木さんは，大手企業に勤めており，一緒に話を聞いていた妻と2人で「声より命とは思うけど…」とショックを受けた様子であった。医師からは術後の回復状態に合わせて代替発声やシャント発声といった方法があることも合わせて説明された。手術に向けての看護師との面談のなかで，青木さんは「シャント発声というのは誰でもできるのでしょうか」「声が出なくなって，仕事はどうなるんだろうか」というような今後の見通しの不確かさや不安を口にした。看護師は，青木さんの不安や疑問を丁寧に聞きながら，手術前・手術後の経過について説明し，喉頭摘出などで失声になった患者の会の紹介や社会復帰状況について情報提供を行った。青木さんも妻も熱心にメモを取り，2人で確認し合う様子がみられた。

術前検査のための診察時，青木さんは「まだまだ働きたいし，いろいろ調べてみたらシャント発声の様子も動画で観ることができました。会社も今はメールなどでの連絡が多いので，業務内容を相談すれば大丈夫だと思い始めました。今回の手術で終わりではなく，シャント発声の処置を受けるまでが私の治療目標です」と話された。

解説

頭頸部がん治療を考えるうえで，舌切除や喉頭摘出など術後に失声や話す機能に影響が及ぶことは，患者や家族にとっても治療方法を選択し，今後の人生を考えるうえで非常に重要な出来事である。ひと昔前は，対面での会話以外の通信の手段は，手紙やファクシミリ，電話であり，患者にとってタイムリーなコミュニケーション手段がないことは，緊急時連絡や日常の会話に影響が大きかった。近年ではスマートフォンが普及し，入院中でも医療者だけでなく家族とテキストでやり取りをし，タイムリーに自分の気持ちや状況を詳細に伝えることができるようになってきた。また代替発声手段も増え，術後のコミュニケーションの様子がイメージできるようかかわることも，患者にとって治療を選択する際の価値判断に重要な意味をもつようになっている。

（後藤志保）

の気持ちの変化や治療に関する意向，家族への思いをケアの折に触れて話すことを心がけた。そうしたなかで「自分は70過ぎて酒も飲んできたからね，手術で万が一のことがあるより，放射線治療をしたら今までと変わらない状態で，なんとか何年か生きられるかなと思った。もしかしたら放射線が効くかもしれないし」と放射線治療にかける思いを語った。その一方で，やはり気管切開をして発語ができなくなったことはショックだったと話し，できることなら早く気管切開を閉じたいと希望していた。

　松田さんの心身の状態が落ち着いたと判断された状況において，松田さんと家族との話し合いの場が設けられた。放射線科医師からは，治療が終わり照射部位の皮膚炎が改善するまでは，気管切開部は閉じられないこと，頭頸科医師からは，創部が落ち着けばスピーチカニューレに変更できること，誤嚥を予防するための嚥下訓練や食形態の工夫，体力を維持するためのリハビリテーションの必要性が説明された。松田さんは家族と共に医師から話を聞き，医療者に「放射線治療を受けること，早くスピーチカニューレに変更できるよう頑張りたい」と自分の気持ちを伝えることができた。家族も松田さんの気持ちを一緒に聞き，これから家族がサポートできることを知ることで，松田さんを支える気持ちと方法が明確になった。

まとめ

　下咽頭がんの手術は外見の変化や永久気管孔といったこれまでの生活と大きく変化すること，合併症のリスクなどを考えると治療による益と害のバランスを考えることが難しい。放射線治療にしても同様である。がん治療においては，治療による益と害の差が少なく，益が多いからという理由で選択ができるものではないことが多い。そのため，本事例の松田さんのように「自律」を尊重して意思決定支援を行ったとしても，多くの患者を診てきた看護師としては「無危害」や「善行」といった原則を考え，本当にその人にとってよい選択なのかと悩むこともある。がんと診断され治療を受ける患者は，この先さまざまな意思決定が必要であり，経過に伴い迷いが生じることも多い。その過程に寄り添い，患者が納得して選択できる場の準備，本人と家族や関係する人の意向の把握，そして丁寧な対話を繰り返していくことが倫理的ジレンマの解決につながると考える。

❖文献
1）Jonsen AR, Siegler M, Winslade WJ（赤林朗，倉田伸雄，児玉聡・監訳）：臨床倫理学；臨床医学における倫理的決定のための実践的なアプローチ．第5版，新興医学出版社，東京，2006．
2）日本頭頸部癌学会・編：頭頸部癌診療ガイドライン2022年版．金原出版，東京，2022．

（後藤志保）

事例④

がん治療方法の選択

がんの切除を目指し，積極的に抗がん薬治療に臨む患者の意向に寄り添えていない

手術適応になるかの確証はなく，新たな抗がん薬の導入により副作用が現れ生活の質が低下する可能性がある

❶ 手術に望みをかける膵臓がん患者の希望に寄り添いたいけれど，手術したら必ず延命できる確証はない
❷ 侵襲のある化学療法を選択すると患者の生活の質は落ちるけれど，介護のマンパワーは大丈夫だろうか

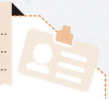

患者プロフィール　山本直美さん，女性，50代後半
疾患名：局所進行膵体部がん（Stage Ⅳ）
家族構成：夫死別，長男（介護のため同居），次男（新社会人）

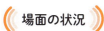

場面の状況

　山本さんはあるとき背部痛を自覚し，総合病院で膵体部がん局所進行（血管浸潤で切除不能，治療しなければ余命半年）の告知を受け，GnP療法（p69，コラム参照）を勧められた。自宅に近い大学病院の紹介を受け，前医でも勧められたGnP療法を延命効果や副作用を考えて選択し，2カ月後から通院治療を開始した。治療当初，厳しい表情の山本さんと，母親に交互に付き添う息子たちの悲壮感漂う姿は，通院治療室の看護師（以下，看護師）らにとって気がかりな存在だった。

　徐々に治療に慣れてきた山本さんだったが，通院には必ず長男が付き添っていた。4クール後のCT検査で，経過によっては原発巣切除が可能と思われるほどに治療効果があった。手術の可能性が出てきた山本さんは，膵臓がん手術のメリット・デメリットを調べて，看護師へ悩みを語っていた。その語りは「手術前提」だったので，「手術に延命をかける願いと，逆に短命にならないかという不安」に苦悩する山本さんの思いが，痛いほど看護師に伝わってきた。山本さんの背部痛は治療とともに改善したが，長男が調べた温熱療法にも主治医の許可を得て通っていた。副作用は脱毛と手指のしびれが出ていたが，家事は山本さんが行っていた。

　しかし，8クールを過ぎるとGnP療法では治療効果が横ばいとなった。診断当初，主治医から抗がん薬レジメンの説明を受けていた山本さんは，手術へ一縷の望みをかけて「FFX療法へ変更ができないか」と申し出て，埋め込み型ポート挿入を希望した。

　看護師は，手術の是非について悩んでいた山本さんの意思決定に，「患者の希望に寄り添う」という看護師の役割と，手術による延命の確証がないこと，およびFFX療法の副作用や，ポート管理などの療養生活におけるマンパワー不足を案じてもやもや感を抱いた。

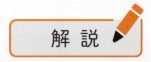

何が倫理的問題なのか

臨床倫理検討シート[1]を参考に記述する。

❶ 医学情報と判断

1）選択肢とメリット・デメリット

膵臓がんでがんの切除ができない場合は，抗がん薬による一次治療の選択肢には4つのレジメン（p69，**コラム**参照）がある。副作用の発現頻度，治療方法（利便性）の違いから，レジメンの選択は患者の全身状態（performance status；PS）や価値観・希望によって異なるので，並列して提案することが求められる[2]。そのうえで，患者の体調および希望も考慮して，医師が判断することとなる。化学療法が奏効し，手術が可能と判断された場合は，切除可能範囲分類に沿って再評価し，原発巣切除を行うことを提案する。しかし，初診時に切除不能と診断された場合の抗がん薬選択のエビデンスがなく，重要な臨床課題の一つとなっている[2]。

2）患者への病状説明

主治医から山本さんへの初診時の病状説明は，息子2人の同席で行われた。CT画像を見ながら，局所進行の膵体部原発のがんという診断をあらためて受けた（初回は前医）。また，膵臓がんの理想的な治療は手術だが，肝転移はないものの周囲の血管へのがんの浸潤があり，今は切除することができないと，切除不能の場合の抗がん薬治療と治療成績について説明された（p69，**コラム**参照）。山本さんの「治療すると手術もできるようになるのか？」との質問に，主治医は「治療経過をみていきましょう」と応じた。病状説明後の治療選択は本人の意思決定を尊重する旨が説明された。

GnP療法の効果が横ばいになって山本さんがレジメン変更を求めた際は，長男が病状説明に同席した。主治医からは以下のように説明が行われた。

①山本さんの手術が可能になるのは門脈再建ができるまでがんが縮小した場合で，FFXかS1のどちらかの選択となる

②S1よりもFFXのほうが治療効果の期待はできるが，骨髄抑制などの副作用が強く出るので強く推奨はできない

③手術ができたとしても生存期間の中央値は14.4～50.5カ月と幅があり[2]，この結果は患者の背景や患者数もさまざまで，個人差があって4年延命という確証はない

④別の方法として，個人差があるのは同じだが，このままGnP療法を継続し，増悪した場合は別の二次治療としてオニバイド®という薬を投与した場合，GnP療法延命期間（20カ月）に加えて，6カ月くらいは延ばせる可能性もないわけではない

❷ 本人・家族の意思と生活

病状説明と意思決定の支援において石垣[3]は，「生理学的（biological）な側面のQOL」だけでなく，その人の物語（biographical）となるいのち（人生）を尊重できることが倫理的で，看護師の重要な役割であることを主張している。もやもや感を抱く看護師から相談を受けたがん看護専門看護師は，山本さんとその家族を理解したいと考えてかかわった。彼らとの対話（dialogue）の最初の問いは，「療養生活において今の関心事はどんなことですか」である。長男の関心事は「母親の治療の成果」で，山本さんが「孫（長男の娘）の成長」を加えた。療養生活の課題にまつわる関心事から，療養生活の現状，および結婚してからの山本さん家族について語られた。山本さんが語る様子を見た長男が，「めっちゃしゃべっている」と驚くほどだった。それは，山本さんが診断からこれまで思い

悩んだことを，人生の物語として語り，今後の療養生活の方向性を見出すために自己洞察をしているようでもあった。その対話を通し，以下のことが明らかになった。

1）本人の理解と意向

　山本さんは以前，総胆管結石の治療をしていたが，元来健康で，がん家系でもなかったので膵臓がんの診断は寝耳に水だった。しかし，前医と現在の大学病院での病状説明に矛盾がないこと，インターネットからの情報で難治性がんと理解し，今までの食生活も含め，自業自得と思いながらも耐えられなくて泣いて夜を明かした。やるべき家業があったのでふさぎ込んでばかりはいられなかった。夜明けの朝日を眺めて「告知された昨日と違う朝が来た」と気持ちを切り替えた。自分の死を意識したが，まだ若い息子たちと幼い孫の行く末を案じ，年老いた両親より先に逝くのは逆縁と考え，少なくとも3年，可能であればもう少し長く延命したいと積極的に抗がん薬治療を受けて手術を目指していた。

2）家族の理解と意向

　10数年前に夫を亡くし，家業（販売店）をしながら女手で育ててくれた母親に，息子たちは1日でも長く生きてほしいと願っている。ただ，母親の意思決定の尊重，療養生活に苦痛がないことが前提にある。とくに長男は，「浪人中は苦労をかけた」と後悔しており，そのお返しとしてできることは何でもしたいと思っている。遠方に住んでいた長男夫婦は，妻の出産もあり会社から半年間育児休暇をとって実家の近くへ転居し，長男だけは母親の山本さんと診断から3カ月後から同居を始めた（妻がパート勤務のときは育児）。告知時，下宿（大学生）していた次男はすぐに実家に戻ってきて，山本さんの話し相手になって支えていたが，4カ月後証券会社へ就職してからはそれどころではなくなり，わが道を進んでいる。

　主介護者となった長男は，母親の発病をきっかけに，家業をネット販売に移行し，いろいろとあった会社を辞めようとしている。あてにしていた介護保険は，山本さんがまだ要介護ではなかったので下りず，長男の妻が「人生設計プランが甘い」と表現して大喧嘩になった。それ以降，夫婦関係が険悪となり，「自分の悪口を言っている」と山本さんとも疎遠になった。

3）本人の生き方・価値観や人柄

　20代のときに山本さんは，両親の反対を押し切って駆け落ち同然に上京し，1年後に地元で披露宴を挙げることで区切りを付けた。子どもが生まれる前までは会社勤めで，プライドをもって仕事をしていた。長男を出産後に夫が販売業を始め，育児や家事を手伝うことはなかったので1人で切り盛りしていた。他界した夫の菩提寺も地元で，年1回は墓参りをし，毎日供養している。年老いた両親は，山本さんを心配して電話をしてくれる。家業に追われ，恩返しもできずにいたので，体調をみながら帰省して両親と過ごすことが唯一の親孝行と思っている。

　夫を看取ったとき，息子たちはまだ小学生で，支えてくれた友人たちが近所に数人いる。「笑うと免疫が高まるから」と，山本さんが気兼ねしないように「ドタキャンOK」で散策に誘ってくれる（体調に合わせて月数回）。「寝たっきりになったら介護もするわよ」と，女手がないことにも気にかけてくれるが，山本さんは友人たちに頼るのではなく，その気持ちに感謝している。

　ネット販売への移行は「会社に復帰すると病院の付き添いができないから」と，長男からの提案だった。母親である山本さんは，本来なら先を見越して考えてほしいけど，長男のやる気が大事で，「何が一番いいのかと，よい面，悪い面を考えて結論を出した」と言った。そして，自分が発病したことで長男夫婦，とくに孫の行く末に影響を与えるのではないかと懸念してい

た。その一方で，夫婦間の修復は難しそうで，孫の親権や養育費などのさまざまな問題が出てくるが，子どもの心配ごとは健康であっても親の常だと，気持ちを切り替えようとしていた。また，自分のことで手一杯な次男には，「今は甘えられる環境だけど，余裕が出たら長男の手助けをしてほしい」と伝え，亡き夫にも「まだもう少しこちらに居させて」と念じていた。

問題の把握と検討

❶ 問題に感じていること
　　（治療の無益性・介護力）

　FFX療法を導入しても手術適応となるかは確定できず，逆に副作用が強く出て生活の質が低下する可能性がある。その場合，長男だけで介護ができるか気がかりである。また，手術適応となったとしても，山本さんが願うように延命率が高くなる確証はない。

❷ 問題の倫理的性質

　治療の益・無益の判断においてエビデンスがないので，患者・家族の意思決定を尊重することが前提にある。

具体的な方略

　がん看護専門看護師は，山本さんとその息子たちの意思決定の過程を理解する目的で対話を重ねた。この対話は，彼らの療養生活における課題に対して，彼ら自身が自ら気づいていくことを支援する看護介入（intervention）としても位置づけられる[4]。患者・家族を指導して説得するのではなく，積極的に傾聴して気づいたことを伝えるという相互的な関係が前提となる。

❶ 患者・家族の意思決定の過程を理解すること

- 山本さんは自分の死を覚悟したものの，まだ若い息子たちと幼い孫の行く末を案じ，年老いた両親より先に逝くのは逆縁と考え，せめて3年の延命を目指して手術に一縷の望みをかけていた

❷ 山本さんとその家族がおかれている現状について対話し，自らの力で今後の方向性を見出す支援をする

- 山本さんは，長男は会社から奨励金を受けたりしていたが，ここ数年，会社でのトラブル，母親のがんの罹患，夫婦関係など，自分ではどうにもできないことに直面しており，「退職は長男が人生から逃げている」のではと案じていた。その一方で，長男の会社復帰は現実的に自分の療養生活に支障が出るので，自分のせいだという思いで苦悩していたことを打ち明けられ，長男の本音はどうなのかという山本さんの思いがあった

- 長男に意向を確認すると，消去法で家族の方向性を決定していた。母親の療養を一番に考えてのことで，「しっかりした印象を受けた」ことを山本さんにフィードバックすると，第三者からそのように評価されたことに安堵した様子だった

- 長男夫婦の離婚問題の浮上から，山本さんの関心事でもあった孫のことを「元気の素」と表現されたことをきっかけに，「生き抜く力をはぐくむ」という愛着の重要性を提案すると，山本さんと長男が顔を合わせてうなずき，休暇中なので子どもを愛情一杯に養育ができていると，自信をもって応えて納得されていた

- 母親が難治性がんを患い，息子たち2人はその犠牲になっているとは思っておらず，三者が互いに家族のことを考えて今を生きている印象を伝えた。すると，山本さんは自分の余命を見据え，「まだ20代でこれから人生の荒波にもまれていく息子たちと幼い孫の行く末を案じ，年老いた両親より先に逝くのは逆縁という信念」から，「延命＝手術に執着していたこと」に気づいた。そして，家族と共に残された時間を大切に生きるために，主治医からのもう一つの案も視野に入れて再検討し

ようという新たな方向性を見出していった

事例のその後

がん看護専門看護師との対話で人生を振り返った山本さんは，残された時間を「闘病よりも家族や友人との時間を大切にしたい」という気持ちからGnP療法を継続した。GnP療法が奏効しなくなったころには，山本さんの通院も難しくなり訪問看護が導入された。次男も介護休暇を取得し，息子たちが主介護者となった。友人の手助けもあり，亡き夫の遺影のある自室で最期まで療養を続けることができ，その生涯を閉じた。

まとめ

膵臓がんの診療においてエビデンスがなく，患者・家族の意思決定を尊重する場合，医学の無益性という臨床倫理問題に直面し，看護実践

---

column コラム

手術ができない局所進行膵臓がんの一次治療について

　早期発見が難しい膵臓がんはいまだ難治性がんであるが，早期発見への新たな対策，ゲノム診療など，研究は画期的に進化している。膵臓がん患者・家族の延命への願いが叶えられ，「治るがん」となるよう，今後の医学の進歩に期待するところである。

　以下に現行の治療を記す。

①フォルフィリノックス療法（FOLFIRINOX：FFX，2013年末より保険承認）

　5-FU・イリノテカン・オキサリプラチンの3種類の抗がん薬に5-FUの増強剤であるレボホリナートを加えた多剤併用の治療法。外来（2週間ごとに通院）・在宅で治療を行うために皮下に埋め込み型のポートを造設。副作用（感染症・下痢・しびれなど）の頻度も高く，十分な体力があり，全身状態が良好な患者が対象。一次治療成績は129例（2014-2020年）で生存期間17.1ヶ月

②ゲムシタビン・ナブパクリタキセル（アブラキサン®）療法（GEM+nabPTX：GnP療法，2014年末保険承認）。

　週1回3週連続投与で4週目を休むクールを繰り返す。副作用（感染症・しびれ・脱毛など）の頻度も高く，ある程度体力があり，全身状態良好な患者が対象。一次治療成績は489例（2015-2020年）で生存期間20.0ヶ月

③ゲムシタビン療法（GEM）

　長年，進行膵臓がんに対する標準治療とされていた治療法で，週1回3週連続投与で4週目を休むクールを繰り返す。副作用が少ないため，高齢者や体力がやや低下している患者でも比較的安全に治療が可能

④S1療法

　ゲムシタビン療法と同程度の効果が示されている，飲み薬による治療法。1日2回の服薬を4週継続した後，2週休薬するという6週間1コースの治療を繰り返す。最近は，手術後の補助化学療法(再発予防目的)や，Gem/nab-PTX療法が無効になった後の二次治療

※本コラムは（がん研究会有明病院：膵がんの化学療法, https://www.jfcr.or.jp/hospital/cancer/type/pancreas/006.html（最終アクセス：2024年12月19日））を抜粋して執筆した。

（千﨑美登子）

に限界を感じることがある。その場合，看護師の倫理的意思決定の基盤となるアドボカシー，責務，協力，ケアリングの概念に沿って患者に寄り添うことができる[5]。本事例の場合は，主にケアリングの概念に沿って患者・家族と相互的な関係性でかかわり合い，彼らの意思決定に関する尊厳を大切にして寄り添った。そのような寄り添いの際，がん患者の見方を，看護師が「死に行く人」から「今を生きる人」へと転換することが肝要と考える。余命告知を受けた患者が「死への恐れを乗り越え，家族や周囲の人々へ思いを馳せるさま」は，まさに「今を生きる人」であった。見方を変えてかかわることで，看護師もまた患者に学び，成長することができる。

❖文献

1）清水哲郎：臨床倫理検討シートの使い方．石垣靖子，清水哲郎・編，臨床倫理ベーシックレッスン．日本看護協会出版会，東京，2012，pp54-66.

2）日本膵臓学会膵癌診療ガイドライン改訂委員会・編：膵癌診療ガイドライン2022年版．第6版，金原出版，東京，2022.

3）石垣靖子：インフォームドコンセントと意思決定への支援．石垣靖子，清水哲郎・編，臨床倫理ベーシックレッスン．日本看護協会出版会，東京，2012，pp17-21.

4）千﨑美登子，桑名寿美，児玉美由紀，他：進行膵がん患者・家族とがん看護専門看護師とのパートナーシップに基づく看護面談の実際；相互行為の特徴に焦点を当てて．日本CNS看護学会誌10：9-16，2023.

5）日本看護協会：臨床倫理のアプローチ．https://www.nurse.or.jp/nursing/rinri/text/basic/approach.html（最終アクセス：2024年12月19日）

（千﨑美登子）

事例⑤

がん治療方法の選択

自尊感情が低下した状態で治療をやめたいと言う患者の意向をどう考えればいいの？

家族に迷惑をかけたくないと患者が言っている

もやもやポイント
❶ Stage Ⅳの治療で，治療の強度を保つときの益（効果）と害（副作用）のバランスはどう考えるべきか
❷ 個々の患者の治療効果は「やってみなければわからない（未知数）」という現在の医学の限界を倫理的にどうとらえるのか

患者プロフィール 松本洋子さん，女性，50代後半
疾患名：直腸がん（Stage Ⅳ，診断時に肝臓転移あり，下血を認めたため原発巣の切除とストーマ造設を実施し薬物療法を開始した）
家族構成：夫（会社役員）と2人暮らし，長男（20代後半）は他県在住

 場面の状況

松本さんは，一次治療のFOLFOX療法＋分子標的薬を開始した当初，「がんが小さくなり手術できるよう頑張る」と話していた。4回目の治療時に「夫は，栄養士をしていた私の手料理にとても満足していたが，手がしびれて包丁が使えず，味覚もおかしいので十分なことができない。ほかにできないことも多く悲しい」「夫も息子も頑張れと言ってくれる」と話し流涙した。

その後，腫瘍増大により，二次治療のFOLFIRI療法に変更になった。外来で治療を継続中の2回目の治療時にトイレから戻らないため，看護師が様子を見に行くと，ストーマから漏れた便で衣類が汚れていた。松本さんは「すみません」と繰り返し流涙した。スキンケア外来の看護師とケアを実施したが，その日は治療が終わるまで一言も話さなかった。次の治療時は大荷物で来院し，「今回は装具と着替えを持ってきた」と表情が冴えなかった。3回目は予防薬（抗コリン作動薬）を追加し，下痢は回避できたが，「最近は何もできない。夫がデパ地下食を買ってきたり，片付けをする姿をみると申し訳ない」「私は何もできないおばさんなので，私ががんになってよかったと思う。家族にはこんなつらい思いは絶対にさせたくない」「夫は気分転換に外食もしようと言ってくれるが，あまり食べられないし，ストーマのことを考えると行く気にはなれず，夫に申し訳ない」と話した。夫は「出張もやめて，家にいる時間を増やしている」と，サポーティブな発言がある。4回目の治療時に，松本さんは「今，治療をやめた場合，入院できる病院はあるのか」と看護師に尋ね「家族には迷惑をかけたくない」と述べた。主治医から「治療は効いているから続けたい。倦怠感が強く体重が落ち始めているし，次から減量する予定」と聞いていた看護師は，松本さんが悩んでいることを，ほかの医療者と共有し方法を考えることについて了承を得た。

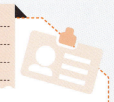

がん治療方法の選択

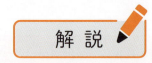

何が倫理的問題なのか

副作用で，自尊感情が著しく低下した松本さんが，治療をやめることを考え始めている場面である。Stage IVのがんでは例外を除き治癒することは難しく，治療継続と中止のいずれもが選択として妥当である。しかし，希望のかけらも見当たらない松本さんの言葉を聞き，看護師として，支援の方向性がわからず，松本さんにかける言葉が出てこない。松本さんの支援の方向性を見つけるために，Jonsenの4分割表[1]を用いて検討する（表1）。

❶ 医学的適応を明らかにする

大腸癌治療ガイドライン[2]の血行性転移の治療方針に則っている。全身薬物療法の奏功（転移巣の消失や縮小）により肝切除可能となる場合があるが，侵襲や局所再発を考慮すると，肝切除による治癒が期待できるわけではない。したがって，治療開始時点で松本さんが肝切除を受けられる状態になり得るかどうか予測不可能であり，肝切除を受けた場合のQOLには言及できない。松本さんは一次治療の効果を得ていないことより，肝切除に持ち込める可能性は低いことが予測される。Stage IVの大腸がんの場合，薬物療法だけで根治することはないが，腫瘍縮小を始め，病状進行を遅らせ生存期間を延長するうえで，薬物療法は効果的である。医師によると，薬物療法の効果は個人差があるため，現時点で松本さんの予後予測をすることは難し

表1　4分割表

医学的適応	患者の意向
・初発時に転移巣切除不能であった ・切除不能大腸がんに対する薬物療法が適用され，患者の同意を得ている ・二次治療の効果は得ているが，一般的に根治的切除に至れる可能性は低い ・薬物療法のみで治癒することはなく，例外を除き，やがてはBSCとなる ・いずれの副作用も高頻度に出現する症状である ・下痢は薬物で対処可能である ・薬物減量についても検討されている ・分子標的薬のみの効果はない	・がん薬物療法の効果を得て肝臓のがんを切除してもらいたい ・これまで，家族のなかで果たしてきた役割を遂行したい ・夫に申し訳ない ・外出先でストーマから便漏れする可能性のある行動はしない ・迷惑をかけたくない ・治療をやめることについて考えている ・がんで，つらい思いをするのが家族ではなく自分でよかった
QOL	周囲の状況
・副作用により，自尊感情を保てるような生活の選択ができていない ・治療中の便漏れがトラウマになり，自ら行動制限している ・体重減少と活力の低下がある。副作用のみならず精神的な問題も影響している ・家族（とくに夫）と楽しく過ごせない	・夫は松本さんをサポートしようとしている ・松本さんはいつも1人で受診するので，看護師は松本さんの夫をイメージできない ・医師は肝切除に至るのは難しいと考えており，本人の意向を尊重しながら治療継続できればと考えている ・看護師は，松本さんの気持ちを尊重するのがよいと考えている ・通院は往復タクシーを利用し，身なりを見ても経済的には余裕があるようだ ・長男（20代後半）は他県在住

いが，3年は難しいだろうと考えている。

　大腸がんに使用される抗がん薬はいずれも副作用があり，患者のQOLに影響する。一次治療による末梢神経障害（chemotherapy-induced peripheral neuropathy；CIPN），二次治療による急性下痢のいずれも，使用薬剤に特徴的で高頻度に発生する副作用であり，医学的には許容範囲である。CIPNは二次治療移行後に改善していると考えられる。下痢はイリノテカンのコリン作動であり，適切な薬物療法が実施されたことで，発生を繰り返してはいない。また体重減少と倦怠感を考慮して薬剤の減量も計画されている。以上より，医学的適応は「善行」の原則に支持されるようだが，倦怠感と体重減少の原因について多職種で検討されないまま，効果を得ている治療を減量することについては，立ち止まって検討することが望ましい。

❷ 患者の意向を把握する

　医師が言及しない場合でも，松本さんがインターネットなどから情報を得て，自分の状態を自分なりに解釈し，根治手術を目標に治療を頑張っていたことは十分に理解できる。一次治療の効果がなかったことで，延命のためには今のように副作用を伴うつらい薬物療法を継続するしかないと考えた松本さんの心理的ダメージは大きいと推測できる。臨床実践をしている看護師は，副作用が想定内であるかどうか，また許容可能かどうかについて，医療者と患者の間で乖離があることを多く経験しているのではないだろうか。松本さんの価値は「夫のために料理をする自分」という単純なものではなく，幸せな家族を構築する基盤を支える自己の役割として自負するものだったかもしれない。数日でも料理ができないことにこだわる松本さんの思いに，看護師が関心をもって傾聴していれば，潜在的な価値観がみえただろう。さらに松本さんは，ストーマからの便漏れの経験後，迷惑をかける自分を具体的にイメージしてしまった可能性がある。できない自分から迷惑をかける自分

へと自尊感情は低下している。また「家族より自分でよかった」という発言から，松本さんにとっての家族の価値観が理解できる。「迷惑をかけたくない」から「治療をやめる」という松本さんの自律は「迷惑がかからないなら治療を継続したい」とも理解でき，松本さんが考える「迷惑」についての検討が必要である。

❸ QOL

　治療開始後，松本さんのQOLは低下する一方である。一次治療のQOL低下の要因は生活への副作用の影響であった。二次治療時は，CIPNではなく，家族に迷惑をかける不安がQOLに影響している。不安の感情は下痢で健在化しているが，適切な対処で下痢は改善している。しかし，自尊感情を低下させたトラウマ的な経験ととらえると，容易に自己解決することは難しいだろう。体重減少（食欲不振），活力の低下，副作用，気分の落ち込みは，それぞれが原因と結果として複雑に関係し，料理を（"作れない"ではなく）作らない，夫と食事に（"行けない"ではなく）行かないという選択につながっていると考えられる。治療は，松本さんの現在のQOL低下の原因（＝害）となっているが，将来的に考えると，治療をやめることで「害」を回避できるかどうかは不明である。松本さんにとっての益は，残された人生をどのように生きるか，生きられるかにその回答がある。いずれにしても，気力が落ち切った（自我の機能が低下した）状態で意思決定をすることについては問題がある。

❹ 周囲の状況を把握する

　夫は協力的であり，松本さんが家事をできないことが関係性に影響することはないようだが，松本さんが恐縮していることより，本当の関係性は不明である。治療の継続・中止に関係なく，松本さんの身体機能がやがて低下することを考えると，家族との関係性に踏み込む介入が必要になるかもしれない。日本人が認識する

「自己」は共同体と一体化した自己[3]であることが多く，家族との関係性のなかで自己の自律を決めていく松本さんの価値観と合致する。

医師は，現時点での治療中止は最善ではないと考えている。看護師は，元気がなくなる松本さんを気にしており，時間を作って話を聞きながら，松本さんの気持ちの理解に努め，他部門の看護師とも連携している。

以上より，周囲の人々の価値の対立はない。今後，松本さんがいずれの選択をしても支援できる体制がある。一方で，松本さんにかかわっているのが医師，看護師のみであり，多職種での支援という点では問題がある。

❺ 何が倫理的問題で誰が問題にしているのかを明確にする

効果が出ている治療をやめることについて，現時点の益と害，および将来的な益と害のバランスにおけるジレンマの場面である。がん治療において益と害はさまざまな側面から検討しなければならない。今の治療効果が将来的に持続する確率はかなり低く見積もる必要があり，延命できる期間は不明である。一方で，大腸がんの薬物治療による延命効果は科学的根拠もあるが，治療を継続するかぎり治療の副作用に悩まされながら過ごすことになる。もし延命だけが治療目的であれば，治療をしないという選択もあるが，肝切除根治に至る確率はかなり低いながらもゼロではないため，現時点で治療目的を延命だけとは断言できない。がん薬物療法に従事する看護師は，知識と多くの経験から，これらのことをわかっているため，「治療をやめた場合」という言葉を聞き，松本さんにとって益が高い選択について倫理的ジレンマを感じている。

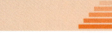

❶ 自分たちのケアを振り返る

松本さんは自尊感情の低下を一次治療で言語化しているが，日常業務の多忙さに追われ，「高頻度に出現する副作用だから」「ほかの人は自分で対処しているから」「冷たいものを触らなければよい」といった看護師の価値観によった考え方で，松本さんのSOSを逃してはいなかっただろうか。一次治療のCIPNによる自尊感情の低下が起こったとき，看護師は松本さんと関係性を構築しようとしていただろうか。松本さんが「迷惑をかける自分」を具体的にイメージすることになった，イリノテカンの下痢と便漏れについて振り返ると，看護師にとっては日常的なことであり，次回からは薬物で管理可能な症状と安心できるが，松本さんの不安が緩和するような支援としては不十分だった可能性はある。また，FOLFOXからFOLFIRIへの変更が，看護師にとっては，「大腸がんの治療のあるある」として過ぎ去っていなかっただろうか。松本さんは一次治療の効果がなかった時点で治療に関する意思決定が揺らいでいた可能性がある。立ち止まっていれば，松本さんと一緒に益と害について検討することができたとも考えられる。

❷ 松本さんの真の希望を知る

薬物療法の副作用は完全なマネジメント方法がないのが現状である。治癒が望めない状態で「1日でも長く生きたい」と思えばこそ，薬物療法を継続できるのだが，長く生きたい理由はさまざまである。本来であれば，看護師は，個々の患者の思いを理解し，治療継続を支援する必要があるが，外来化学療法室に来る患者は「治療を受ける」と決めていることが前提なので，治療継続が当然のことのようになっている。残念なことに，看護師は，松本さんが治療を受ける理由を知らない。松本さんは「今，治療をやめた場合，入院できる病院はあるのか」と尋ねており，「治療をやめたい」と「入院したい」の2つの意図がある。体重減少があり活気が低下していることから，入院したいほどつらい可能性もある。「治療をやめたいと思っているの

ですか」と尋ね，そうであればその理由を知ることで，真の希望を理解できる可能性がある。松本さんのように「家族に迷惑をかけたくない」という希望を語る患者は多い。松本さんにとって迷惑をかけるとはどういうことなのか，そのように思う理由を，身体機能が維持できている現時点で話し合うことは，療養の場の選択にもつながると考えられる。毎日ではなくても，夫の食事を作ることができれば少しでも長く生きたいと考えることはあり得るだろう。

❸ 松本さんの体重減少と倦怠感の原因をアセスメントする

松本さんはこれまで薬剤を減量することなく治療継続できる身体機能を維持していたが，ここにきて体重減少が始まっている。原因として，副作用以外に，気分の落ち込み，二次的な症状（倦怠感，不眠，食欲低下など）が出現していることがある。血液データと松本さんの身体症状に関連性がない場合は，精神的な要因についても考える必要がある。松本さんの気分の落ち込みは明らかであることより，松本さんに公認心理師やリエゾンナースの介入を提案する。専門家を交え，自尊感情の低下をアセスメントし，精神的な問題に対する薬物治療の必要性について話し合う。治療の中止や継続については，自尊感情を取り戻した状態で判断できるように支援する。薬物療法に「無危害」は存在しない。しかし医療者は症状マネジメントを行い，害を最小にするよう努める義務がある。

❹ かかわる医療者で話し合う

外来で薬物療法を継続する患者は多く，すべての患者の治療の中止について，かかわる医療者が集まってカンファレンスをすることは難しい。有効な薬物療法がない場合や，身体機能の低下により治療継続が困難になった場合は，患者・家族と医師の話し合いのみで治療中止を決定することは一般的である。しかし，松本さんのように関係する医療者の誰かが倫理的ジレ

ンマを感じるときは，倫理カンファレンスをもち，情報を共有したうえで，チームで納得できる支援方法を見出すことが重要である。ストーマ外来看護師からは，化学療法時に便漏れを起こしたことに対する松本さんの受け止め，看護師たちからは，松本さんから聞いた言葉，医師からは，治療の中止もしくは継続を選択した場合の今後の見通しに関する医学的情報，公認心理師などからは，自尊感情低下の要因と対処方法を共有する。また医師は夫とも話しているため，松本さんと夫が同席したときの状況を聞き，夫との話し合いの方向性をみつける。松本さんから，希望を引き出し，治療の継続について話し合うためには，このように医療者間で十分に話し合いアプローチすることが必要である。

❺ 今後の治療について松本さんと話し合う

医学的には副作用は許容範囲であり，治療の継続と中止はいずれの選択も可能であるが，これまで述べた益と害や松本さんの自律を考慮すると，医療者がいずれかを推奨できる状況にはない。松本さんが本当に治療の中止を望んでいるのかについて話し合う過程では，治療を継続したいかやめたいかという二者択一ではなく，このよう状況を招いたプロセスについて，松本さんの話を聞き，思いに寄り添うことが倫理的な姿勢であると考える。「今，治療をやめた場合，入院できる病院はあるのか」「家族には迷惑をかけたくない」という松本さんの言葉は，「やがては，家族に迷惑をかけるのでは」という予期的不安が現れた状況ともとらえられる。この場合，心理療法や（必要時）抗うつ薬などの併用を考え提案する。治療の中止や減量の害については，病状説明を十分行う。治療を継続する場合は，松本さんに治療を受けながら望む自己像について言語化してもらい，医学的に可能なことと不可能なことを明確にして松本さんと話し合ってみる。松本さんの場合，治療の継続と中止は，いずれも，害と益が同等にあるといえる。そのなかで，松本さんにとって大切なこと

を手放さなくてもよい選択を一緒に考えていく。

❻ 家族の関係性における価値を理解する

家族とのかかわりで形成されている松本さんの価値観は，看護師が自分の価値と照らしてしまうリスクをはらむ側面と考える。例えば「夫のために」「料理にこだわる」「夫に申し訳ない」などに価値を置かない人は多く存在する。ここでは，松本さんの価値観について議論するのではなく，松本さんの価値をどう守るかについて具体的な方法を検討することが大切と考える。長年にわたって築かれた家族の関係性を，医療者の介入で変化させる必要はないし，変化させられるとは考え難い。とくに松本さんのように病状に変化があり，意思決定を急ぐときにはその関係性を守るという視点も大切である。一方，医療者には表面的な家族関係しかみえていないこともある。松本さんの苦悩については，その可能性も含めて（例：家事をすることに夫が妻の価値を見出している）話し合うべきであり，夫に会う機会の多い主治医から情報を得るほか，インフォームドコンセント時など，夫が診察に同席する機会があれば利用することもできる。

事例のその後

多職種カンファレンスで検討したところ，関係する部署の看護師，医師，薬剤師から松本さんの言動について，お互いが知らなかった情報が共有され，松本さんの自尊感情の低下が顕著になったきっかけは便漏れというエピソードであると，皆が考えた。治療は減量して継続し，抗コリン作動薬により急性の下痢を管理した。公認心理師は，何度かの面談を通じて，松本さんが便漏れというエピソードに向き合える段階に至ったと判断した。看護師，薬剤師から，同じ治療をしている誰にでも起こること，薬剤による管理で予防できていること，今の治療による副作用は増えたが，CIPN は消失したことな

ど，意図して松本さんが肯定的に考えられるような説明を心がけた。松本さんは「元気になる」と言うほどまでに回復することはなかったが，「迷惑をかけたくない」という発言がなくなり，がん相談支援室で開かれた患者会に参加するようになった。松本さんが「迷惑をかけたくないと思っていることを夫には言わないでほしい」と希望したこともあり，夫との関係性は把握できないままとなった。松本さんは，半年ほどで腫瘍増大があり，三次治療について説明を受けた。同席した夫からは治療の希望があったが，松本さんは「もう体力が残っていない」と拒否した。看護師は，「治療をやめた場合，入院できる病院はあるのか」「家族には迷惑をかけたくない」という松本さんのあのときの言葉を思い，希望に寄り添いたいと考えた。自尊感情が低下している原因を身体・心理社会的側面からとらえ，多職種で連携した介入をすることで，松本さんの気持ちが整理されてきたと考える。

まとめ

薬物療法は害があって当然の治療であり，益が害を上回るときに善行として受け入れられる治療である。とくに Stage Ⅳ のがん薬物療法では，個々の患者にとっての腫瘍縮小効果は未知であり，結果的に効果を得ることができなければ，限られた時間を，副作用の苦痛で過ごさせてしまったことになるかもしれない。倫理的には，益と害のバランスを考えることが難しい医療の代表のように思う。この場面のように，効果が出ている治療をやめたいと希望する患者がいる一方で，効果がないと説明されても治療をしてほしいと希望する患者もいる。薬物療法の看護をしていると，「治療効果が絶対にあると信じている」「治療，いつかやめられることがあるのか」といった Stage Ⅳ のがん患者の言葉に，無言になってしまうことが珍しくない。それは，「善行」と「無危害」，「正義（益と害）」の倫理原則を知っている看護師ならではの感受性と考える。また，何気なく実践している患者

と家族の関係性に配慮したケアは，家族との関係性のなかでの自律という，日本の患者特有の価値を大切にしたケアであることを忘れてはならない。

❖文献
1) Jonsen AR, Siegler M, Winslade WJ（赤林朗，蔵田伸雄，児玉聡・監訳）：臨床倫理学；臨床倫理学における倫理的決定のための実践的なアプローチ．第5版，新興医学出版社，東京，2006．
2) 大腸癌研究会・編：大腸癌治療ガイドライン．医師用2024年版，金原出版，東京，2024, p27, p41．
3) Davis JA, Tschudin V, Raeve dL・編（小西恵美子・監訳）：看護倫理を教える・学ぶ；倫理教育の視点と方法．日本看護協会出版会，東京，2008, p218．

（田墨惠子）

コラム

治療効果があると思い込み，副作用を医師に伝えることを拒否する

事例

大腸がん（Stage IV, 肝臓転移）の木村秀樹さん（50代前半，男性）は，薬物療法（FOLFOX）を受けている。医師からは，「治療をして腫瘍縮小が得られれば，肝切除の提案ができるが，やってみなければわからない」と説明されている。7クールに入り，木村さんがCIPNについて看護師に尋ねることが多くなった。医師の記載では，Grade1となっているが，それより強い症状のようである。木村さんは「どうってことない。手術をするためには最初からこんなこと覚悟のうえだ，薬を減量する気はない」「手術できると思うからこんな治療を受けているんだ，しびれは治るんでしょ？」と言う。

解説

本事例のもやもやのポイントは，できるかどうかわからない肝切除を木村さんができると信じている点と，副作用を隠し治療強度を保とうとしている点である。CIPNは悪化すると回復に時間を要するうえ，木村さんの腫瘍は増大する可能性もある。看護師は，医師にCIPNを報告しなければと思う一方，木村さんは薬剤を減量する基準となるような症状の強さは決して看護師にも言わない。医師を交えて検討し，看護師同席のもと，今の治療はCIPNを考慮し減量する時期に至っていること，同等の効果への治療変更もできること，今は副作用と効果のバランスを考え，QOLを重視してほしいことを提案した。木村さんは「肝切除については理解できていたが，そう思わないとやっていけなかった。適当に聞き流してほしい」と言い，薬剤の減量に同意した。木村さんの治療について，害が益を上回っていると感じた時点で，タイムリーに情報提供を行ったことで，倫理的問題には発展しなかった。

（田墨惠子）

事例⑥

ライフステージとがん

患者から「妊娠を優先させたいという思いは許されないのでしょうか」と相談を受けたけれど…

妊娠を望んでいるために乳がん治療の中断を希望している

もやもやポイント

❶ 挙児を希望する若年性乳がん患者が妊娠を優先したいために治療の中断を希望している
❷ 妊娠・出産を希望するために治療の中断を希望する若年性乳がん患者とどのように共同意思決定していくべきなのか

患者プロフィール 鈴木浩美さん，女性，37歳（診断時34歳）
疾患名：左乳がん（T2N0M0, Stage ⅡA）。ホルモン受容体陽性，HER2陰性，核グレード3，Ki-67 20%。左乳房部分切除術後に放射線治療を受けた。その後，再発予防のために5年または10年の内分泌療法が計画された。BRCA遺伝学的検査は陰性
家族構成：診断時は独身，化粧品会社勤務。術後の内分泌療法中に結婚

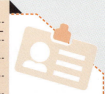

場面の状況

　鈴木さんは診断時に腫瘍径が3.5cmを超えていたため，医師より乳房切除術を行うことが提案されたが，これから恋愛や結婚を考えたときに自分の乳房がないことはどうしても受け入れがたいと，乳房部分切除術を強く希望した。将来の妊娠や出産については，特定のパートナーがいなかったことや経済的負担（妊孕性助成事業が開始になる前だった）を理由に卵子保存は希望しなかった。手術と放射線治療が終了し，術後の抗がん薬治療の必要性について検討するために病理組織に対する多遺伝子アッセイ検査Oncotype DXが行われたが，再発スコア（RS）が19で中間リスクであり，化学療法の上乗せ効果については判断が難しい結果であった。鈴木さんは脱毛することによる仕事への影響を懸念し，抗がん薬治療には強い抵抗を示したため，話し合いの結果，術後は内分泌療法のみで抗エストロゲン薬（5年または10年）とLH-RHアゴニスト製剤（2年）が計画された。

　術後療法として内分泌療法が開始され2年が経過し，LH-RHアゴニスト製剤が終了した時点で，鈴木さんから医師に「結婚することになりました。年齢的なことを考えると，ホルモン療法を中断して，妊娠したいと考えているのですが」と相談があった。担当医は，若年性であること，病理結果ではStageの割に悪性度が比較的高いことから内分泌療法を完遂することが望ましいことを再度説明した。鈴木さんは「このままホルモン療法を続けて，10年の治療が終わって妊娠を考えたら45歳を過ぎることになり，妊娠できる可能性は低くなってしまうし，ホルモン療法の副作用で妊娠の身体への負担も大きいと思う。子どもがいない人生はパートナーに申し訳ない」と，どうしても治療の継続を受け入れがたい様子であった。

Ⅱ章 日常にある倫理的問題と実践

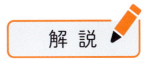

何が倫理的問題なのか

Jonsenの4分割表[1]を用いて情報の整理を行い検討する（表1）。

❶ 乳がんの治療と生殖医療の両面からの医学的適応

再発予防のために行われる閉経前ホルモン受容体陽性乳がんに対する術後タモキシフェンの投与は，5年継続した場合に再発率を半数ほど減少する効果があることが報告されている[2]。また，『乳癌診療ガイドライン①治療編2022年版』[3]には，タモキシフェンの投与期間は，1～2年間と比べ，5年間のタモキシフェンの有効性が示されていると明記されている。さらに大規模な試験のメタアナリシスにより，乳がん

表1　4分割表

医学的適応	患者の意向
・Oncotype DX再発スコアは中間リスクであるが，TAILORx試験の50歳以下の解析では化学療法の上乗せ効果が示されている。抗エストロゲン薬（5年または10年）とLH-RHアゴニスト製剤（2年）が計画された ・治療完遂後5年生存率は9割以上が見込める ・BRCA遺伝学的検査陰性 ・内分泌療法5年に比べて，2年で中断した場合には再発率が上昇することが報告されている ・POSITIVE試験の中間結果では内分泌療法中断群での再発イベントは同率である ・現在の年齢から体外受精による妊娠率は25～30%程度である ・タモキシフェン服用中の妊娠は催奇形性のリスクがある。終了後，9カ月の妊娠は添付文書では推奨されない ・現在，月経は止まっている	・主体的に治療方針の決定に参加したい ・化学療法に強い抵抗があった ・特定のパートナーがいなかったこと，経済的負担から治療開始前の卵子保存は希望しなかった ・手術後に結婚したことで1日でも早く家族をつくりたいといった気持ちが強くなった ・内分泌療法を中断して妊娠を優先したい ・体調面からもできるだけ早く妊娠を考えたい ・子どもを産み育てることに対しての不安や認識は不明である ・再発の不安がないわけではなく，内分泌療法の必要性は理解している ・実母が進行乳がんで治療中であり，実母に孫の顔を見せてあげたい ・病気のことを受け入れて結婚してくれたパートナーに対して，子どもができなかったら申し訳ないという気持ちがある
QOL	周囲の状況
・内分泌療法の副作用で日中もだるさを感じることが多い ・治療完遂後の年齢は45歳を超えることから，自然妊娠率は低下するため，妊娠しにくい状態になる可能性が高い ・子どもの存在は家族としての関係性構築において大切な価値と考えている	・夫は，治療のことは本人（妻）に任せている ・妻が妊娠・出産，育児の途中で再発した場合，夫が育児を行うことをどう考えているかは不明である ・実母は進行乳がんの治療中であり，育児のサポートは難しい ・医師の意向：予後の改善を最優先に考え，内分泌療法の継続を推奨している。治療効果が不確実な医療を提供するのは医師として無責任な医療だと考える傾向にある ・がん治療と同じ施設での出産を希望しており，産婦人科と乳腺外科との連携はとれている ・不妊治療の保険適用年齢制限（43歳）があり，それ以降になると経済的負担が大きい

の死亡率はタモキシフェン5年追加投与により減少したことが報告された[4]ことから，近年は個々の患者の再発リスクに合わせて10年間への投与期間の延長が検討されている。鈴木さんの乳がんはホルモン受容体陽性タイプで晩期再発があること，病理結果から臨床的には再発のリスクは低リスクとはいえず，内分泌療法の長期投与の益は大きいと医師は考えていた。その一方で，長期投与によるホットフラッシュや易疲労感，気分の落ち込みなどの更年期症状が害として考えられた。

生殖医療の観点からは，タモキシフェンには遺伝毒性があるため，投与中の妊娠は避けなければならない。現在の添付文書上は，最終投与後から薬剤の半減期の5倍の期間に6カ月を上乗せした期間にあたる9カ月間の避妊が推奨されている。さらに，生殖補助医療（assisted reproductive technology；ART）を受けたとしても妊娠率は35歳から低下する[5]ため，鈴木さんは現在37歳であり，治療前に卵子保存を行っていないことからも，内分泌療法の継続による加齢は妊孕性の低下に影響することが明らかである。ホルモン受容体陽性の乳がんを経験した女性が妊娠するために，排卵誘発などの不妊治療を長期的に行うことによって乳がん再発を増加させないかどうかについてはエビデンスが不十分で結論が出ていない[6]。

妊娠を希望して内分泌療法を中断すること（最短1年半の投与）が乳がんの再発リスクを増加させるかどうかを検証する研究POSITIVE試験（Pregnancy Outcome and Safety of Interrupting Therapy for Women with Endocrine Responsive Breast Cancer）の中間結果では，治療を中断して妊娠を試みた参加者のうち70％以上が妊娠に至ったこと，追跡期間中央値41カ月の時点で，44人（8.9％）の参加者が乳がん関連の再発イベントを経験したが，その割合は，閉経前女性に対する内分泌補助療法を検討したほかの研究における発生率（9.2％）と同等だったことが報告された[7]。しかし，本結果はあくまで

も中間結果であり，ホルモン受容体陽性乳がんは，年月が経過してから再発する可能性があるため長期的な経過観察の結果が待たれている。

❷ 患者の意向

鈴木さんは「再発の不安がないわけではないのです。妊娠を優先させたいという私の思いは許されないわがままなのでしょうか」と外来に同席した看護師に話した。看護師は面談をもち，鈴木さんの意向と意思決定に影響を与える周囲の状況や背景にあるものについて話を聞くことにした。

鈴木さんの妊娠の意向は明確で，結婚したことで1日でも早く家族をつくりたいといった気持ちが強くなったと語った。ホルモン療法を10年続けたら45歳を過ぎてしまうことから，不妊治療をしたとしても妊娠する可能性はかなり低くなってしまうことをもっとも心配していた。現在，一般的な不妊治療の保険適用は，女性の不妊治療開始時の年齢が43歳未満であることから，鈴木さんの場合は年齢の上限に至ることで不妊治療の経済的負担への懸念も背景に考えられた。また，ホルモン療法の副作用で日中もだるさを感じることが多く，体調の面からもできるだけ早く妊娠を考えたいとのことであった。その一方で，再発することへの恐怖心や子育てに関する具体的な考えは表現されることがなかった。

❸ QOL

次に，がん治療を中断し，妊娠・出産を優先することの鈴木さんおよび夫婦としてのQOLについて検討した。鈴木さんにとって妊娠・出産は，親になるという喜びや生きる希望につながる。また，その選択肢は鈴木さんと夫の家族としての関係性構築において大切な価値をもたらすのかもしれない。その一方で，母親が再発のリスクを抱えながら生まれてくる子どもの福祉をどのように考えればよいのか，さらにもし，妊娠・出産・育児の時期に再発を認めた場合に

身体的・心理的な負担や影響を本人と家族がどのように感じるかなど，答えの出ない課題があることが考えられた。

❹ 周囲の状況

鈴木さんにパートナーの意向を確認すると，治療のことは本人に任せているとのことで，病気のことを受け入れて結婚してくれたパートナーに対して，子どもができなかったら申し訳ないという発言も聞かれた。また，母親が再発乳がんで治療中であり，母親に孫の顔を見せてあげたいという希望があった。

医療者との関係性においては，担当医は，鈴木さんが若年性乳がんであることや，病状からみて診断時からできるだけ予後の改善を最優先に考え，治療効果が不確実な医療を提供するのは医師として無責任な医療だと考える傾向にあった。それに対して鈴木さんは，常に治療による生活への影響を考え，治療方針について自分の意見を医療者に伝えながら主体的に治療に参加したい意向を示していた。時に，医師と鈴木さんの間で互いの優先したい価値の違いや見えているもののずれから，意思決定のプロセスにおいて衝突が起こる場面もみられた。そのつど，看護師が間に入り合意形成を図ってきた。

具体的な方略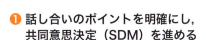

❶ 話し合いのポイントを明確にし，共同意思決定（SDM）を進める

このように，妊娠のために内分泌療法を中断することによる再発への影響について確実なエビデンスに基づいた医学的推奨がなく，不確実性が高い状況のなかで，次のような共同意思決定（shared decision making；SDM）のプロセスを進めていった。

遺伝性のがんについて子どもにどう伝えるか？

AYA（adolescent and young adult）世代にがんを発症する遺伝性腫瘍には，Li-Fraumeni 症候群や遺伝性乳がん卵巣がん (hereditary breast and ovarian cancer；HBOC)，Lynch 症候群などがある。HBOC においては *BRCA1/2* に特異的な薬物療法や新たながん発症を予防するためのリスク低減手術など，患者本人の治療法選択への影響が増えている。一方で，遺伝性腫瘍と診断されることで兄弟姉妹や子どもなどの血縁者への影響が懸念され，とくに未成年の子どもに伝えることは，子どもの精神的負担に加えて，結婚や妊娠・出産，保険加入など，将来に不利な影響が出るのではないかと不安が強く，消極的になる場合がある。このような背景のもと，ゲノム医療の公平公正な推進と遺伝情報による不当な差別を防止するために，2023 年にゲノム医療推進法が成立した。

遺伝情報を知ることは，リスクを知り早期発見のためにサーベイランス（検診）を受けることや，より適切な健康管理につなげられる可能性があることを伝えながら，血縁者の発達段階に合わせて，発症リスクやサーベイランスなどの情報提供や，継続的な心理サポートを行っていく。がん遺伝子パネル検査で遺伝性腫瘍の可能性が指摘された場合など，親である患者本人の病状が厳しい状態においてはさらに遺伝情報の共有の難しさを経験する。残される子どもが自らの遺伝情報に基づいた適切な支援とつながることができるように，遺伝診療部門との連携が重要となる。

（渡邊知映）

まず，担当医より鈴木さんと夫に対して，がんを患っても子どもがほしいという気持ちは当たり前の感情であることを伝えたうえで，内分泌療法を中断することでの再発率が上昇する可能性について具体的なエビデンスに基づきあらためて説明した。また，中断したとしても妊娠を積極的に計画する期間については一定の制限を設けて，妊娠に至ったか否かにかかわらず内分泌療法を再開することが望ましいことが提案された。あくまでも，医療者としての価値観を押しつけようとするのではなく，鈴木さんと家族にとって，妊娠・出産することだけをゴールと考えず，生まれてくる子どものためにも，母親として子どもを育てていく役割のためにも，これからどのように病気と向き合っていくかについて一緒に考える視点を大切に話し合った。

その後，看護師は鈴木さんと夫と面談をもち，互いの気持ちについて確認した。夫は鈴木さんの妊娠を優先したい意向に対して理解を示しながらも，「本当は妻の健康が一番なので，治療をしっかり行ってほしい気持ちはあります。僕はいつまでも妻と生きていきたいと思っています」という言葉が聞かれた。鈴木さんは夫のそ

の言葉を聞いて涙を流しながら，「再発のリスクがあることは理解しました。確かに妊娠することがゴールではないですよね。夫も先生たちも私が生きることを一番に考えてくれていることがうれしかった。再発はやはり怖いけれど，1人で背負っているわけじゃないと思えたので，自分の人生に後悔しないように妊娠を考えたい」と話した。

看護師は鈴木さんがさまざまな話し合いを経て，自らが決めたことをねぎらったうえで，安全に妊娠・出産に向かうことができるように医療者も支援することを保証した。これらのSDMのプロセスを記録に残して，ほかの医療者とも共有できるようにした。このように，SDMのプロセスを当事者と医療者が振り返り，共有すること，記録に残すことも医療者・当事者・家族の納得感につながるうえで重要なことだと考える。

❷ SDM の方針が決まった後の支援

鈴木さんは，内分泌療法を一度中断することを選択し，タモキシフェンの影響が体内から排泄されるのを待っている期間に，婦人科の検診

> column
> コラム

AYA 世代と向き合う心構え

AYA（adolescent and young adult）世代のがん患者は個々の患者の発達課題によって，多様な価値観や社会的背景のなかで生きている。妊孕性の課題以外でも，就学・就労，セクシュアリティ，アピアランス，家族・友人や周囲との関係性の変化，幼い子どもにどのように伝えるかなどそれぞれに抱えている課題は多岐にわたる。ともすれば，これらの課題とがん治療の選択や継続との間で価値の衝突が生じる。AYA世代でがんを経験するということは，それまであたり前に描いていた将

来像や未来の自分を喪失する経験であり，これからどのように生きていくのかといった価値の再構築と向き合わなければならない。その一方で，彼らの言葉からは，さまざまな制約のなかで希望と折り合いの繰り返しを経験しながら生きるしなやかさを感じることが多い。

医療者には，彼ら自身の言葉を信じ，尊重する対話を積み重ねることが，多様な価値を尊重した共同意思決定（SDM）において求められているのではないだろうか。　　　　　　（渡邊知映）

や全身の画像検査を行い，中断した時点で再発の徴候がみられないことを確認したうえで妊娠を試みることになった。

看護師は再発への不安の気持ちを共感的に受け止めながら，治療を中断したことによって副作用であった倦怠感などの体調不良が改善したかどうか確認を行っていった。さらに，このような意思決定が行われたプロセスを産婦人科と情報共有し，2つの科で連携しながらかかわっていった。鈴木さんは，内分泌療法中断後2年後に自然妊娠し，男児を出産した。授乳は健側の乳房のみで行った。半年ほど授乳を行った後，断乳してタモキシフェンの内服を再開した。

事例のその後

鈴木さんは子どもが2歳になったころ，定期検診で残存左乳房への局所再発が指摘された。医師から「残念ながら残った乳腺から同じタイプのがんが見つかりました。根治のためには今回は乳房を全摘することが望ましいと思います。病理の結果によっては術後に抗がん剤治療が必要になるかもしれません」と説明された。看護師が鈴木さんに気持ちを尋ねると，「再発は正直ショックです。それでもあのとき治療を中断して子どもを産めたことは全く後悔していません。いまは，息子のためにとにかく生きなければならないという気持ちが強いので，どんな治療でも不思議と前向きにとらえることができる」と話した。看護師は鈴木さんの言葉に共感的姿勢をみせながら，病気療養中だった母親は他界していたため，入院中や退院後の治療環境の調整や夫のサポート体制の確認，地域の育児支援の利用の提案などを行った。

今回の局所再発については，内分泌療法の中断が原因かどうかはわからない。しかし，再発治療の方針について同意した鈴木さんの表情は初回治療のときとは異なり，これまでのSDMのプロセスが鈴木さんにとって病気と向き合う力をエンパワメントしているように思えた。

まとめ

価値観の多様化した社会のなかで，何が正しいことなのかを一義的に決めることは難しい場面に多く出会う。そのような曖昧ななかでも専門家としてそれぞれの選択肢がもち得るリスクとベネフィットを吟味し，本人や家族の人生や価値観を聴きながら，それらが与える影響について丁寧に説明を行い，本人の志向をベースにした話し合いのなかで「選択しよう」というプロセスを支援していくことが求められる。意思決定のプロセスは清水[8]が指摘しているようにダイナミックな（変わり得る）ものであり，患者が自分で自分の道を選ぶことができるように支援するケアのプロセスでもある。

❖文献

1) Jonsen AR, Siegler M, Winslade WJ（赤林朗，倉田伸雄，児玉聡・監訳）：臨床倫理学；臨床医学における倫理的決定のための実践的なアプローチ．第5版，新興医学出版社，東京，2006.

2) Early Breast Cancer Trialists' Collaborative Group (EBCTCG)，Davies C, Godwin J, et al：Relevance of breast cancer hormone receptors and other factors to the efficacy of adjuvant tamoxifen：patient-level meta-analysis of randomized trials. Lancet 378（9793）：771-784, 2011.

3) 日本乳癌学会・編：乳癌診療ガイドライン①治療編 2022年版．第5版，金原出版，東京，2022.

4) Schiavon G, Smith IE：Status of adjuvant endocrine therapy for breast cancer. Breast Cancer Res 16（2）：206, 2014.

5) 日本産科婦人科学会：2022年体外受精・胚移植等の臨床実施成績．https://www.jsog.or.jp/activity/art/2022_JSOG-ART.pdf（最終アクセス：2025年1月28日）

6) 日本がん・生殖医療学会・編：乳癌患者の妊娠・出産と生殖医療に関する診療ガイドライン 2021年版．第3版，金原出版，東京，2021.

7) Partridge AH, Niman SM, Ruggeri M, et al：Interrupting Endocrine Therapy to Attempt Pregnancy after Breast Cancer. N Engl J Med 388（18）：1645-1656, 2023.

8) 清水哲郎：医療・ケア従事者のための哲学・倫理学・死生学．医学書院，東京，2022.

（渡邊知映）

事例⑦

ライフステージとがん

認知症を抱える高齢者は侵襲の高い手術を自分の意思で決定できるの？

患者は認知機能が低下し，自分が抗がん薬治療を受けたことを忘れている

もやもや
ポイント

❶ 患者は医師の説明をすぐに忘れてしまうが，治療のメリット・デメリットを理解して治療の選択ができるのか
❷ 認知症の患者の本当の気持ちや意思が確認できるのか

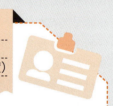

患者プロフィール 渡辺美智子さん，女性，70代後半
疾患名：膵頭部がん（T2N0M0，StageⅠB）
家族構成：70代の夫と2人暮らし，50代の娘は隣の県に在住（車で60分程度）

場面の状況

渡辺さんは切除可能膵頭部がんの診断を受け，前医で術前化学療法としてゲムシタビン＋S-1療法を2コース終了した。術前化学療法中は，夫と娘のサポートを得て，重篤な副作用はなく，予定のスケジュールどおり経過した。

渡辺さんは10カ月前に兄を亡くしてから，物忘れや不眠，不安を抱くようになり心療内科に通院していた。通院は娘の送迎，夫と娘の付き添いがあり，食事をはじめとする日常生活は，夫がすべて行っていた。

渡辺さんと夫，娘が当院を訪れ，医師の診察前に看護師が体調を確認するために渡辺さんと夫，娘と面談を実施した。看護師が渡辺さんに「抗がん剤，おつかれさまでした」と声をかけると，「私，抗がん剤したんだっけ？ここには膵臓の治療に来てるのよ。お父さん，私，抗がん剤，したの？」と夫の顔をのぞいた。また，「今の体調はいかがですか？」と尋ねると，「お父さん，私どう？」と自ら答えることはなく，夫へ回答を迫るような態度であった。さらに，そわそわした様子で，診察を待っている間に何度もトイレに行く様子があった。看護師は渡辺さんの様子から，認知機能低下の疑いがあり，この先，亜全胃温存膵頭十二指腸切除術（subtotal stomach-preserving pancreaticoduodenectomy；SSPPD）という侵襲の高い手術を受けることができるのだろうかと心配になった。

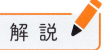

解説

何が倫理的問題なのか

　私たちは、認知症の高齢者が、一見すると意思決定が困難であると思われる場合であっても、尊厳をもって暮らしていくことの重要性を認識する必要がある。認知症であっても本人の意思の尊重、つまり自己決定の尊重に基づいた支援を行う必要があり、2018年6月に厚生労働省から「認知症の人の日常生活・社会生活における意思決定支援ガイドライン」[1]が公表された。2020年3月に「高齢者のがん診療における意思決定支援の手引き」[2]が公表され、高齢のがん診療の際に意思決定をどのように考えていけばよいのか、本人の意思決定能力をどのように評価し、どのような支援をすればよいのかが示されている。

　本事例では、手引き[2]の意思決定支援のプロセスチャート（図1）に準じて検討する。

STEP1 意思決定支援のための環境を整える

　手引き[2]では、意思決定支援者は、本人の意思決定を尊重する態度で接することが必要であることが前提として求められている。そのため、看護師は、認知症であっても渡辺さんの意思を尊重するという態度をもつことが重要である。また、意思決定に立ち会う人との関係性を配慮することが必要とされており、渡辺さんの場合は夫と娘、そして私たち医療者が対象となるが、信頼関係が構築されるように努める必要がある。また、場合によっては、誰がこの対象となるかを話し合う必要もある。そして、認知症高齢者は、初めての場所や慣れない場所では緊張したり混乱するなど、本人の意思を十分に表明できない場合があることから、なるべく慣れた場所を提供することが望ましい。また、大勢で見覚えのない人に囲まれることで圧倒されるため、できるだけ限られた関係者で話し合うことが望ましい。そのため、渡辺さんに関与する看護師は少数に限定し、顔なじみの関係を築くようにしていった。そして、できるだけ渡辺さんの言葉を逃さないようにするために、焦らせないように、可能なかぎり、十分に時間を確保できるように診察の予約時間を調整したり、体調を確認しながら話を進めるようにした。

STEP2 意思決定の段階

　このプロセスは、以下の3つの段階に分類されるが、実際は、①意思形成支援と②意思表明支援を行き来しながら徐々に③意思実現支援に至るケースが多いとされており、渡辺さんの場合も①意思形成支援と②意思表明支援を何度か繰り返し、意思決定に至った。渡辺さんは切除可能膵頭部がん（Stage ⅠB）であり、完治を目指すためには、手術を受けることがもっとも推奨される。多職種カンファレンスにおいてもSSPPDを推奨するが、高齢で認知症があることからどのような合併症発生のリスクが高く、家族などのサポートが得られるかが重要な情報であり、十分に話し合うことが必要だろうという見解となった。また、膵頭部がんに対する薬物療法の適応は、切除不能または再発症例に対して、延命もしくは症状緩和を目的として行われるため、渡辺さんが手術を受けない選択をした場合は、BSC（best supportive care）が推奨され推定予後は約1年である。これらの治療方法を渡辺さんや家族が理解して選択するために、医療スタッフで共通認識をもち支援した。3つの段階の具体的な内容を以下に示す。

❶意思形成支援

　本人の意思を明確にするための支援であり、適切な情報提供、認識、環境のもとで選択肢を検討できるように支援することである。渡辺さ

ライフステージとがん

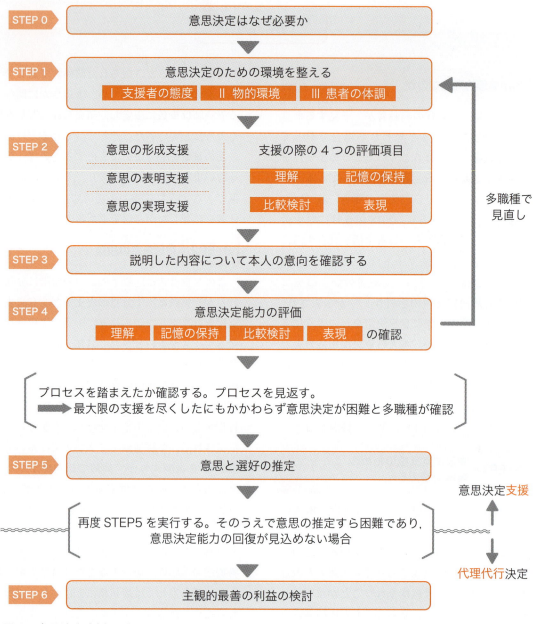

図1 意思決定支援のプロセスチャート
(小川朝生, 五十嵐隆志, 稲葉一人, 他:高齢者のがん診療における意思決定支援の手引き. 2020. https://www.ncc.go.jp/jp/epoc/division/psycho_oncology/kashiwa/research_summary/050/isikettei_pnf.pdfより引用・改変)

んには，初めから治療方針の選択肢を説明するのではなく，まずは，医療者との関係を構築すること，当院に慣れることを目的とし，治療を決定するために必要な検査を数日に分けて受けてもらうように調整した。認知機能の査定の必要もあるため，精神腫瘍科の受診も推奨した。

その結果，軽度認知症と診断された。
治療に関する説明をするときには，以下の4つに配慮することが重要とされている。

1) 理解への配慮
これは，ゆっくりとわかりやすい言葉を使用

し，一度にすべてを説明するのではなく，一部分ずつ説明するなど，理解が進むように配慮することであり，渡辺さんへ説明する際には臓器や術式など，医療用語は最小限にし，内容を少しずつ分けながら説明するように配慮した。また，認知症高齢者は，話が聞き取りにくいと理解することをあきらめてしまうこともあるため，渡辺さんは補聴器を約20年使用しており，診察前には補聴器の使用を促すようにした。

2）記憶への配慮

　これは，文字に書く，写真やイラストを用いる，重要な点を繰り返し説明する，持ち帰れる資料を準備し繰り返し確認できるようにすることで，できるだけ記憶にとどめられるように配慮することである。渡辺さんは，記銘力低下があり，診察室を出ると数分前に医師から説明されたことを忘れてしまうような状態であった。そのため，具体的に手術の内容が詳細に記載されたパンフレットを用いて，重要な点を繰り返して説明するようにした。また，認知症高齢者の特徴であるが，視覚的によくみえない状態があると理解をあきらめてしまうことがあるため，老眼鏡を持参している場合は，必ず使用することを促すことが必要である。渡辺さんも夫や娘にパンフレットを見せて，自ら読んだり見ようとしない姿がみられたため，老眼鏡の使用を促し，渡辺さん自身が内容を読み，理解が進むように促した。面談用紙には担当医師の氏名，病名，治療の方法である手術やBSC，それぞれのメリットやデメリットについて簡潔に記載した。とくに手術のデメリットである合併症については理解が難しく，「膵液漏：膵臓から膵液が漏れてお腹の中で炎症を起こす→管を入れておく時間が長くなる」というように，症状だけでなくその影響についてもわかりやすい表現を用いて記載するようにした。渡辺さんは，その面談用紙を自分の診察券を入れているポーチに入れて持ち歩いていた。

3）比較検討できる選択肢の提示

　それぞれの選択肢のメリット，デメリットを明確にし，できれば選択肢を2つ，3つに絞ることが望ましいとされており，渡辺さんには手術もしくは，BSCの2つとそれぞれのメリット，デメリットについて説明し，比較検討しやすいように工夫した。

4）表現

　これは，時間をあけたり，人を替えて確認することや，表情などの言葉以外のメッセージにも注意して一貫しているかどうかを確認することである。医師の説明後，渡辺さんがどのように理解しているかを看護師が確認するようにしたが，診察室を出ると医師の名前や説明内容を忘れてしまう状態であったため，面談用紙を改めて一緒に読みながら，渡辺さんがどのように理解しているかを聞くように努めた。手術の方法については，詳細に復唱することはできなかったが，治療方針の選択肢は2つであること，それぞれの余命やその後の生活について心配するような発言があった。また，渡辺さんは「余命1年は悲しすぎる。私，お父さんと一緒にいたい」と繰り返し，この発言は終始一貫していた。

❷ 意思表明支援

　意思を他者に説明するための支援である。渡辺さんが今後の治療方針の選択を理解し，どのように考え，選択したか，その結果と経過を渡辺さん自身の言葉で述べられるようにすることは容易ではなく，「1年はつらいわね。お父さんと一緒にいたい。手術は大変なのね。でも，やっぱり1年は嫌だわ」と話したり，「私，膵臓がんなの？　母も兄もそうだったから，私ももしかしてと思ってた。治療するの？　お父さん，どうしたらいい？」など，渡辺さん自身もどうしたらよいのか困っているようであったため，この状況について医師や夫，娘と共有し，ただちに結論を出すのではなく，何度か話し合

いを重ねることとした。

❸ 意思実現支援

表明した意思を実現するための支援であり，本人の能力を最大限活用し，本人が主体的に取り組めるよう支援することである。

渡辺さんが手術を受けると決意した場合は，手術に耐えられるための体力や栄養の維持が必要であり，運動プログラムや食事，補食など，入院前から取り組むことができるようにサポートが必要である。また，決意したことを忘れてしまうことも懸念されるため，面談用紙を自宅に掲示する・持ち歩くなど，いつでも見返すことができるように工夫する必要がある。

STEP3 ● 説明した内容について本人の意向を確認する

本人の理解・認識を本人自身の言葉で答えてもらい，理解の度合いを確認することである。「はい」「いいえ」で回答できる質問は，本人の理解や認識を確認するうえでは不十分なため，なるべく本人の言葉で具体的に答えてもらい，本人の思う理解・認識との間にずれがないかを確認することが重要である。渡辺さんに医師からの説明を聞いてどう思ったかを尋ねると「余命1年は悲しすぎる。お父さんと一緒にいたいの。だけど，手術したら体力，体重減っちゃってまた，お父さんに迷惑かけるわね」「今はあまり食べられないの。え？ もっと食べられなくなるかもしれない？ 困ったわね」「私の母と兄も膵臓がんだったんだけど，手術できなかったの。あれ？ 私，膵臓がん？ 肝臓がん？ お父さん，私，がんなんだって」などと話し，理解が得られている状況ではなかった。そのため，面談用紙を改めて一緒に目を通しながら，膵頭部がんであること，治療の選択肢はSSPPDを受ける，またはBSCであること，それぞれのメリットとデメリットについてあらためて確認した。そのうえで，渡辺さんは「お父さんと少しでも一緒にいたいから，手術を受けます。お父さん，いいでしょ？」と夫や娘の顔を見ながら繰り返した。

STEP4 ● 意思決定能力を把握する

意思決定能力とは，ある特定のことに対して意思決定できる能力を指し，本人の元の判断能力だけではなく，支援者の支援能力に支えられて増進する。以下の観点から見返し，不十分だと判断した場合にはこれまでのプロセスを見直すことが必要とされている。

❶ STEP1の環境が整備されているか

本人や支援者と医療者が信頼関係を築けているか，診療場所や資材などの物的環境の整備，せん妄や意識障害といった本人の体調の変化に配慮することが重要である。幸い，渡辺さん，支援者である夫や娘，私たち医療者は，渡辺さんの状況を確認してペースを大切にしながら何度も話し合いをもつようにしたことで，信頼関係を築けるようになっていた。また，来院回数を増やし，当院の環境に慣れるようにしたこと，担当する看護師を少人数に限定したことで少しずつ環境にも慣れるようになっていた。

❷ STEP2の支援について

1）支援方法を多職種で見直す

医師や看護師は，渡辺さんが意思決定に参加しやすいようにわかりやすい言葉を使うように心がけた。毎回，面談用紙に説明したことを簡潔に記載し，診察後にはパンフレットや提供した面談用紙を用いて，看護師があらためて理解の状況を確認したり，その際の気持ちや思いを表出できるようにかかわるようにした。また，医師とも状況を共有し，渡辺さんと夫や娘たちが意思決定できるように促すよう働きかけた。

2）本人の意向を確認する支援ができる第三者がいるかどうか

渡辺さんの夫は「彼女がこんなに私と一緒にいたいと言っているので，手術を受けさせてあ

Ⅱ章　日常にある倫理的問題と実践

げたい。手術の後もできるだけ私がやってあげたいと思います。訪問看護師さんもお願いします」と話した。また，娘は「手術のリスクや生活を考えると，あまり賛成できなかったんです。何度も話し合いましたけど，毎回，どんな状況でも生きたいって2人とも言うので私も支えたいと思います」と話し，徐々に両親の気持ちを尊重し，協力することを決心した。さらに，夫は大手企業を定年退職した後，現在もコンサルティング会社でアドバイザーという立場にあった。また，娘は会計事務所を経営し，社員に指示しながらリモートでの仕事が可能であったことから，渡辺さんの意思決定を支えるだけでなく，術後の在宅支援を検討する際，経済的な心配はなく，渡辺さんのサポートを実施できるという状況であった。

3）複雑な意思決定が必要な場合は，精神腫瘍科や倫理コンサルテーションチームに相談する

意思決定能力の判断を巡って，医療者と家族の見解が異なる場合，意思決定の意見が支援者のなかで異なる場合，本人の望む選択肢があまりにもリスクが高い場合などは，早期から専門家や多職種専門チームに相談し介入を依頼することも重要である。渡辺さんの高齢者機能評価の結果は，IADL判定：すべての項目で要支援，または手助けが必要（G8：10点，PHQ2：3項目以上で抑うつ症状あり，Mini-Cog：該当なし，CCI：0点，MOS：1項目低下）であった。また，精神腫瘍科の受診において，MMSE（Mini-Mental State Examination）は22点/30点中，FAB（Frontal Assessment Battery）は10点/18点中であった。これらを総合して，医師の診断から，記銘力保持は低下し病状の認識は乏しいが，紙に記載してゆっくり説明すると理解でき，それに基づいて意思を述べることができることから意思決定能力は保たれているという判断であった。そのうえで渡辺さんは，「認知症っていわれたけど，今の生活で記憶しなきゃ

いけないことはないから，必要に迫られていないんです。でも，主人公は私なんだから，頑張りたいんです」と話し，認知症であることの自覚はなかったようだが，認知症であっても自分自身で考えて生きていきたいことははっきりと主張していた。

STEP5● 本人の意思と選好を推定する

ここでは，STEP4においても本人の意思決定が困難である場合，臨床現場でできる支援を尽くしたことを多職種チームで確認する。そのうえで本人の意思決定が難しい場合，根拠を明確にしながら，本人の意思および選好を推定することを始める。渡辺さん・夫・娘は，どんな状況であっても手術を選択するという意思決定をしているため，このSTEPには至らなかったが，本人の価値観やこれまで大切にしてきたこと，家族関係や友人関係，本人の思考の傾向など，多くの状況を踏まえながら推定することが必要とされる。

STEP6● 主観的最善の利益の検討

情報の収集に努めたとしても，なお本人の意思を推定することすら難しい，つまり本人の意思決定能力の回復が期待できず，家族らから意思を推定する情報も収集できない場合にこのステップを検討する。最後の手段として家族らを含めた医療チームで「もしも今，本人の意思決定能力が回復するとしたら，本人は何を望むのか」という，いわゆる主観的最善の利益（本人の価値観などを踏まえた，最善の利益）の観点から協議して判断する。

事例のその後

渡辺さんはその後，個室で夫と娘が毎日交替で付き添い，手術を受けることとなった。入院前には，入院準備センターや病棟スタッフ，精神腫瘍科医師と意思決定の経過やせん妄リスクのリスク要因に関する情報を共有し，渡辺さん

89

には現実認識を深めるために，リアリティオリエンテーションを実施しながら，少しでも落ち着いて入院生活を送ることができるように配慮した。具体的には，夫や娘と相談し，自宅で使用しているカレンダーに夫の直筆で手術や検査の予定を記載して掲示したり，普段使用している寝具や食器を持ち込んだり，好きな童謡の音楽を流すようにした。

手術後は経口摂取不良により体重が42kgから36.5kgへ減少し，静脈ポートを設置して在宅中心静脈栄養（home parenteral nutrition；HPN）を導入した。さらに広範囲門脈塞栓症に伴う肝機能障害により難治性腹水を発症し，腹水ドレナージポートを設置して外来通院を継続した。夫と娘は訪問看護師のサポートを受け，HPNの管理を行いながら，2〜3週間おきにCART（cell-free and concentrated ascites reinfusion therapy；腹水濾過濃縮再静注法）を受けるために通院するようになった。渡辺さんは「私，手術したの？ だから点滴しなきゃいけないの？ お父さん，そばにいてちょうだいね」と手を握りながら処置を受け，夫は「大変だって先生や看護師さんに言われたけど，こんなに大変だったんだね。でも，自分たちで決めたことなんで。よろしくお願いします」と話した。さらに娘は「こうなってみて，本当に大変な手術だったんだって実感します。手術しなかったらどうだったんだろう。手術してもしなくてもどちらも一長一短ですね。両親が仲良くいられることが一番だって信じるしかないですね」と2人を見つめながら話してくれた。渡辺さんや夫，娘が思い描いていた退院後の状況とは異なっていたと思われるが，何度も話し合いを繰り返し，3人の意思を確認して治療の選択をしたことで，現状を受け入れようとしているようにみえた。

まとめ：支援のポイント

本事例から，主に3つの支援のポイントがあげられると考える。1つ目は，認知症や認知機能低下のある患者であっても，患者の意思を尊重するということである。これはガイドライン[1]においても前提として記載されていることであるが，認知症の高齢者は，認知機能低下があっても，すべてのことが理解できない，思考が停止している状況ではない。機能低下は個人差があるが，残された機能も十分にあり，そして感情や意思はしっかりともっていることが多い。そのため，渡辺さんのように，記銘力は低下し状況の認識は乏しいが，説明方法を工夫することで理解を得ることができたり，自らの意思を表現できることもある。理解できないから意思が決定できないのではないため，理解を促進するためにどのような支援が必要かを医療チームで共有して検討する。そして，認知症高齢者の特徴を踏まえた支援を医療チームで提供することが重要である。渡辺さんは「これからもお父さんと一緒にいたいから手術を受ける」という終始一貫した思いを表現していた。そのつど，説明を受けた際には忘れてしまうことはあったが，この思いは決して変わることはなかった。

2つ目は，提供する医療のメリットとデメリットを専門家の立場としてしっかりと判断して関係者で話し合うことである。渡辺さんは認知症がある高齢者であり，手引き[2]に沿って検討したが，渡辺さんに実施されたSSPPDは高齢者でなくても侵襲の高い手術である。膵液漏や腹腔内膿瘍，胆管炎，創感染，出血，縫合不全，敗血症，糖尿病などの合併症，それに伴う経口摂取不良や体力低下，また入院という環境変化によりせん妄発生や認知症の進行といった手術に伴うリスクも多い状況であった。渡辺さんは手術を受ける選択をしたが，手術を受けることにより余命を縮める可能性もあり，十分に検討する必要がある。渡辺さんと夫に対し，娘は合併症により渡辺さんの今のQOLが低下すること，現在と同じように両親が生活できなくなるのではないかという懸念を抱き，最初から2人の意見に賛同できずにいた。それは当然のことであり，この状況であれば，手術ではな

くBSCを選択すべきと考える患者・家族や医療者は少なくない。医療のメリットとデメリットに加え，高齢者であることや認知症であることの影響を加味して十分に検討することが必要である。

3つ目は，認知症の高齢がん患者の意思決定においては，支援者と共に検討することである。がん治療を受ける高齢者の多くは，IADL（instrumental activities of daily living）において支援が必要である，もしくは自立していても治療開始後に支援が必要となることが多い。そのため，受ける治療や生活への影響，とくにIADLにおいて支援が必要となることや支援者を想定して調整することも重要である。渡辺さんの場合は，夫と娘が支援者となり，経済的にも余裕があったため，社会資源の導入もしやすい状況であり，あらかじめその意向についても確認することができていた。しかし，今後は少子高齢社会が進むことで，この支援者を確保することが困難となるケースが散見されることが予測される。

がん患者の多くは高齢者であり，身体的・精神的，そして社会的な課題を抱えていることが多い。また，複雑化しているので治療や治療後の生活を含めた意思決定支援と生活の支援が重要である。

❖文献
1）厚生労働省：認知症の人の日常生活・社会生活における意思決定支援ガイドライン．2018．https：//www.mhlw.go.jp/file/06-Seisakujouhou-12300000-Roukenkyoku/0000212396.pdf（最終アクセス：2024年8月31日）
2）小川朝生，五十嵐隆志，稲葉一人，他：高齢者のがん診療における意思決定支援の手引き．2020．https：//www.ncc.go.jp/jp/epoc/division/psycho_oncology/kashiwa/research_summary/050/isikettei_pnf.pdf（最終アクセス：2024年8月31日）

（市川智里）

コラム

IADL（instrumental activities of daily living）

IADLとは，ADLよりも複雑かつ判断を伴う日常生活動作のことを指す。具体的には，電話の使用，買い物，食事の支度，交通手段，服薬管理，金銭管理などであり，筆者の施設では初診時，緊急受診時，入退院時などに情報収集して高齢者機能評価の一つとして評価している。高齢者では認知症の進行や身体機能の低下により自己管理が難しくなることがあるため，早期の評価と適切なケアが必要とされている。とくにがん治療においては，合併症や副作用が原因で判断力や体力の低下により，IADLの実行能力が低下するとされている。

筆者の施設で，緊急受診した65歳以上の患者を対象に調査したところ，IADLのそれぞれの項目において「1：1人でできる」「2：人の手助けが必要」「3：できない」の3段階の点数評価で初診時と緊急受診時を比較した。初診時（治療開始前）と緊急受診時（治療開始後）では，交通手段，買い物，食事の支度，服薬管理，金銭管理の項目で有意差がみられた。高齢者では，機能低下に伴いIADLの実行にも影響するだけでなく，その間にフレイルを起こすことから回復が遷延したり，新たなリハビリテーションが必要となることもある。認知症の場合は，治療開始前からIADLの実行能力が低下している項目がある場合もある。または，慣れ親しんだ自宅ではできても，入院すると実行できなくなることもある。そのため，がん診療においては，IADLを評価し高齢者の特徴を把握したうえで，予防的視点を含めた介入を検討することが重要である。

（市川智里）

事例⑧

ライフステージとがん

なんとなく違和感があるなか淡々と診療とケアが進められているけれど，このままでいいの？

患者の不満が聞かれることはないが，患者主体でない医療・看護が続いている

もやもやポイント
❶ 医療者の説明に終始うなずいて，質問や確認もしないけれど，本当にいいの？
❷ 術後だけど，痛いとか，自分の身体のことを何も言わないけれど，このままでいいの？
❸ 「申し訳ない」という高齢患者の抑制同意をそのままにしていいの？

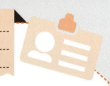

患者プロフィール 吉田豊さん，男性，70代後半
疾患名：胃がん（Stage I，腹腔鏡下幽門側切除術を受ける予定）
家族構成：妻（70代後半）と2人暮らし。息子家族が近隣に在住

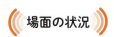
場面の状況

　吉田さんは胸やけが続くため検査を受け，胃がんと告げられた。担当医が説明する間，吉田さんは終始うなずいていた。息子は，吉田さんが最近聞き返すことが増え心配していたが，手術に同意した。診察後，看護師が声をかけると吉田さんは「先生や息子が勧めてくれるからね」と答えた。

　入院前日，吉田さんは家族と一緒に手術の説明を受けた。吉田さんから質問はなく，「先生の手は煩わせませんから」と言って，すぐに同意書にサインをした。妻と息子は「退院したらすぐいつもどおりに戻れるから」と話した。

　吉田さんは手術を受けた。術後，看護師は吉田さんの手掌にIV-PCA（経静脈的自己調節鎮痛法）ボタンを置いた。吉田さんはうなずいたが，IV-PCAは使わず，痛みを訴えなかった。

　術後2日目，吉田さんに起き上がる行為が何度かみられた。看護師は，せん妄リスクが高い吉田さんが自己抜去や転倒をしてはならないと考え，紐の離床センサーをつけた。吉田さんは「紐でつながれ情けない」と話し，リハビリテーション以外は横になって過ごした。また，吉田さんは検温のたびに看護師から年齢，今日の日付を尋ねられた。

　術後3日で分割食が始まり，吉田さんは食後，気分が悪くなったり，下痢をしたりするようになった。

　術後5日目の夜，離床センサーが鳴り訪室すると，吉田さんがベッド横に横たわっていた。看護師が「呼んでください」と言うと，「トイレに行く」「お腹の調子が悪いのは歩かないからと言われたから，（痛みは）がまんして動かないと」「これ（離床センサー）つけられて…自分は迷惑をかける患者じゃない」と言った。

　術後6日目，多職種カンファレンスを行い，看護師は「痛そうだった」，管理栄養士は「食事摂取量が少ない」，理学療法士は「ぼんやりして集中できていない」等の情報を共有した。

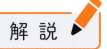

何が倫理的問題なのか

本事例のもやもやや違和感を看護師の立場と多職種チームの視点から Jonsen の4分割表を活用して情報を整理する（**表1**）[1]。検討された倫理的問題に対し，具体的な方略を検討する。

❶ 吉田さんの意思は確認されないまま，周囲の意見や思い込みで治療方針が決まっている

インフォームドコンセントや意思決定支援については，医療者個々で認識に差があり，患者の意思決定能力の評価も医療者によって異なっているのが現状である。また，医療に関する説明や話し合いの内容は複雑であり，医療者は説

表1　4分割表

医学的適応	患者の意向
・胃がんで手術適応あり ・術前は胸やけが続いていた ・術後は痛み，食後の気分不良や下痢，苦痛症状の影響で思うように身体が動かないなどがある	・「先生や息子が（手術を）勧めてくれるからね」 ・本人から質問はなく，「先生の手は煩わせませんから」と言って，すぐに同意書にサインをした ・うなずいたが，IV-PCAは使わず，痛みを訴えなかった ・「紐でつながれ情けない」と話し，リハビリテーション以外は横になって過ごした。検温のたびに看護師から年齢，今日の日付を尋ねられた ・「（看護師を）呼んでください」と言うと，「トイレに行く」「お腹の調子が悪いのは歩かないからと言われたから，（痛みは）がまんして動かないと」「これ（離床センサー）つけられて…自分は迷惑をかける患者じゃない」と言った
QOL	周囲の状況
・医療者は吉田さんのQOLが手術を受けることで改善・向上すると考えている ・医療者が吉田さんのQOLを考える時に影響すること：高齢，胃がんの予後（病状がどうなるか），高齢者の2人暮らし，息子のサポートがある	・息子の思い：吉田さんが最近聞き返すことが増え心配していた ・妻・息子は「退院したらすぐいつもどおりに戻れる」と話した ・医師のとらえ：吉田さんは説明を頷いて聞いていたし，質問もない。提案する治療にすんなり同意していた ・看護師の思い：吉田さんは高齢で，せん妄のハイリスクがある。せん妄の早期発見のために名前や日付の確認は必要。点滴の自己抜去や転倒の危険があるので，離床センサーをつけざるを得ない。動くときは事前にナースコールで呼んでもらう必要がある。痛そうな（しかし痛みを訴えない）吉田さんの様子に気づいていた

明した・理解してもらったと思っても，とくに高齢患者の場合，実際は理解できていないことが多い[2]。

吉田さんの場合，息子の隣でうなずきながら医師の説明を聞いていた様子から，周りの人たちは吉田さんが「うなずいている＝理解している」ととらえており，これは，吉田さんにとっての最善や，家族や関係者のQOLについても，医療者側の視点だけでとらえてしまう（医療者の偏見；バイアス）ことになる危険性があり，注意が必要である。

吉田さんの意思決定する力を判断し，意思決定支援を行わないまま診療が進んでいる。意思決定する力の評価では，本人が説明を理解し，価値観に沿って合理的に判断しているかどうかを評価することが重要である。吉田さんの場合，「診断と予後」「治療の目標」などについての意思決定支援があげられる。

「診断と予後」としては，手術を受けた後，吉田さんの病状はどのような経過をたどると予測されるのか，また手術後に，手術前と同じ程度の機能回復や生活を送ることが望めるのか，などの説明が行われたうえで，意思決定支援が行われることが望ましい。「治療の目標」では，医療者の考える目標と，吉田さん自身，家族が考える目標につき離齬がないかを確認したうえでの意思決定支援が望まれる。

【具体的な方略】
1：吉田さんの意思決定する力を支援する

吉田さん本人の言葉で説明してもらって，理解した内容を確認しながら，本人の意思決定能力が向上するよう支援する。意思決定する力や本人の思いは，認知機能検査などの検査ツールだけですべてを評価できるわけではなく，また，医療者の価値観を押しつけることや，物忘れや認知機能障害などがあることだけで意思決定能力が低下もしくは能力がないと即断してはならない。意思決定する力は4つの要素（理解，認識，論理的思考，表明）から成り立っており，

医療者は患者本人との話し合いをとおして，これら4つの要素について注意深く観察・評価し，可能なかぎり，本人自ら意思決定ができるよう支援する必要がある[3]。

2：吉田さんの視聴覚機能に配慮する

意思決定する力を発揮するには，状況を認識する必要がある。高齢者が状況を認識する際には，視聴覚機能に着目することが重要である。

高齢者のなかには老人性難聴や老眼，視野の狭まりなどを併存する人もいるため，視聴覚機能の確認や評価は高齢者とのコミュニケーションにおいて不可欠である（表2）。視聴覚機能の確認は高齢者の日ごろの生活の様子（例：会話中に聞き返す，黙ってにこにこしている，ぼんやりしている，テレビの音量が大きい）から推察できることもあるため，問診時や初回面談時に本人・家族に確認する。ほかにも，医療者と本人が話している最中に，本人が答えないで家族のほうを向いたり，家族が答えたりするなど，医療者とのやりとりのなかでも高齢者の身体機能や家族との関係性を推察できる場面がある。

60代では3割程度，80代では8割以上が難聴であることから[4]，吉田さんは医療者の説明内容が聞こえているようでも，実は，説明内容の一部あるいはすべてが聞こえていないと考え，感覚（聴覚，視覚）への働きかけを行うほか，集中できる静かな環境，記憶できる情報量など，吉田さんの理解する力を高めるような工夫に努めるとともに，医療者自身もコミュニケーションについて工夫することが重要である（表3・4）。

また，高齢者自身の関心の度合いによっても聴力は変化し得るといわれており，説明や話し合いの前に高齢者の体調を整える，関心を高めるといった配慮や工夫が重要である[5]。本人の意思決定する力の判断は，決定の必要な場面ごとに担当医療者が確認することが重要であり，看護師ひとりで判断せずに，多職種チームで支

Ⅱ章　日常にある倫理的問題と実践

表2　高齢者の視聴覚機能への配慮

【視覚機能】
- 必要に応じて，老眼鏡の使用を勧める
- みえ方に気になるところがないか確認する
- パンフレットなどの視覚資材を活用する際には，シンプルで均一な太さの活字（ゴシック体など）が見やすい

【聴覚機能】
- 補聴器をもっている場合は使用を勧める
- 声をかけて注意を向けてもらってから話し始める
- 耳元で話しかけることが多いが，正面で口の形や表情を見せながら話しかけると伝わりやすい場合が多い
- 老人性難聴は基本的に感音難聴[4]であり，進行すると，言葉は聞こえても意味が聞き取れないことによるさまざまな支障が増えてくる〔例えば，ひ・し（1月・7月）どちらかわからない，聞き間違える〕。医療者も高齢者本人も聞き間違いに気づかないこともあるため，大切なことは書いて伝えるなど複数の方法でコミュニケーションを図ることが重要である
- 複数での会話は聞き取りづらい場合があるため，会話に参加できるように他者との橋渡しを行う

援をしていけるよう相談・調整する。

❷ 吉田さんは術後の状況を理解・想像できないまま同意している（治療や今後の生活についてどのようにとらえ，思いや希望をもっているのか確認できていない）

「倫理的問題①」と関連しているが，吉田さんが術後の生活など理解・判断できるための十分な説明や治療方針の話し合いが行われないまま，診療が進んでいる。

吉田さんは，がん治療（手術），医療者や家族のサポートを受けることによって病状進行を避け，生活を継続することはできるが，その一方で，吉田さんは自分がおかれた状況などについて（サポートを受けないと生活できないことなど）理解できていないまま治療が進んでおり，そのことによるさまざまな苦痛があると考えられる。高齢者の本音として，自分のつらさを医療者や家族にわかってもらえないことへの不満や悲しみ，怒りの気持ちがある反面，介護や生活支援をしてもらうことへの申し訳なさ，遠慮があることが知られており，本当の意味での高齢者の「本人の意思」を尊重するかかわりには配慮や工夫が必要である。

また，家族に対して，吉田さんのがん罹患や治療によって，家族それぞれがどのような影響を受けているのか確認する必要がある（家族そ

れぞれの身体的・精神的・社会的影響，家族役割や関係性の変化，経済的なことなど）。

看護師は単に患者・家族に「決めてもらう」ことを支援するのではない。看護師が，医学の専門家ではない患者とその家族の決め難い意思決定事項について決められない気持ちを理解しながら患者・家族と話し合い，共に悩むこと[6]は，高齢者や家族の本音や受け止めを引き出し，高齢者の意思が尊重された方針決定となるよう調整や架け橋の役割を果たすことにもつながる。

【具体的な方略】
吉田さんの意思や意向を確認するために，適切な環境を整えて本音を引き出す

まずは，「倫理的問題①」と同様に，吉田さんの理解する力を高めたうえで，本人の意思・意向を確認する必要がある。このとき，本人が焦ったり，気を使って自発的に意思表示できなかったりすることがないような環境調整をすることも看護師の重要な役割である。具体的には，息子など家族が同席しない場で，吉田さんの思いや本音を聞く必要がある。本人の価値観や信念，人生観や死生観，これまでの人生（生活）でさまざまな選択をどのように決めてきたのかを確認する。このとき，看護師は患者が自分で決めることを強いるのではなく，本人が信頼で

表3　看護師の態度や話し方のポイント

- 適度な距離を保ちながら，相手に顔を向けて（相手の視線の範囲に入り），目線の高さを合わせる
- 看護師から挨拶しながら，話しかけたときの反応（例：挨拶したにとき目線が合うか，名札をみるか，話しかけてもぼんやりしているなど）に応じて，声の大きさや話すスピードを調整する（話の間合いをとる，イントネーション：話し言葉の抑揚や強弱は均一にしたほうが聴きとりやすい）
- 一般的に一文は短く，シンプルな内容にすると聞き取りやすい。休みなく話しかけると，次々と新しい情報が入ってきて混乱をきたしてしまうことがあるため，一声かけてすぐに反応がなくても5〜10秒程度は待ってみる
- 説明に入る前や話の途中で，「こちらの声の大きさはこれくらいでよろしいですか」「どちら（左右）から話しかけるとよろしいですか」「こちらの話す速さは大丈夫ですか」「ここまででわからないことや気になること，心配なことはありますか」などさりげなく尋ねたり，確認する間をとると患者は落ち着いて話ができる
- 内容が伝わらなかった場合（聞き返された場合や理解できない様子の場合），別の言葉で言い換えて伝えてみる

表4　高齢者が理解しやすいように伝えることへの配慮

- 患者が安心して会話できるような雰囲気や環境をつくる
  ＊落ち着ける環境を準備する：雑音は高齢者の集中力を損なう。例えば，外来の待合室のようなざわつきだけでなく，目の前を絶えず人が行き来する場所も騒がしい刺激となり，会話が難しくなる
  ＊高齢者の体調や心理状態に注意する：高齢者と話している途中で落ち着かない様子（そわそわする，服を触り始めるなど）が見受けられたとき，身体的な不調があるとき（発熱，痛みなど）には，休憩を挟む，機会を改めるといった配慮も重要である。高齢者が集中できる状況や時間帯に，集中力が続く程度の時間の長さで設定する（必要に応じて回数を分けてもよい）
- 高齢者は聴力低下や記憶の保持・想起能力の低下によって言葉がすぐに出てこないことや，スムーズな会話に支障をきたすことがある。このときに「覚えていますか」など理解できているかを試す問いかけや，「わかりましたか」など疑いをもった様子での念押しは，高齢者のコミュニケーション意欲を低下させる。看護師は高齢者の表情や反応をとらえながら穏やかに対応し，さりげなく説明用紙を一緒にみるなど，対象に合わせたコミュニケーション手段を探っていく

きる他者に託すことも認め，支える姿勢も大切にする。とくに高齢者では，吉田さんのように「先生や家族が勧めてくれるから」などと医師の意向に同意することや，家族のことを大事に思い，大切な家族がそれを願うからという選択をして家族の意向に沿うような意思決定になることがある。それは高齢者の自己決定の形の一つであり，高齢者の選択には意味があり，高齢者自身による意思の決定がなされている場合もある。看護師は，高齢者の本当の思いをとらえ，家族が決定する際にも家族のみの思いで治療方針が決定されるのではなく，高齢者の意思が尊重されたうえでの治療方針の決定につながるよ

うにすることが重要な看護支援である[7]。

吉田さん本人への支援と並行して，家族についても情報を得て支援する。妻や息子夫婦などの家族についても，「患者の介護者」としてだけではなく，家族個々人の生活に目を向けて多面的にとらえることが重要である。時に家族も本人の心身の機能の変化に気づいていないことがあるため，家族からみた本人の様子や生活状況，価値などについて確認することも必要である。

複雑で高度な医療の場で高齢者や家族が自分たちだけで意思や方針を決めることは難しく，すべての患者に「決めること」を強いることは

Ⅱ章　日常にある倫理的問題と実践

形だけの意思決定を生むおそれがある。高齢者に対しては，治療や生活の場に関する意思決定支援だけでなく，日常生活の一つひとつの援助において，尊厳を守るかかわりが重要である[8]。看護師は，意思決定は高齢者中心であることを忘れず，食事や移動，排泄などの日常ケアにおいても高齢者が自分で決める・行動することを尊重する姿勢を保つ。日常の思いの尊重が，高齢者自身が疑問や意向を表出する，選択する意欲を保つことにつながる。

❸ 吉田さんの術後疼痛の緩和が十分に図れていない可能性がある（痛いけれど言えない）

高齢患者における疼痛評価・管理は成人に比べて困難な場合が多いとされ，吉田さんの場合も，「痛い」と伝えられなかったり，痛みを緩和する方法（IV-PCA など）をうまく活用できなかったりしている。

がん治療（手術）がうまくいったとしても，術後トラブルがあると治療後の社会生活に多少の支障をきたす可能性がある。術後痛は手術を受ける患者のほとんどが体験する苦痛症状であり，適切な管理が行われないと長期的な問題（例えば，QOL 低下，機能回復遅延，術後合併症の増加など）を引き起こす可能性がある[9]。とくに高齢者の場合は，術後痛が認知機能にさまざまな影響〔術後呼吸器障害（低酸素状態，手術創治癒遅延など），睡眠障害などによるせん妄，不動による身体・精神機能低下など〕を及ぼす可能性があり，周術期の対応は重要である[10]。

吉田さんの場合，術後疼痛をはじめ術後管理の重要性について，本人も家族も正しく理解・認識できていなかった可能性があり，術後は痛みやそれによる不動，機能回復への影響，QOL 低下など苦痛を抱えていたと考えられる。

術後の吉田さんは，リハビリテーションの時間以外はベッドで横になり，終日静かに過ごすことが多かった。痛みは活動性を低下させるなどの影響があることから，吉田さんが低活動性

せん妄を発症していた可能性がある。高齢者や認知症の人のせん妄は急性期病院でもよくみられる状態だが，看護師によるせん妄や介入に関する記録は低い傾向にあることが報告されており[11]，看護師が気づいた変化をケアに生かせていない現状がある。術後疼痛についても，治療（手術）前から対策・工夫をすることが重要である。

【具体的な方略】
吉田さんの術後の痛みに気づく

高齢者は，痛みがあると動かないで安静を保ち，普段の日常生活能力に影響を及ぼすことがあるため，痛みによって生活の幅を狭めない，活動性を保つことが重要である。

痛みは主観的な感覚であるため，原則として高齢者自身の訴えによって把握する。しかし，高齢者のなかには痛みを訴えられない，もしくはがまんして訴えない患者もいる。そのため，主観的な表現〔NRS（Numerical Rating Scale）や VAS（Visual Analogue Scale），フェイススケールなどの痛みの強さの尺度，鈍い・うずく・刺すようななどの痛みの性質，痛みに対する思いや目標など〕と観察（表情，姿勢，身振り，バイタルサインなどの生理的反応，落ち着かない・怒りっぽいなど）による評価を組み合わせるとよい。このとき，生活動作への影響など，高齢者の生活や QOL にも着目して総合的に評価することが重要である。

高齢者が体験する痛みははっきりしないことも多いため，周囲の人は「気のせい」「気にしすぎ」「言わないから大丈夫」などととらえることがあり，高齢者は痛みを理解してもらえないと感じ，より痛みを強く感じたり，孤独感を強めたりすることがある[10]。看護師や医療者，周囲の人には，高齢者の痛みに理解を示すことが疼痛管理の基本姿勢として必要である。疼痛に対する薬物療法は基本的には成人と同様であるが，薬の量や使用のタイミングなどはサポートが必要な場合もあるため，痛みの評価を継続

97

ライフステージとがん

的に行う必要がある。

❹ 吉田さんの自由・自律・尊厳を守りたいが，安全を優先しなければならないジレンマ（吉田さんがよかれと思ってとった行動と医療安全の観点からの看護師の行動における倫理的問題）

　臨床の場で高齢者は看護師から手を差し伸べられやすい状況がある。高齢者が，自分でできる，できていたいと思う行為に看護師から援助を受けるよう促されることで，「自分でできる」という感覚が脅かされ，自分自身の存在，自分としてのあり方までも脅かされやすい状況にあった[12]との報告がある。

　吉田さんの場合は，離床センサーをつけていたが，看護師を呼ばずにトイレに行こうとして転倒した。このときの吉田さんは，「迷惑をかけたくない」「リハビリが大事だから動かないといけない」という信念に基づいて行動しており，一方，看護師は，安全確保の必要性や看護の役割（患者支援），「痛そう」といった吉田さんに対する懸念などから「（看護師を）呼んでください」と声をかけており，援助のニーズの不一致が起こっている。吉田さんの「紐でつながれ情けない」の言葉からは，声かけや環境などによって行動を制限されたことで自身の信念が脅かされたと感じていると考える。

　高齢者は老いや疾患による身体機能や認知機能の低下から，日常生活に何らかの援助が必要な状態になることが多くなり，高齢者の権利や尊厳は損なわれやすく，守られにくい状況がある。

　吉田さんに対する離床センサーの使用に関して，経鼻胃管抜去や転倒・転落のリスク，着用の必要性の判断，医療資源の配分（病棟全体やほかの患者の状況，そのとき働いているスタッフの状況）からのアセスメントなどは，病棟全体で行うことができていただろうか。アセスメントの際には，院内や部署内に長年の習慣・文化はないか（例えば，手術患者には事前に「身体拘束の同意」をとるといった暗黙のルール）

といった点にも注意することが重要である。

【具体的な方略】
1：離床センサーの使用や，行動を制限する言葉が尊厳を損なうことを意識する

　ミトンや離床センサーの使用も，身体拘束と同様に倫理的な配慮が必要である[13]。離床センサーを使用する患者が，離床センサーが自らの安全を守るものと理解していたものの，看護師の頻回な訪室に苦痛を感じていたこと，昼夜を問わず看護師が来室することに「管理」されていると感じるようになったことなどが報告されている[13]。

　このことから，吉田さんに離床センサーの使用を検討する際も，まずは危険と思われる行動・症状の背景についてアセスメントを必ず行う。そして，せん妄や危険な行動に対する予防的ケアを実践したうえで，やむを得ない場合に限って短期的に離床センサーの使用について「身体拘束の例外3原則（①切迫性，②非代替性，③一時性）」に基づいて慎重に検討すると同時に，使用条件（例えば，処置時のみ，夜間のみなど），使用中止（解除）する基準を決め，使用中は毎日，必要性をアセスメントしなければならない[14]。

　看護師から患者に「何かあったらナースコールで呼んでください」と伝えることは多いが，伝えても呼んでもらえなかったり，頻回に呼ばれたりする事態が起こる。患者と医療者の間には知識や情報量に差があり，診療に関する認識のずれが起こりやすい。吉田さんのように「迷惑をかけたくない」と思う人，看護師が言う「何か」や呼ぶタイミングがよくわからない人など，高齢者の安全を重視した援助一つをとっても対象のとらえ方はさまざまである。看護師は患者の安全面への対応が画一的なものとなっていないか，患者の能力を損なうことになっていないか振り返り，対象に合った方法で援助の意図を伝え，実践できるよう努める必要がある。

　こういった検討は看護師個人や数名の判断で

98

決めるのではなく，施設内や部署内のチームで行われることが望ましい．それは，視点の偏りがないこと，客観的な判断であることなどを担保する必要があるためである．

2：せん妄の評価が尊厳を損なうことを意識する

せん妄の観察・アセスメントでは，吉田さんは検温のたびに看護師から年齢や日付を尋ねられた．自分の答えや能力を看護師や医療者に評価をされていることが明らかな場では緊張やストレスも強く，うまく答えられない（本来の力を発揮できない）．医療者はツールやスケールを使うこと，評価することにとらわれて，患者をむやみに診断したり，「これくらいは必要，許される」と思っていたりすることはないだろうか．医療者の配慮や注意がない行為が高齢者の人格や尊厳を傷つけることのないよう気をつける．

せん妄だという確信がもてなかったり，せん妄なのか認知症なのかと悩んだりすることで対応に自信がもてない看護師は多い．せん妄は身体的要因（脱水，感染，炎症，貧血，薬物など）によって生じる意識の混乱であるため，日常的に（毎日の検温で）型通りの質問やテストを繰り返すよりも，高齢者はせん妄を発症しやすい（ハイリスク）として，意図をもった観察やアセスメントを行うことが重要である．

せん妄は，「入院してから」「術後から」「薬を始めてから」など発症時期が特定でき，急に発症することが多く，1日のなかでも症状が変動しやすい（日内変動）といった特徴があり，注意障害や意識レベルの変容を主としてさまざまな症状が出現する．注意障害の観察・評価では，「今日の朝食メニューは何でしたか」「今日の午前中は診察がありましたか」「入院してどれくらい（日数が）経ちましたか」などのさりげないコミュニケーションをとおして，近似記憶や見当識を確認することができる．時間の見当識を確認する際，筆者は，自分が忘れたふりをして「今日は何日でしたかね」「今，何時ですかね」などと尋ねることがあるが，いつもこれを繰り返していると，患者は「いつもこのパターンで聞いてくる（評価される）」と感じてしまうので注意する．看護師は日常の会話をとおして，患者の返答がいつもより遅い（意識レベルの変容），話がまとまらない・言葉を間違える（思考の解体）といった患者の変化をとらえるとともに，1日のなかで様子や症状の変化（朝は普通に会話できたが，夕方になるとそわそわして落ち着かないなど）がないかどうかも併せて確認する．患者との毎日のかかわりのなかで確認できる観察方法を身につけて活用する[15]．

また，時に高齢者に対して砕けすぎた言葉（タメ口，子どもに話しかけるような声のかけ方）で話しかける医療者を見かけることがあるが，日ごろから高齢者に対する言葉遣いや態度にも意識を向ける必要がある．親しみがあることと，なれなれしいことは違うことを心得て，常に尊敬の念と思いやりをもって接することが大切である[16]．

事例のその後

受持看護師を中心に，吉田さんの本来の意向である「先生や家族が勧めてくれる手術を選んだ」ことを尊重するとともに，家族や医療者の期待に応えようと自分でできることをしようと頑張っている吉田さんの自律や尊厳を支えるケアやサポートについて検討した結果，多職種カンファレンスで共有したエピソードから栄養摂取（食事の工夫）および身体活動（リハビリテーション）を頑張ることが，吉田さんらしさを支えることにつながると考え，多職種でケアやサポートを継続して行った．吉田さんは看護師や多職種とコミュニケーションを図っていくことで，徐々に主体的に取り組むようになり，他患者との交流もできるようになった．また，術後の多職種サポートでは吉田さんの妻や息子，家族にもかかわることで，吉田さんは妻や息子に迎えられて退院した．

ライフステージとがん

まとめ

医療者は忙しい現場で，日々さまざまなプレッシャーを感じながら多様な業務に対応しており，本事例のように，なんとなくスムーズに進んでいる高齢患者を見逃してしまったり，結果的に医療者主体でアセスメントや問題解決を急いでしまったりすることが起こり得る。高齢というだけで家族にばかり情報を聞いていないか，説明と同意が画一的（流れ作業）になっていないか，患者側から問いや思いの表出がないからといって問題ないととらえていないか，他者から援助を受ける・行動を制限される高齢者の心情を見落としていないか，高齢のがん患者が増えるなかで医療やケアの選択に迷う場面も増えてきたからこそ，看護師が倫理的に状況を把握し，行動していくことが求められている。看護の倫理は特別なものではなく，日常のなかにひそんでいる。「本当に大丈夫なのだろうか」「言葉や態度の裏側には何があるのだろう」「患者に合った一番よい方法はなんだろう」など，そこでいったん立ち止まり，「なぜだろう」と考えることが倫理的思考の第一歩となる。

---

column コラム

高齢者総合機能評価（CGA）

ここ数年で，意思決定能力の評価やアドバンス・ケア・プランニング（advance care planning；ACP）が意識され，高齢者に関しては高齢者総合機能評価（comprehensive geriatric assessment；CGA）も注目されている。CGAや高齢者に対するスクリーニングは高齢者一人ひとりに合ったがん治療を検討・選択するために有効かつ必要な方法である。

機能評価やスクリーニングを活用する傍ら，看護師には多職種と共に，高齢者本人や家族とのやり取りを通して本人の生き方，好みや願いを理解し，くみ取る姿勢が求められる。枠組みだけでみていると，その人がみえていないという落とし穴がある。高齢者の場合はとくに，長年培ってきたそれぞれの人生の礎があるからこそ，「その人」のバリエーションが豊かである。老いと病（がん）を併せもつ高齢者にとっての最善を考えるとき，本人，家族，関係者間で十分なコミュニケーションを図り，本人の人生からみたうえでの合意形成が欠かせない。

看護師は高齢者のその人らしさを知るために，生活（実際の生活状況）や習慣，こだわりなどに関心を寄せていく[1]。高齢者の場合，「言ってない本音，言えない本音」「行っていないADL，行えないADL」が混在していることも多いが，看護師は日々患者に接しているからこそ，本当の気持ちや，実際の機能（ADL，IADLなど）を確認し，支えることができるという強みがある。実際にそれらを見極めた看護師による細やかな支援は生活に役立ち，高齢者は看護師や医療者を「自分を大切に思い，共に考えてくれる存在」と実感できる。

医療者がみている高齢者は，その患者の人生の一部に過ぎない。職種の強みを理解し合い，共にチームの一員として"その人にとっての最善"に向けてケア・支援に生かそうとすることが重要であり，組織や個人の倫理的感受性を醸成することにつながると考える。

文献

1 手塚（小滝）桃子，坪井桂子：ケア提供者からみたエンド・オブ・ライフに対する高齢者の価値観の概念分析.日本看護科学会誌 40：495-501, 2020.

（北川善子）

❖文献

1) Jonsen AR, Siegler M, Winslade WJ（赤林朗, 倉田伸雄, 児玉聡・監訳）：臨床倫理学；臨床医学における倫理的決定のための実践的なアプローチ. 第5版, 新興医学出版社, 東京, 2006.

2) DuMontier C, Loh KP, Soto-Perez-de-Celis E, et al：Decision Making in Older Adults With Cancer. J Clin Oncol 39（19）：2164-2174, 2021.

3) 日本臨床倫理学会「高齢者の慢性疾患における緩和ケア」ワーキンググループ・編：高齢者の慢性疾患における緩和ケア；QOL向上を目指す包括的ケアーホスピスケアから緩和ケアへ, そして, その先へー, へるす出版, 東京, 2024, p46.

4) Cudmore V, Henn P, O'Tuathaigh CMP, et al：Age-Related Hearing Loss and Communication Breakdown in the Clinical Setting. JAMA Otolaryngol Head Neck Surg 143（10）：1054-1055, 2017.

5) 鳥羽研二, 佐々木英忠, 荒井啓行, 他・著：老年看護 病態・疾患論（系統看護学講座-専門分野）. 第5版, 医学書院, 東京, 2018, p31.

6) 水谷信子, 水野敏子, 高山成子・監, 三重野英子, 會田信子, 深堀浩樹・編：最新老年看護学 第4版 2024年版. 日本看護協会出版会, 東京, 2024, p78.

7) 深山つかさ：急性期医療における後期高齢者のインフォームド・コンセントへの看護支援. 日本看護倫理学会誌 8（1）：32-38, 2016.

8) 前掲6, p70.

9) 前掲6, p262.

10) Rajan J, Behrends M：Acute Pain in Older Adults：Recommendations for Assessment and Treatment. Anesthesiol Clin 37（3）：507-520, 2019.

11) Sillner AY, Berish D, Mailhot T, et al：Delirium superimposed on dementia in post-acute care： Nurse documentation of symptoms and interventions. Geriatr Nurs 49：122-126, 2023.

12) 住谷ゆかり：入院生活を送る後期高齢者の「援助を受ける体験」；看護援助に焦点をあてて. 日本看護研究学会雑誌 37（1）：83-93, 2014.

13) 田原裕希恵, 綿貫成明：離床センサーを使用している患者の苦痛；一般病床に勤務する看護師の自由記述についての計量テキスト解析. 看護理工学会誌 8：38-46, 2020.

14) 日本看護倫理学会臨床倫理ガイドライン検討委員会・編：身体拘束予防ガイドライン. 2015, pp15-16.
https://www.jnea.net/wp-content/uploads/2022/09/guideline_shintai_2015.pdf（最終アクセス：2025年1月7日）

15) 亀井智子・編：健康障害をもつ高齢者の看護（新体系看護学全書；老年看護学②）. 第5版, メヂカルフレンド社, 東京, 2020, pp134-138.

16) 北川公子, 荒木亜紀, 井出訓, 他・著：老年看護学（系統看護学講座-専門分野）, 第9版, 医学書院, 東京, 2018, p207.

（北川善子）

事例⑨

ライフステージとがん

患者・家族・職場と意向が異なる状況なのにこのまま職場復帰をすすめていいの？

全身状態が悪化している患者から職場復帰の申し出があり，周囲が反対している

もやもやポイント

❶ 全身状態の悪化が予測される状態で，職場復帰を希望する"患者の意向を尊重"してもよいのだろうか
❷ 職場復帰に関して，患者・家族・職場の意向が異なっており，合意形成がなされていない
❸ 「患者にとって何が最善なのか」が明確になっていない状況のため，もやもやする

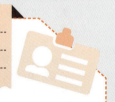

患者プロフィール　佐藤蓮さん，男性，40代後半
疾患名：肺がん（Stage ⅢB）
家族構成：妻（パート），子ども2人（高校2年生・中学2年生）

場面の状況

　佐藤さんは医療機器メーカーの営業職，妻はパート，子どもたちは学校とクラブ活動，塾通いの毎日を過ごしていた。マラソンが趣味であった佐藤さんは体力と健康には自信があった。1年前にマラソンで息切れや疲れやすさが生じ，咳も止まりにくいため受診，肺がんと診断された。その後，EGFR-TKI治療をしながら職場復帰，下痢や皮膚障害の出現はあるものの，持ち前の前向きさで治療をしながら社会生活を送っていた。
　2週間前，倦怠感と息切れが出現し，仕事中に受診。検査の結果，急激な病状の悪化がみられ入院した。がんに対する薬物療法は続けていたが，奏効は厳しい状態になりつつあった。現在，二次治療ができる全身状態ではないと判断され，まずは苦痛症状を緩和する目的で入院した。入院後2週間が経過し，苦痛症状は軽減したが，腫瘍マーカーや画像診断ではがんによる全身状態の増悪はさほど改善していない状態と説明を受けている。佐藤さんは，この状況を踏まえたうえで，「少しでも塾代と治療費を稼ぎたい。休み休みやれば，仕事はできる。やっぱり仕事が好きだし，復帰したい」と職場復帰を希望している。これを受け，医療者は「希望を叶えてあげたいが，職場復帰は厳しい状況になりつつある」と佐藤さんと家族に伝えている。家族は「お父さんに無理はしてほしくない」，職場の上司は「もう少し回復してから戻ってきてほしい」と，佐藤さんの職場復帰したい思いとは異なる思いを抱いている状況であった。

解説

何が倫理的問題なのか

表1にJonsenの4分割表[1]を示す。

❶ 医学的状況（QOL含）を明確にする

佐藤さんは1年前に肺がんと診断され治療を継続していた。この間，仕事と趣味のマラソンも体調をみながら継続し，体力と健康への自信を取り戻していた。そんな矢先の倦怠感と息切れの出現，緊急入院であった。原因は急激ながんの増悪による悪液質と食欲低下による脱水であった。二次治療が難しい全身状態であり，今後の職場復帰は厳しい状況が予測されていた。入院2週間が経過し，倦怠感と食欲は徐々に回復，来週以降には自宅療養が可能な状態まで回復する見込みであり，退院調整も開始になった。今後について，自宅療養が可能な状態を目標に入院加療を続けているが，腫瘍マーカーや画像診断の結果，病態増悪の改善はみられず，仕事への復帰は難しいと考えられていた。

❷ 患者の意向，周囲の状況（意向）を明確にする

病状について，入院時に佐藤さんと妻は医師から説明を受け，妻から子どもたち，職場に共有された。佐藤さんの職場復帰への希望について，家族からは「無理をしてほしくない」，上司は「回復してから戻ってきてほしい」と佐藤さんを心配する声が聞かれていた。一方で佐藤さんは，入院後2週間が経過し，食事も摂れるようになっていた。そのため「少しでも塾代と治療費を稼ぎたい」「仕事が好き，復帰したい」と職場復帰への意向を表明していた。医学的判断の情報からは，全身状態の増悪は否めない状況であり，このまま佐藤さんの意向（職場復帰）に沿うことが最善なのかどうか，倫理的葛藤が

表1 4分割表

医学的適応	患者の意向
・1年前に肺がんの化学療法中 ・倦怠感と息切れが出現し入院 ・治療目的は苦痛症状の緩和 ・現在（入院2週間後），倦怠感と息切れは回復 ・食欲回復し，半量摂取可能 ・来週以降には自宅療養が可能な状態まで回復する見込み ・がんによる全身状態の増悪は改善していない	・現在の病状を知っている ・休み休みやれば仕事はできる ・やっぱり仕事が好き，復帰したい ・少しでも塾代と治療費を稼ぎたい
QOL	周囲の状況
・医療機器メーカー営業（2週間前より有給休暇にて休職中。残り休暇1カ月） ・職場は長年営業職であり，社用車で顧客訪問（立ち仕事）をする仕事内容 ・趣味はマラソン，体力と健康には自信がある	・妻：パート，子ども：高校2年生と中学2年生（学校とクラブ活動，塾） ・患者から経済面を不安に思う言動「少しでも塾代と治療費を稼ぎたい」 ・家族：お父さんに無理はしてほしくない ・職場（上司）：少し回復してから戻ってきてほしい ・現在有給休暇使用中 ・医療者：希望を叶えてあげたいが，職場復帰は厳しい状況になりつつある

生じていた。現状は患者・家族・職場の合意形成ができていない状態であり，それぞれの発言や考えの真意を把握することが倫理的問題を解決するうえで重要だと考える。そのため，佐藤さん・家族・職場がどのような状況をイメージし，どこに価値を置き，何を大切にしたいと思っているのか，仕事への復帰についてなど，それぞれが示す意向の理由や意味，価値観などを把握したうえで，追加のケアプランを立てる必要があると考える。

❸ 周囲の状況（家族や職場の状況など）を明確にする

「妻はパートであり，少しでも塾代と治療費を稼ぎたい」と佐藤さんは話している。しかし妻には現状を確認できておらず，医療ソーシャルワーカー（MSW）で支援できる可能性があるため，家庭の状況を含め，面談設定することが望ましい。仕事途中の体調不良による緊急入院だったこともあり，家族の意向は，「お父さんには無理をしてほしくない」とかなり心配している様子であった。仕事は長く営業職を勤め，社用車を利用し顧客訪問（立ち仕事）という内容であった。今回，仕事途中に体調不良が出現し，社用車を病院まで取りに来ていた上司も家族同様心配していた。そして，上司からは，「（佐藤さんが）無事に病院まで着いて診てもらえてよかったよ。少し回復してから戻ってきてほしい。職場は心配ないから」と言われている。また入院には有給休暇を使用している。これらの状況から，仮に佐藤さんの意向どおりに職場復帰を目指した場合でも，周囲の人たちの心情が落ち着いた時期に，現在の家庭の状況や職場の状況についてあらためて把握し直す必要がある。

❹ 倫理的問題を明確にし，今後のケア目標と役割分担を明らかにする

ここでは3つの倫理的問題があげられる。
1. 全身状態の増悪が懸念されるなか，このま

ま佐藤さんの意向に沿い，職場復帰をすることは佐藤さんにとって最善といえるのか
2. 患者・家族・職場の合意形成がなされていない
3. 患者・家族・職場が「本当に大切にしたい価値観とは何か」を把握しきれていない状況で，佐藤さんにとって何が最善なのかを考えてもよいのか

佐藤さんと家族，職場それぞれに対して，意思決定に必要な十分な情報は提供されているが，その後の佐藤さんや家族，職場間の合意形成には至っていない状態である。また，それぞれが大切に考える価値観を把握しきれていない。佐藤さんの全身状態の増悪が予測されるなか，このまま佐藤さんの意向どおりに職場復帰することが本当に最善なのか，これは，「自律」の原則と「無危害・善行」の原則が対立している状況であり，倫理的問題が生じている。

具体的な方略

プライマリ看護師に倫理的問題についてカンファレンスで共有した。そこで，佐藤さん，家族，職場が納得したうえで次に進むための支援として，佐藤さんの今の思い・意向に関する価値観などを聴くこととした。

❶ 佐藤さんの意向について，対話を通して深堀りする

プライマリ看護師は，カンファレンス（4分割表）で出た佐藤さんの発言を思い出し，丁寧に傾聴することを意識し，一つひとつの佐藤さんの話に自分の理解が間違っていないか，要所で確認しながら対話を進めていった。全身状態が増悪するなかで，「なぜ佐藤さんは職場復帰を希望しているのか」「今の状態で仕事をすることに不安や心配はないか」「復帰後の働き方のイメージは」「佐藤さんにとって仕事をすることの価値は」「復帰後の仕事内容はどのように考えられているか」など，佐藤さんの「仕事

に復帰したい」についての価値観を教えてもらい確認する時間になった。また，「休み休みやれば仕事はできる」との佐藤さんの考えについては具体的な働き方，家族や上司とは復帰について何か話をしているのかなどを尋ね，対話を重ねていった。さらに，現在の佐藤さんにとって「一番譲れない（これだけは嫌だと思う）ことは何か」「大切にしたいことは何か」など，対話の後半で佐藤さんをより深く知るための質問をし，対話を続けた。そのなかで，佐藤さんからは今の状況について「社会から遮断されているのがつらい，だから復帰したいかな。いま，社会から寸断されてる感じ」と，職場復帰に関しての佐藤さんなりの意味や価値の語りを聴くことができた。さらに，佐藤さんにとっての仕事の価値を確認したところ，「営業はね，駆け引きなんだよ，交渉術，うまくいって自分の売っている品物が相手に届くこと，このサイクルが何ともいえない充実感を生み出すんだよ。だから営業がいいんだよね」「う〜ん，今の状態だとまだ仕事するのは（身体）きついかな。でも今みたいに社会からシャッター閉められてるのもきついな。仕事はリモートで売るのもありだから，（上司に）聞いてみようかな。みんな心配してるし。親としてできること（経済面）はできるかぎりやりたいし」と語っていた。

❷ 佐藤さんの意向を受け，家族・職場の意向を再確認する

プライマリ看護師とMSWは，妻と面談を実施した。この面談の目的は，「お父さんに無理はしてほしくない」という家族の意向について，医学的な全身状態の見解，家族の心配を佐藤さんがどのように感じ，考えているのか，家族の健康面や心理面，社会面（経済面を含む）で心配なことはないか，などにつき尋ねることであった。面談で，プライマリ看護師と佐藤さんが対話した内容（p104右段❶）を，佐藤さんと妻の間で共有していることがわかった。妻からは「子どもたちとも相談しました。主人の希

望を叶えたい。それで数日命が縮まっても，このまま仕事ができずに毎日（本人が）ぶつぶつ不満を言っているよりは，主人らしい。納得もできるのだと思います。お金のことは当分は大丈夫です」と発言があり，家族で相談し，佐藤さんを応援しようという意向に変化していた。また，同席していたMSWを今後社会面で困った際の窓口担当者として紹介し，面談は終了した。

❸ 現状を確認し，チームで共有，残された課題について抽出・分担・遂行する

当初，上司からは「少し回復してから戻ってきてほしい」と伝えられていた。その真意は，佐藤さんの身体を心配し，ゆっくり仕事から離れて静養してほしいとの思いから発せられた言葉であった。しかし，この上司の思いはうまく佐藤さんに伝わっていなかった。理由としては，入院当日の出来事だったこともあり，佐藤さん自身が苦痛症状によりしんどさが勝っていたこと，緊急入院であり上司が病院に来た時間帯も検査などのために話をする時間があまり取れなかったこと，佐藤さんの社用車を病院まで取りに来たが，上司自身も職場のやりくりでバタバタしていたなど，さまざまな要因が重なっていた。そのため，ゆっくり静養してほしいという上司の真意が「回復してから戻ってきてほしい」という言葉だけが伝わったと考える。また，上司や産業医は社員である佐藤さんの安全を守る義務（安全配慮義務）を遵守する必要がある。この責務もあり，今回の発言に至ったことは理解できる。なお，このような状況下であったが，今回佐藤さんとプライマリ看護師との対話（p104右段❶）を契機に，佐藤さんから上司に今後について連絡・相談をしていた。そして，上司からは産業医に佐藤さんの働き方についての相談を行い，同時に，医療情報提供書兼診断書は妻を通して上司（と産業医）に提出があった。後日，産業医と上司から，職場で使える制度や勤務形態の工夫を行い，佐藤さんと相談し，

1日3時間のリモート勤務から開始することになったと報告を受けた。その後，かかわったMSWとプライマリ看護師を中心に退院調整をし，数日後，佐藤さんは訪問診療と訪問看護を導入しながら，自宅でリモート勤務を開始することができた。

事例のその後

本事例では，『このまま佐藤さんの意向どおりに職場復帰することが本当に最善なのか？』という倫理的葛藤について話し合う（カンファレンス）ことから始めた。この看護師の倫理的感受性の高さと，その葛藤をカンファレンスで共有できる病棟の文化が倫理的問題の早期発見・解決につながったと考える。カンファレンスにより，状況を俯瞰的に捉え，倫理的問題を解決するための目標設定，プランニング（いつまでに誰が何をするのか？），実行，結果共有，評価，病棟でリードする人が誰なのか（プライマリ看護師）を明確にしたことで情報が集約され，短期間で佐藤さんと家族に支援提供できたといえる。

本事例のターニングポイントは，佐藤さんとプライマリ看護師との対話（p104右段❶）である。佐藤さんの語り（「少しでも塾代と治療費を稼ぎたい」「休み休みやれば，仕事はできる」「やっぱり仕事が好きだし，復帰したい」）を傾聴で終わらせることなく，後日，深堀りの対話をしたことである。佐藤さんとプライマリ看護師との対話では，佐藤さんが大切にしたい価値観を聴取する際，好むこと（大切にしたいこと）と同時に好まざること（これだけは嫌だと思うこと）の両方を聴いている。実はこれは意外に難しいスキルであり，常にセットで尋ねることを意識しなければ聞きそびれてしまいがちだが，好むこと・好まざることの両方を聴くことは重要である。一見単なる対話の積み重ねにみえるかもしれないが，看護師が佐藤さんを理解したい・理解しようとする姿勢の表れであり，佐藤さんもそれに応えようと互いの対話が紡ぎ出され，看護師と患者の対話がより深くなっていく。こうした対話を通して「信頼関係が構築され，互いの関係性のなかで相手の考えや思いを受け止め，さらに理解しようとする」といった循環が生まれる。佐藤さん自身が一番大切にしたい価値観に気づくことができ，一方で看護師自身もケア提供者として何をすべきかに気づき，この対話自体が互いの気づきを促すケアになっていたといえる。これこそがケアリングである。

後日，プライマリ看護師とMSWが家族と面談した際，佐藤さんからの"本当に頼りになる看護師さん"という太鼓判もあり，家族と看護師間の信頼関係が佐藤さんの一言で一瞬で構築された感覚があったという。それにより質問しにくい内容も躊躇せず聴くことができたと，後日プライマリ看護師から教えてもらったことが印象に残っている。倫理的葛藤が生じた際，その葛藤を言葉にして伝え合い，4分割表などで主観的情報や客観的情報を持ち寄り，もやもやを互いに共有すること，そしてチームでどうすることが最善なのかを一緒に考えること，このプロセス自体が倫理的問題を解決するうえで重要だと考える。

まとめ

本事例では，現状把握と状況を整理し，俯瞰的にとらえる目的で4分割表[1]を使用した。4分割表を作成するために関係者に質問し，状況を観察し整理した。しかし，4分割表を1人で作成した場合，自分の枠組みで現状を整理するため，偏った内容になる可能性があることは否めない。そのため，倫理的葛藤が生じた際には可能なかぎり多職種で，4分割表で現状把握と状況整理を実施することが重要である。例えば，本事例のように「佐藤さんの職場復帰の希望を叶えてあげたい」という思いを強くもっている場合，気がつくと，「どうやったら早く佐藤さんが職場復帰できるか」と偏った質問ばかりになってしまい，ケアが視野狭窄になってし

まう現象も珍しくない。日々患者のために一生懸命看護をしているからこそ，日々のケアのなかでほんの少し，目の前の現象を俯瞰的にとらえることを意識することが重要だと考える。それこそが倫理的問題を解決していくうえで重要である。

❖文献
1) Jonsen AR, Siegler M, Winslade WJ（赤林朗，蔵田伸雄，児玉聡・監訳）：臨床倫理学；臨床医学における倫理的決定のための実践的なアプローチ．第5版，新興医学出版社，東京，2006．

（矢野和美）

治療期に生じやすい「びっくり離職」

仕事をもつがん患者は増えている。就労外来患者の多施設調査[1]では，がんと診断されてから治療開始前までに40.2%の患者が「治療開始前に離職」していた。診断時に職場を退職した人も20.9%と，約2割の患者ががんと診断を受けた直後に退職している。また，最初の治療開始から再発後までに48.3%の患者が「治療開始後に離職」していた（図1）。

また，がん患者が働くことを継続できないリスク要因は，AYA世代，休職期間の長期化，疲労（倦怠感），呼吸困難，経済的問題である[2]。

私たち看護師がこの現実を把握することで，これから治療を頑張ろうとする患者や家族にできることがたくさんある。診断確定時に同席する際，治療開始前の受診の際，入院の説明をする際，治療開始後も含めると，患者・家族へのタッチポイントはいくつもある。その際，「驚かれて，もう仕事なんて続けられないと離職される方もいらっしゃいますが，離職前にご支援できることもあるかもしれませんので，遠慮なくお声掛けくださいね」と伝えておくだけでも，その後のpatient journeyは変わるだろう。現在，がん相談支援センターや医療相談室，地域にある産業保健総合支援センター（さんぽセンター）に治療と仕事の両立支援に対応できるスタッフがいるため，そこに患者をつなぐこともできると考える。

文献
1 Takahashi M, Tsuchiya M, Horio Y, et al：Job resignation after cancer diagnosis among working survivors in Japan: timing, reasons and change of information needs over time. Jpn J Clin Oncol 48(1)：43-51, 2018.
2 Yano K：Factors Influencing the Continuation of Work in Patients with Cancer Willing to Work：An Exploratory Study. Soc Sci 12(3) 115, 2023.

（矢野和美）

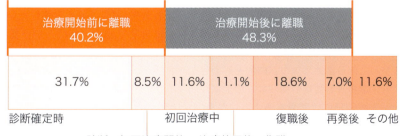

図1　離職のタイミング

事例⑩

キーパーソンとのかかわり

患者の在宅療養の希望と家族の介護負担のどちらが優先されるの？

患者は自宅に帰りたいが，家族は介護負担を心配している

❶ 医療者が在宅療養は無理と判断して，家族と勝手に話を進めてしまう
❷ 患者の意向と家族の意向，どちらを尊重すべきなのか

患者プロフィール　佐藤清さん，男性，80代前半
疾患名：肺がん（非小細胞肺がん，Stage IV），骨転移（腰椎，左腸骨，左大腿骨）
家族構成：妻（70代後半）と2人暮らし，長女（近隣在住），次女（他県在住）

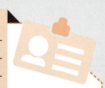

場面の状況

　佐藤さんは，肺がん（非小細胞肺がん）の診断後，外来通院で薬物療法を受けることになり，細胞障害性抗がん薬による治療が行われた。治療が進むなか，体力が低下し，performance status（PS）は3で，治療の継続が困難になってきた。骨転移に伴う左腰部の痛みに対してはオピオイド鎮痛薬が投与されていた。ある日，倦怠感が強く，食事をしても嘔吐し，意識がなくなったため妻は驚き，救急車を呼んだ。佐藤さんは病院に搬送され，そのとき意識レベルはJCS Ⅱ-20であった。血液検査や画像検査の結果，肺がんに伴う高カルシウム血症と診断され，ビスホスホネート製剤や補液などの治療が行われた。入院翌日には開眼するようになり，少しずつ会話ができるようになった。
　妻は，夫の意識が突然混濁したことで，自宅で療養を継続することが不安になり，自分の心配事を長女に伝えた。長女は母親の介護負担が心配になり，医師に今後の療養生活について相談した。医師は，妻と長女の話を聞き，自宅で高齢者の2人暮らしは難しいかもしれないと考えた。これ以上の抗がん薬治療は体力を消耗するだけなので中止し，病気の状態から自宅での生活は難しく転院が望ましいと説明することとなり，主治医と家族で話が進んでいった。
　入院後1週間程度経過したころには，佐藤さんの意識も改善し，コミュニケーションもとれるようになった。倦怠感も軽減し，嘔気・嘔吐も消失した。「早く退院したい」と，妻と一緒に自宅で過ごしたいという気持ちを表明した。一方で家族は，介護不安から，入院を継続させたいという気持ちを示した。
　受持看護師は，できるだけ自宅で過ごさせてあげたいという気持ちが強かった。しかし，高齢の妻の介護負担を考えると，入院継続も仕方ないとも思ったが，すっきりしない気持ちであった。

II章 日常にある倫理的問題と実践

解 説

何が倫理的問題なのか

Jonsenの4分割表[1]を使用して情報整理し検討する（**表1**）。

❶ 佐藤さんの医学的状況を確認する

肺がんで細胞障害性抗がん薬の治療を受けていたが，徐々に体力が低下している。PS 3の状態にあり，ガイドライン[2]では一般的に薬物療法の適応はないとされている。また，進行がん患者の高カルシウム血症は予後不良を示唆し，平均1～3カ月程度の予後とされている[3]ことから，佐藤さんの意向を尊重し，QOLの維持，尊厳をもって最期まで生ききることを支援することが医療・ケアの目標になってくると考えられる。

❷ 佐藤さんの意思決定の力，意向を確認する

佐藤さんは80代前半と高齢であるが，肺がんの診断や治療に関する医師からの説明は，自分で聞き，説明の場に同席して妻の意見も聞きながら，自分の意向を医師に伝えてきたことか

表1　4分割表

医学的適応	患者の意向
・肺がん，骨転移（腰椎，左腸骨，左大腿骨） ・抗がん薬治療を受けたが，血液毒性による影響が強く，治療が継続困難になってきている ・PS 3（身の回りのことはなんとか自分でできる） ・高カルシウム血症（症状として，悪心や食欲不振，意識障害などがみられる。可塑性が期待できる） ・医療・ケアの目標：患者の意向を尊重し，QOLの維持，尊厳をもって最期まで生ききることを支援する ・将来的に痛みや呼吸困難が出現する ・抗がん薬治療に適応なし	・意思決定する力：時々，物忘れはあるが，年齢相応の理解力があり，肺がんの診断や治療については，医師からの説明を受け，妻に相談しながらも自分で治療を受けることを決めてきた ・高カルシウム血症の影響で一時的に意識障害がみられたが，高カルシウム血症に対する治療により意識障害は改善した ・入院して意識状態が改善後，「早く退院したい」「妻1人では不安だろう」「妻は足が悪いから誰か一緒にいてやらないといけない」と話す
QOL	周囲の状況
・佐藤さんの楽しみは，妻の手料理で晩酌をすることである。病気になってからも，毎日の晩酌は欠かすことがない ・肺がんによる呼吸困難があるが，在宅酸素療法（home oxygen therapy；HOT）の使用で家の中での移動は支障ない ・骨転移の痛みはあるが，オピオイド鎮痛薬を使用することで痛みは緩和されている ・病院での入院生活は制約が多く，窮屈に感じている	・妻（同居）：佐藤さんとは再婚同士。夫の希望どおりに家で療養が続けられるようにしてあげたいが，自分一人で介護をすることが不安である。足が不自由なため，要支援1の認定を受けている ・長女（妻の連れ子，結婚して近所に住んでいる）：父親の気持ちもわかるが，足の悪い母親に負担がかかることが心配である ・次女（佐藤さんの連れ子，結婚して他県に住んでいる）：父親の希望どおりにしたいが，遠方で介護を担うことができず，母親や長女に遠慮があり，口出しできない ・外来での抗がん薬治療開始時から訪問診療，訪問看護を受けている

109

ら，意思決定する力はあると考えられる。高カルシウム血症の影響で一時的に意識障害がみられたが，薬剤投与にて意識障害は回復し，会話も可能ということであれば，佐藤さんの理解の状況を確認しながらわかりやすく説明することで，今後の療養について意思決定することができるものと考えられる。今後，病気の進行に伴い，意思決定する力が低下することが予測されるため，佐藤さんが大切にしたいこと，これだけはしてほしくないことを確認し，家族や医療・ケアチームで共有しておくことも重要である。

❸ 佐藤さんのQOLの状況を確認する

肺がんに伴う呼吸困難感や骨転移による痛みなどの苦痛な症状は，HOTやオピオイド鎮痛薬の導入で緩和されており，日常生活に大きな支障はない状況にあると考えられる。しかし，今後，病気の進行によりADLの低下や意思を伝えることが難しくなることが予測される。今後，いかに佐藤さんのQOLを維持し，人としての尊厳の維持，自律を尊重するかということを検討することが必要となってくる。

❹ 家族の希望，周囲の状況を把握する

妻は，佐藤さんの思いに添いたいが，足が不自由なため，ADLが低下していく佐藤さんの介護に不安があり入院継続を希望している。市内に在住する長女も母親の介護負担を心配し，佐藤さんに入院療養してほしいと考えている。次女は佐藤さんの思いに添いたいが，遠方のために介護が難しく，母親と長女の考えに任せるしかない状況にある。訪問診療，訪問看護が導入されており，在宅療養を支援する態勢はある。

❺ 何が倫理的問題なのか明確にする

一時的に佐藤さんの意識が低下した際，佐藤さんの意思を確認することなく，家族の意向を尊重し，医師と家族の間だけで，今後の療養場所について相談して進めようとしていることから，「人として尊重する」「本人の自律を尊重す

る」「自己決定を尊重する」という，倫理の原則に反している。本人の意思を尊重する，許諾を得たうえで進める必要がある。

具体的な方略

❶ 人生の最終段階における医療・ケアの決定プロセス

人生の最終段階における医療・ケアの方針を決定していくうえで，本人の意思が確認できる場合は，本人の状態に応じた専門的な医学的検討を経て，医師等の医療者から適切な情報の提供と説明がなされることが必要である。そのうえで，本人と医療・ケアチームとの合意形成に向けた十分な話し合いを踏まえた本人による意思決定を基本とする。本人が自らの意思を伝えられない状態になる可能性があることから，家族らも含めて話し合いが行われることが必要とされている[4]。医療・ケアチームは，患者と家族と一緒に，今後どのように過ごすかを相談することが大切となる。佐藤さんの意向を尊重するとともに家族の思いも確認し，どちらか一方だけの思いを重視するのではなく，現在の病状や，今後どのような状況が予測されるか情報を伝え，佐藤さんがどう過ごしたいと考えているか，家族がどう過ごさせたいと考えているかの気持ちを皆で共有することが大切となる。

❷ 医療・ケアチームとしての方針の決定

終末期がん患者の療養場所については，医療チームのなかでも職種により意見が異なる場合がある。「患者にとって，できるかぎりのことをしてあげたい」「患者にとってよりよいことをしてあげたい」と，患者本人の利益を願っていることは共通しているが，重視する点が異なる場合がある。医療・ケアチーム内で検討し，方向性を確認し，具体的な計画や，患者本人・家族らとの対話の進め方について，あらかじめ検討し，合意しておく必要がある。

Ⅱ章　日常にある倫理的問題と実践

本事例では，主治医，受持看護師，病棟看護師，病棟担当の医療ソーシャルワーカー（MSW）で，佐藤さんの方向性について対話をもった。主治医からは，血液毒性などの抗がん薬の副作用が強く，ADL が低下してきている状態から抗がん薬治療の継続は難しい状態にあり，予後は短い月単位であることの説明があった。今回，治療で血中カルシウム値が低下したが，再度，血中カルシウム値が上昇して意識障害が生じる可能性，薬剤を投与しても意識障害の改善はみられない可能性があること，以前からある呼吸困難や転移巣の痛みの増強も予測されることが共有された。受持看護師は，佐藤さん，妻，長女の意向を確認しており，皆で共有した。病棟看護師は，佐藤さんの実子である次女は遠方で面会に来ることができず，次女の意向を確認できていないことが気になっていた。MSW は，在宅医と訪問看護師から自宅での佐藤さんの生活状況を確認しており，佐藤さんと家族が希望されるのであれば，在宅での看取りも含めてサポートできる態勢があることを確認していた。また，自宅で療養する場合，介護をサポートする目的で介護保険を申請することの提案があった。また，妻の生活をサポートする目的で介護保険を利用したサービスについてケアマネジャーと相談することも提案された。

主治医は当初，高齢の妻が佐藤さんを自宅で介護することは難しいと考えていたが，MSWからの説明で，自宅で療養することも可能であり，患者・家族が希望するのであれば，療養場所の選択肢の一つとしてあげることができると考えた。医療・ケアチーム内での検討の結果，佐藤さんと家族に病状や今後起こり得る経過を伝え，佐藤さんの意向に添った生活が送ることができるようなサポート態勢と具体的な方法を一緒に考えることが決定された。同席する家族については，佐藤さんの考えを確認することにした。

❸ 患者・家族らと医療チームでの合意形成

患者・家族らと医療・ケアチームが互いに情報を共有したうえで十分に話し合い，合意に至るプロセスが重要である。この際，医療・ケアチームは，エビデンスに基づく医学的情報を中心に一般的価値・医学の知識に基づく最善の判断について伝え，本人・家族らは，人として生きるあり方に“物語られるいのち”として個々の価値観・人生計画・選好の理由などを伝えることが必要である。結果，患者は，説明を受けたうえで意思を形成することができ，医療・ケアチームは患者の物語られるいのちの個別の事情も考慮に入れて，この患者にとって何が最善かについての「個別化した判断」をすることができる。この対話のプロセスをとおして患者・家族らと医療・ケアチームで合意し意思決定することができる。今後，本人が自らの意思を伝えられない状態になる可能性があることから，家族らも含めて話し合うことが重要である。

受持看護師は佐藤さんに，治療や療養について相談する場をもちたいと考えていることを伝えた。佐藤さんも相談したいと考えており，可能なら妻や長女，次女にも同席してほしいと思っていることを伝え，医療・ケアチームと佐藤さん・家族（妻，長女，次女）で，今後の治療・療養について相談する場をもった。

主治医は，佐藤さんの肺がんの状態や体力的に抗がん薬治療は難しいと考えていることを説明し，今後は，つらい症状を緩和することに専念し，佐藤さんが大切にしていることを最優先にした生活を送ることが大切と考えていることを伝えた。一方的に情報を伝えるだけでなく，医療・ケアチームは，患者側の事情や考え・気持ちを理解しようとし，患者側に聞くという姿勢が大切となる[5]。受持看護師は，佐藤さんや家族各々の思いを表出することができるように問いかけ，傾聴する姿勢を示し，互いが互いの思いを理解できるように対話を重ねた。

111

事例のその後

話し合いの結果，佐藤さんと家族は，病状，予後が月単位と限られていることを理解し，残された時間で大切にしたいことを共有した。佐藤さんは，限られた時間だからこそ，妻をそばで見守り，妻との時間をより長くもちたいことを話した。ただ，妻に負担を強いることも本望ではなく，自分の足でトイレまで行くことができなくなったタイミングで緩和ケア病棟に入院して最期を迎えることを希望した。妻と長女・次女は，訪問看護や訪問介護を利用することで，母親の介護負担の軽減につながることをイメージすることができ，いったん自宅で療養することを決心した。後日，在宅医や訪問看護師など在宅医療・ケアチームと共に在宅療養について具体的に相談することとなった。

当初，医師と家族だけで療養場所の話が進みそうになったが，治療・ケアチーム，患者，家族らが，各々の立場での意向を率直に伝え，理解し，誰もが納得できる落としどころを探るというプロセスがこのような結果につながったと考える。

まとめ

抗がん薬治療の継続が困難となった終末期がん患者の療養場所については，患者本人の意向と家族らの意向が異なることも少なくない。近年，家族の形態も多様化し，また，各々の家族成員の事情もあり，療養についての正解があるわけではない。本人と家族の双方が納得し，自分らしい人生を送れるように，患者本人と家族らと対話を重ねることが医療・ケアチームに求められている。

❖文献
1）Jonsen AR，Siegler M，Winslade WJ（赤林朗，蔵田伸雄，児玉聡・監訳）：臨床倫理学；臨床医学における倫理的意思決定のための実践的なアプローチ．第5版，新興医学出版社，東京，2006．
2）非特定営利活動法人日本肺癌学会：肺癌診療ガイドライン；悪性胸膜中皮腫・胸腺腫瘍含む．2023年版．https：//www.haigan.gr.jp/guideline/2023/（最終アクセス：2024年12月19日）
3）白石龍人，山口崇：代謝の異常．森田達也，木澤義之・監：緩和ケアレジデントマニュアル，第2版，東京，医学書院，2022，pp237-246．
4）厚生労働省：人生の最終段階における医療・ケアの決定プロセスに関するガイドライン．改訂 平成30年3月．
https：//www.mhlw.go.jp/file/04-Houdouhappyou-10802000-Iseikyoku-Shidouka/0000197701.pdf（最終アクセス：2024年8月31日）
5）石垣靖子，清水哲郎・編著：身近な事例から倫理的問題を学ぶ 臨床倫理ベーシックレッスン．日本看護協会出版会，東京，2012，pp45-48．

（藤原由佳）

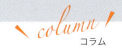

患者の希望をかなえるための退院のタイミング

事例

　清水弘さん（80代・男性）は，直腸がんの診断を受け，低位切除術を受けた。その後，再発し，外来で抗がん薬治療を受けていたが，治療効果が乏しくなり，自宅近くの在宅支援診療所に通院しながら自宅療養していた。また，食欲不振や便秘などの症状が出現したタイミングで訪問看護師の訪問が開始となった。ある日，激しい腹痛と嘔吐がみられ，治療を受けていた病院に救急搬送された。検査の結果，腫瘍に伴う腸閉塞と診断され，緊急で横行結腸にストマを造設した。また，腫瘍の骨盤底への浸潤による強い痛みも出現し，急遽，医療用麻薬の持続皮下注射が開始された。担がん状態での全身麻酔手術や強い痛みなどの侵襲が重なり，清水さんのPSは低下していった。

　清水さんは急遽，入院することとなり，自宅のことが気になっており，「早く，退院したい」「自宅の畳の上で最期を迎えることがワシの希望なんだ」と，医師や看護師に繰り返し訴えた。しかし，医師も看護師も今の状態で退院するのは難しく，少なくとも，清水さん自身でストマケアや痛みの対応ができる目途が立つまでは入院が必要と考え，清水さんの訴えに困っていた。そんなとき，入院中の清水さんから訪問看護ステーションに電話があった。清水さんから状況を聞いた訪問看護師は，早急に対応しないと清水さんの希望をかなえるタイミングを逃してしまうと感じ，焦っていた。

解説

　本事例中の病棟看護師・訪問看護師のどちらの看護師の思いも理解できる。病棟看護師は，高齢で独居の清水さんにとって，自宅療養の準備が不十分なまま退院することは不利益が大きいと考えていた。これは，清水さんの安全を重視している。訪問看護師はストマケアや痛みへの対応の指導を受けている間に，清水さんの病状がさらに悪化することで，清水さんが希望する住み慣れた自宅での療養や在宅での看取りの希望をかなえることができなくなることを危惧していた。清水さんの希望を尊重することを重視している。

　清水さんは「一刻も早く，自宅に帰りたい」という希望が強かったため，早々に在宅医療・介護チームと病棟医療チームでカンファレンスを開催することになった。カンファレンスには清水さんも参加した。清水さんの希望を皆で確認し，病院医療チームから清水さんの状態，ストマケアや痛みへの対応が必要であることが説明された。説明を聞いた在宅医療・介護チームは，清水さんの自宅退院に向け対応可能であることを説明した。具体的な提案内容は，病状（終末期の悪性腫瘍）から介護保険ではなく医療保険制度を利用し，退院後，ストマケアや痛みに対応するために訪問看護師が，必要に応じ毎日，定期訪問することができる（訪問看護基本療養費）。痛みが増強したり，ストマから便が漏れたりした際は，24時間いつでも連絡を受け訪問看護師が対応することができる（緊急訪問加算）。現在，介護保険で要介護1の認定を受けているが，変更の申請をし，介護ベッドの準備やヘルパーを導入することで療養環境や家事の面を整えるといった内容であった。

　清水さんも病棟医療チームも在宅医療・介護チームからの提案を聞き，安心することができた。再度，病状が悪化する前の退院を目指し，清水さんはカンファレンスの2日後に退院した。

　近年，高齢独居，昼間独居，老々介護の世帯が増え，在宅療養や在宅看取りを希望する終末期がん患者の在宅療養移行のタイミングを逃してしまうことがある。本事例のように医療保険や介護保険の制度を上手に活用することで，安全に自宅療養に移行することができ，清水さんの希望を叶えることにつなげることができる。病院医療チームだけでなく，在宅医療・介護チームと共に検討することで，効果的に社会資源を活用することができ，患者・利用者の希望をかなえることにつながる。

（藤原由佳）

事例⑪

キーパーソンとのかかわり

がんが進行しつつあるなかで，キーパーソンは同僚でいいの？

がん薬物療法が中止となり，がんの進行が予測されるなか，
キーパーソンがどのようなサポーターになり得るのかわからない

もやもや
ポイント

❶ がん薬物療法中止時の病状・治療の説明時にキーパーソンが同席していない
❷ キーパーソンとして登録されている同僚は，何をどの程度までサポートできるのかわからない
❸ 終末期のキーパーソンとして，同僚には負担が大きいのではないか

患者プロフィール　小林浩二さん，男性，60代前半，会社員
疾患名：大腸がん（Stage Ⅳ）
家族構成：単独世帯（両親とは15年前に死別，兄弟姉妹なし，叔母・いとことは疎遠）

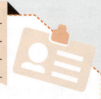

場面の状況

　2年前，大腸がん（Stage Ⅳ）の診断を受けた。初診時に，緊急連絡先・キーパーソンとして，Aさん（同僚）を登録した。治療は薬物療法となり，1コース目は入院，その後は通院で継続となった。
　1年前，画像検査に基づく治療効果の判定結果はPD（progressive disease；進行）となり，治療は二次治療のレジメンに変更となった。小林さんは，緩和ケア病棟への事前登録を希望し，がん薬物療法科外来と緩和ケア科外来との併診を開始した。その後もPDによるレジメン変更があった。
　1年が経過し，治療効果の判定結果はPDとなった。がん薬物療法科医師から小林さんへ，現時点では適応となるレジメンはないため薬物療法は終了となること，がんの進行に伴う症状が出現しつつあり今後も進行が予測されること，そして緩和ケア科医師を中心に苦痛緩和を図りながら小林さんをサポートすることなどが説明された。小林さんは「とうとうそういう時期なんですね」と語った。小林さんへの説明時には，看護師以外の同席者はいなかった。医師が，一緒に説明を聞いておいてほしい人がいれば再度説明することを伝えると，小林さんはうなずいた。診察後，看護師は，次回外来受診時には同席者がいるとよいと思うことを伝え，サポーターと一緒に来院するように提案した。小林さんは「1人だから」，キーパーソンとして登録されているAさんについては「難しいかなぁ」と表情を曇らせ，「考えます」と言い立ち去った。

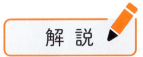

何が倫理的問題なのか

がん薬物療法の終了という治療方針の変更が伝えられた場面で、"もやもや"を感じた看護師として、また多職種チームとしてどのように行動するかについて考えたい。状況の検討には、Jonsenの4分割表[1]を参考とし、状況に応じて次にどのように行動するかについては、Thompsonの10ステップモデル[2]を参考とする。

ステップ1 ●状況を再検討する

診療記録を振り返りながら、Jonsenの4分割表[1]を使用して、状況を整理する（表1）。

医学的適応：抗がん治療が終了となり、今後は、終末期において症状緩和や人生の最終段階をどのように生きるかなどが課題となると予想される。

患者の意向：小林さんは単独世帯で社会的役割をもちながら暮らしており、判断能力や対応能力はあると考えられる。自立・自律に価値をおき、人生の最終段階での療養場所は「緩和ケア病棟」という意向を表明している。叔母・いとこには2年間状況を伝えずに、緊急連絡先・キーパーソンは同僚のAさんとすることを意思決定したが、現在、Aさんに診察の同席を

表1 4分割表

医学的適応	患者の意向
・大腸がん（Stage IV） ・がん薬物療法科外来と緩和ケア科外来を併診している ・複数のレジメンによるがん薬物療法を受けてきたが、適応となるレジメンはなくなり、がん薬物療法は終了となった ・がんが進行しつつあり、今後は入院による症状緩和の適応が予測される ・今後は緩和ケア科医師が主担当医師となる ・緩和ケア病棟の登録手続きを済ませている	・初診時に、緊急連絡先・キーパーソンとして、Aさん（同僚）を登録した（その後の更新はない） ・2年前の入院前支援時の記録には、「Aさんは職場の同僚で、困ったときには助けてもらえると思うけれど、基本的には自分のことは自分でやります」「叔母やいとことはまったく連絡をとっていません。いまさら連絡は取りたくない」と記載があった ・1年前の緩和ケア科初診前の記録には、「1人暮らしだから」「他人に迷惑をかけたくない」「最後は、緩和ケア病棟に入りたい」と記載があった ・小林さんが、終末期においてキーパーソンに期待される役割機能や死後の事務手続きなどに関して理解したうえで、同僚のAさんをキーパーソンとして登録しているのかに関連する記録はなかった
QOL	周囲の状況
・「自分のことは自分でやります」「他人に迷惑をかけたくない」と語った記録があった	・単独世帯、会社員 ・小林さんと同僚のAさんとの間で、サポートの範囲や程度に関してどのような合意形成がされているのかに関連する記録はなかった ・叔母・いとことは疎遠 ・看護師は、終末期においてキーパーソンには金銭管理や死後の事務手続きなども期待されるため、同僚には負担が大きいのではないかと考えている ・医療者は、本人以外の人と小林さんの病状に関して共有しておきたいと考えている

依頼することは難しいと考えている。終末期においてキーパーソンに期待される役割機能や死後の事務手続きなどについて小林さんが理解しているのか，またキーパーソンはＡさんとする意向に変化はないのか，現在の小林さんの意向は明らかではない。

周囲の状況：小林さんと同僚のＡさんとの間で，サポートの範囲や程度に関してどのような合意形成がされているのか，小林さんが退職した場合にも，Ａさんは継続してサポートする意向があるのか，小林さんに対してどのようなサポート（こころの支え，医師からの説明への同席者，日常生活援助，通院援助，金銭管理，代理意思決定，死後の事務手続きなど）をどの程度で可能なのかなど，Ａさんの意向は明らかではない。

医師や看護師は，本人以外の人とも病状に関して共有しておきたいと考えている。叔母・いとこは小林さんの状況を知らない可能性が高い。看護師は，終末期においてキーパーソン登録者には金銭管理や死後の事務手続きなどが期待されるが，同僚の立場では負担が大きいのではないかと懸念している。

QOL：小林さんは自己決定・自律に価値をおいていると考えられる。小林さんが自分の死後の事務手続きなどを誰に託すのかを意思決定することは，心理的負担を伴うと予想されるが，小林さんの価値観を反映した生き方を実現するうえでは重要と考えられる。

ステップ2 ●補足的情報を収集する

看護カンファレンスにおいて，小林さんの治療方針の変更に関して情報共有をした際に，看護師が感じた"もやもや"も共有してみた。"もし同僚のＡさんが，金銭管理や死後の事務手続きなどは荷が重いと辞退した場合には，どのような対応になるのか"という疑問が話題となった。そこで，がん相談支援センターの医療ソーシャルワーカー（MSW）と医療事務担当者から，以下の情報を得た。

- 病院内には身元引受人・連帯保証人がいない場合の対応の仕組みがあり，院内マニュアルに基づいて，医療事務担当者は，患者に対応方法などを提案し，医療費未払いの発生を防いでいる

- 身寄りがない人が亡くなった場合には，「行旅病人及び行旅死亡人取扱法」などに基づき，病院長を届出人として病院所在地の市区町村へ死亡届と遺留金品を提出し，市区町村が対応を行う。市区町村は，葬祭人がいない場合には火葬を行い，親族調査（相続人・扶養義務者調査）を行って，親族に連絡して火葬などの費用請求や遺骨引取の意思確認を行うことがある[3]

- 親族には伝えないと意思決定していた患者が，市区町村から親族へ連絡が入る仕組みについて知り，自分から知らせるかどうかを再検討して，意向を変えることもある

- 単独世帯の患者のなかには，もしものときに備えて，サポートをしてもらえそう／サポートを依頼できそうな人を再検討する。また，市区町村や社会福祉協議会の法律相談などを利用しながら対応を検討して，死後事務委任契約や成年後見人制度による任意後見人などを決めておく者もいる

ステップ3 ●倫理的問題を識別する

本事例には，以下のような倫理的問題があると考えられた。

- 小林さんが，終末期においてキーパーソンに期待される役割機能を理解したうえで，同僚のＡさんにキーパーソン登録を依頼しているのかは，明らかではない【小林さんの自律尊重】

- Ａさんが，終末期においてキーパーソンに期待される役割機能を理解したうえで，小林さんのキーパーソンとなることに合意しているのかは，明らかではない【Ａさんの自律尊重】

- 小林さんが，身寄りがない人が亡くなった場合の市区町村による親族への対応の仕組みを

理解したうえで，叔母・いとこに自分からは状況を伝えないことを意思決定しているのかは，明らかではない【小林さんの自律尊重】

ステップ4 ● 個人的価値と専門的価値を明確にする

看護師の個人的価値：終末期におけるキーパーソンの役割機能を考慮すると，キーパーソンは同僚のＡさんより親族がよい。

看護師の専門的価値：キーパーソンに関する小林さんの意向は尊重されるべきであり，同時に，キーパーソンとして登録されているＡさんの意向も尊重されなくてはならない。小林さんは，終末期においてキーパーソンに期待される役割機能や，身寄りがない人が亡くなった場合の市区町村による親族への対応の仕組みについて理解したうえで，キーパーソンに関する意向，とくに金銭管理や死後の事務手続きを誰に託すのかを意思決定することが望ましい。社会的な観点からは，身寄りがない人が亡くなった場合の医療費未払いの回避や，市区町村の人的・経済的負担の最小化も重要である。

ステップ5 ● キーパーソンの価値観を識別する

同僚のＡさんの価値観：Ａさんの来院の機会はないため，小林さんに対してどのようなサポートがどの程度で可能なのか，Ａさんの意向は明らかではない。

看護師の価値観：小林さんに対してどのようなサポートがどの程度で可能なのか，Ａさんの意向を確認して，小林さん－Ａさん－医療者間で合意形成しておきたい【Ａさんの自律尊重，小林さんの自律尊重】。小林さんは判断能力・対応能力があることから，Ａさんの意向を確認するためには，小林さんの同意が必要である【小林さんの自律尊重】。

小林さんの価値観：Ａさんの診察への同席は難しいと考えているが，そのように考える理由は明らかではない。

ステップ6 ● 価値の対立があれば明確にする

看護師は，同僚のＡさんに，小林さんに対してどのようなサポートがどの程度で可能なのか確認して，小林さん－Ａさん－医療者間で合意形成しておきたいと考えている。一方，小林さんは，Ａさんとの合意形成の機会をもつことを望んでいない可能性がある。また，キーパーソンをＡさんとするという2年前の小林さんの意向は，変化しているのか，変化していないのかは，明らかではない。

ステップ7 ● 誰が意思決定すべきかを決める

小林さんが，自分の死後の事務手続きなどを誰（同僚のＡさん，叔母，いとこ，市区町村，成年後見制度任意後見人，死後事務委任契約機関など）に託すのかについて，意思決定すべきと考えられる。

ステップ8 ● 行動範囲と予想される結果を関連づける

看護カンファレンスにおいて，小林さんが自分の死後事務手続きなどを誰に託すのかについて意思決定できるように，誰がどのように行動するか，3つの選択肢をあげて，それぞれに予想される結果について話し合った（表2）。

ステップ9 ● 行動方針を決定し実行する

カンファレンスにおいて，看護師，MSW，医師とで，以下を話し合った。

- 小林さんが死後の事務手続きなどを誰に託すのかについて意思決定することは，小林さんにとっては自分の死に対峙することでもあり，心理的負担感は大きいことが予測される。一方，この意思決定は，自己決定・自律という小林さんの価値観を反映した生き方を実現するうえで重要と考えられる

キーパーソンとのかかわり

表2 行動の選択肢と予測される結果

	選択肢	予想される結果	
		メリット	デメリット
①	• 看護師が小林さんに，キーパーソン登録に変更がないかを確認する	• 小林さんがキーパーソン登録の変更の有無について考えるきっかけとなる	• 小林さんは，よく考えることなく，変更なしと回答する可能性がある • 終末期におけるキーパーソンの役割機能について理解する機会にはならない • 病状悪化時には，病院から同僚のAさんに連絡することが想定され，Aさんが状況を理解していない場合には，Aさんの戸惑いは大きく，小林さん－Aさんの関係性にネガティブな影響を及ぼす可能性も考えられる • もしも，金銭管理や死後の事務手続きを辞退するというAさんの意思表明が，小林さんの死が差し迫った時期にあった場合，医療費未払いが発生する可能性がある
②	• 看護師・医師が小林さんに，病状の共有や今後について一緒に考えていくために，診察時の同席者を確保したいと考えていることを伝え，再考を促す	• 小林さんは，Aさん，叔母，いとこ，そのほかの誰に診察時の同席者として依頼できそうかについて考え，キーパーソン登録者を再検討する機会となる • 同席者不在の場合には，金銭管理や死後の事務手続きなどのサポーターは不在と考えられ，医療費未払いの発生を防ぐために，院内マニュアルに基づいて医療費支払いの方法の相談を勧めることができる	• 小林さんにとって，診察時の同席者の確保は容易ではないことが考えられ，小林さんは心理的負担を感じる可能性が高い • 同席者不在を選択肢の一つとして，意思表明しやすい配慮が不足した場合には，小林さんの心理的負担感・孤独感は大きく，小林さん－看護師・医師の関係性などにネガティブな影響を及ぼす可能性も考えられる
③	• 看護師・医師がMSWへ橋渡しをする • MSWが，終末期においてキーパーソンに期待される役割機能や，安心のためのもしもの備えについて情報提供しながら，小林さんと一緒に考える時間をもつ	• 終末期においてキーパーソンに期待される役割機能や，安心のためのもしもの備えについて情報を得ることで，小林さんの意思形成，意思表明が促進される可能性がある • 小林さんは自分の死後の事務手続きなどを，Aさん，叔母，いとこ，市区町村などに託す，あるいは成り行きに任せるという意思決定をすることが考えられる	• 小林さんの辞退により，MSWとの面談につながらない可能性も考えられる • 終末期においてキーパーソンに期待される役割機能や，安心のためのもしもの備えについて考えることで，小林さんは心理的負担を感じる可能性が高い

- 小林さんが自分の死後の事務手続きなどを誰に託すのかについて意思決定するプロセスには，ある程度時間を要すると予測される。また，その間に，がんの進行に伴う苦痛症状が増悪し，症状緩和ケアの優先順位がより高まることが予測される
- 小林さんを効果的に支援するためには，医師と看護師は主に症状緩和に向けて，MSWは，死後事務手続きなどを誰に託すのかの意思決定に向けて，各職種の強みを生かした役割分担がよいのではないか

そして，選択肢③（表2）を今後の方針として，そのデメリットを最小化するように考慮しながら，以下の計画を立てた。

- 看護師は，次回外来の待ち時間に，小林さんに対して，MSWへの橋渡しをする。小林さんがMSWとの面談を受け入れやすいように，どのような提案の仕方をするかについて検討した

【具体的提案内容】

「現在，病院では1人暮らしの方のサポート強化に取り組んでいます。小林さんも1人暮らしですよね。何かお役に立てることがあるかもしれませんので，一度，MSWに会って話をしてみるのはいかがでしょうか？」

- MSWは，面談の場で，心理的サポートを心がけながら，キーパーソン登録に関連した小林さんの課題の明確化と共有，情報提供と理解の促進，今後の方向性の検討と共有を行う

ステップ10 ●結果を評価する

看護師が小林さんに，MSWとの面談を提案すると，小林さんは「そう，1人なんだ」「今後の不安もあるし，会ってみようかな」と同意した。

第1回面談において，MSWが，冊子『おひとりさま安心ガイド：がんや治療と付き合う上でのもしもの備え』[4]を提示すると，小林さ

んは関心を示した。供覧しながら，単独世帯の場合にはとくに，もしもの備えなどについて前もって考えておくこと，周囲の信頼する人や医療者と話し合っておくことの重要性を伝え，一緒に考えていきたいと申し出た。小林さんは，キーパーソン登録に関して，治療開始後には徐々に同僚のＡさんとの間に距離ができてキーパーソンを依頼できる関係とは思えなくなっていること，親類には連絡したくないという気持ちに変わりはないことなどを語った。MSWは，終末期においてキーパーソンに期待される役割（金銭管理，死後の事務手続きなどを含む）を誰に託すかの意思決定という課題を明確化・共有した。さらに，身寄りがない場合の一般的な対応の仕組みについて情報提供し，小林さんの理解を促進するように働きかけた。

第2回面談において，MSWが「前回は重たい話になってしまったでしょうか」と語りを促すと，小林さんは「正直大変だと思ったよ」「いろいろ考えた」「キーパーソンはやっぱりＡさんは無理」「自分からは叔母・いとこには連絡しない」「最後は役所に任せる」という意思を表明した。その意思と自己決定・自律という小林さんの価値観を反映した生き方を実現するために，今できることを一緒に考えていくことになった。

緩和ケア病棟への入院前に小林さんは，現在の住まいに関する手続きについて家主と相談し，入院時には，医療事務担当者と今後の医療費支払い方法などを決めて手続きをした。また入院中には，緩和ケアを受けながら，遺留金品リスト作成などにも参加した。小林さんは，「いろいろ厄介」「自分のことは自分でだね」「細かいことはお任せします」と語っていた。そして看取り後には，「行旅病人及び行旅死亡人取扱法」などに基づき，病院長を届出人として病院所在地の市区町村へ死亡届と遺留金品が提出された。

事例のその後

　小林さんは，終末期においてキーパーソンに期待される役割機能の一つに，金銭管理や死後の事務手続きがあることを理解したうえで，キーパーソン登録者を同僚のAさんから，該当者なしへ変更することを意思決定した。また，身寄りがない人が亡くなった場合の市区町村による対応について知ったうえで，自分からは親族には状況を伝えないことを意思決定した。そして，緩和ケアを受けながら，自分で今できる死後事務手続きの段取りに取り組んだ。このように小林さんは，自己決定・自律という自身の価値観を反映した生き方を実現していたのではないかと考えられた。

まとめ

　そもそもキーパーソンとは何なのだろうか。患者−キーパーソン登録者−医療者間で，キーパーソンに対するイメージが異なっていることはないだろうか。

　核家族化や未婚率の増加などを背景として，単独世帯は増加しており，男女共に高齢化の傾向にある[5]。家族・親族と呼べる人がいない，家族・親族と連絡がつかない，また家族・親族からの支援が得られない状況にある人は，今後も増加が予測される。そのような場合にも，医療・介護機関や医療・介護関係者が患者に必要な医療・介護を提供することができ，患者も安心して必要な医療・介護を受けられる環境が必要であり，ガイドライン[6]が提示されている。家族によるサポートを前提とした医療・介護は限界となりつつあることを認識したうえで，医療・介護機関として体制整備が求められる。

　がんサバイバーシップのプロセスに応じて，必要なサポート内容には，こころの支え，緊急連絡先，医師からの説明への同席者，日常生活援助，代理意思決定，金銭管理，また死後事務手続きなどが考えられる。それぞれに関するサポーターについて考えてみたり，話してみたりする機会をもつことは，その人の価値観を反映した生き方を実現することにつながると考えられる[4]。とくに，おひとりさまについては，自立・自律して生活していることをその人の強みの一つととらえ，鍵となるサポーターは1人ではなくサポート内容ごとに異なってよいこと，状況に応じて変化してよいことなどを保証して，考えるきっかけをつくり，共に考え，話し合う機会をもつことは，その人が大切にしていること・価値観を反映した生き方を実現するための支援となり，看護師の役割の一つと考える。

❖文献

1）Jonsen AR，Siegler M，Winslade WJ（赤林郎，蔵田伸雄，児玉聡・監訳）：臨床倫理学；臨床倫理学における倫理的決定のための実践的なアプローチ．第5版，新興医学出版社，東京，2006.

2）Thompson JE，Thompson HO（ケイコ・イマイ・キシ，竹内博明・監訳，山本千紗子・訳）：看護倫理のための意思決定10のステップ．日本看護協会出版会，東京，2004.

3）厚生労働省・法務省：身寄りのない方が亡くなられた場合の遺留金等の取扱いの手引（改訂版）．2023.
https：//www.mhlw.go.jp/content/001150841.pdf（最終アクセス：2024年12月19日）

4）がん研究会有明病院がん相談支援センター：おひとりさま安心ガイド；がんや治療と付き合う上でのもしもの備え．2021.
https：//www.jfcr.or.jp/hospital/conference/proficient/pdf/おひとりさま安心ガイド202306.pdf（最終アクセス：2024年12月19日）

5）総務省統計局：令和2年国勢調査人口等基本集計結果．2021.
https：//www.stat.go.jp/data/kokusei/2020/kekka/pdf/outline_01.pdf（最終アクセス：2024年12月19日）

6）山縣然太朗（研究代表者）：身寄りがない人の入院及び医療に係る意思決定が困難な人への支援に関するガイドライン．平成30年度厚生労働行政推進調査事業費補助金（地域医療基盤開発推進研究事業）「医療現場における成年後見制度への理解及び病院が身元保証人に求める役割等の実態把握に関する研究」班，2019.
https：//www.mhlw.go.jp/content/000516181.pdf（最終アクセス：2025年1月24日）

（花出正美）

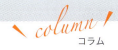

成年後見制度を知り，備えるには

事例

池田悦子さん，70代，1人暮らし。乳がん，StageⅣ，がん薬物療法中。池田さんの叔母は，認知症で成年後見制度を利用した経験があった。池田さんは，将来もしも自分の判断能力が低下したときには，成年後見制度を利用したいと考えている一方で，「今はまだ元気だから必要ないわね。判断能力が落ちてきたら手続きします」と語った。看護師は「将来のことを考えておくことは大切なことだと思います」と支持した。

解説

本事例のもやもやポイントは，"判断能力低下を自覚してから成年後見制度の手続きを開始した場合に，制度利用が実現するのだろうか"である。

成年後見制度[1]とは，判断能力が不十分な人の財産管理（不動産や預貯金などの管理，遺産分割協議などの相続手続など）や身上保護（介護・福祉サービスの利用契約や施設入所・入院の契約締結，履行状況の確認など）を，代理権や同意権・取消権が付与された成年後見人等が行う仕組みである。成年後見制度は，法廷後見制度と任意後見制度に大別される。法廷後見制度では，本人の判断能力が不十分になった後に，家庭裁判所が個々の事案に応じて成年後見人等（成年後見人，保佐人，補助人）を選任し，その権限は基本的に法律で定められる。任意後見制度では，本人が十分な判断能力を有するときに，あらかじめ，任意後見人となる人や将来その人に委任する事務内容を公正証書による契約で定めておき，判断能力が不十分な状況になったときに備える。

認知症の場合には，機能が低下した状態が長く続くことが多い。池田さんの叔母は，法廷後見制度を利用した可能性が考えられる。一方，がんの場合には，比較的長い期間機能は保たれ，人生の最終段階の2カ月程度で急激に機能が低下することが多い。池田さんの場合には，任意後見制度の利用が選択肢と考えられる。池田さんの成年後見制度利用に関する意思実現支援において，池田さんが制度の概要や手続き，手続きにかかる期間などについて理解を深め，そのうえで，手続きをするかしないか，するとしたらどのようなタイミングで開始するかを意思決定できるようにすることが重要となる【池田さんの自律尊重】。したがって，看護師は，池田さんに対して，相談窓口（がん相談支援センター，地域包括支援センター，社会福祉協議会など）で成年後見制度に関する情報収集を提案することが期待される。

文献
1 法務省民事局：成年後見制度・成年後見登記制度．https://www.moj.go.jp/MINJI/minji95.html（最終アクセス：2024年9月1日）

（花出正美）

事例⑫

苦痛緩和とDNAR

終末期のがん患者の持続的鎮静の開始は，どのように決めればいいの？

患者の妻と母親の間で，鎮静に対する意向に相違がある

❶ 患者の意向を確認できないため，持続的鎮静をどのように決めればよいのか
❷ 持続的鎮静について，家族の意向に相違があるときの代理意思決定支援はどうするのか

患者プロフィール 山口健一さん，男性，40代半ば
疾患名：左肺がん（Stage Ⅳ）
家族構成：妻と長男（中学2年生），長女（小学4年生）との4人暮らし
父親は他界し，母親は遠方に在住

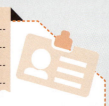

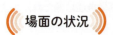

場面の状況

　ある年の7月に左肺がん，胸椎に骨転移がありStage Ⅳと診断され，薬物療法や放射線療法を開始した。翌年の5月には，左肺の腫瘍の増大と両肺胸水貯留，多発骨転移や肝転移により，がん薬物療法が中止となる。

　同年7月にがんが進行し，両肺胸水による呼吸困難感，多発骨転移により体動困難となり，呼吸器内科病棟に入院した。症状緩和を目的に，酸素投与，モルヒネ持続注射などを行っているが効果がない。さらに，全身状態の悪化により，夜間にせん妄症状が出現し，鎮静薬を投与して間欠的鎮静をしている。会話も徐々につじつまが合わなくなり，見当識障害がみられている。主治医は，予後を1週間程度と予測している。妻と母親は毎日面会に来ており，苦しそうな山口さんの様子や，徐々に会話ができなくなっていることを心配している。

　主治医は，山口さんの苦痛が強い状態のため，持続的鎮静の開始を検討し，山口さん・妻・母親に，持続的鎮静をして苦痛の緩和をする方法があるが，持続的鎮静を開始すると，傾眠することが多くなり会話ができなくなることを説明した。山口さんは，うなずいているが，きちんと理解しているのか確認できない状況である。妻は，持続的鎮静を希望したが，母親は「会話ができる状態で1日でも長く生きていてほしい」と持続的鎮静を拒否している。

　受持看護師は，山口さんが3カ月前にがん治療で入院をしたときに，アドバンス・ケア・プランニング（advance care planning；ACP）を意識して，人生の最終段階になったとき，どこでどのように過ごしたいのか聞いている。山口さんは「最期は家で過ごしたいけど，子どもたちに動けなくなって苦しそうな姿を見せたくない。父親もがんで，最期は苦しそうで見ているのがつらかった。死ぬのは怖くないけど，痛みや苦しいのだけは嫌だ」と話していたことをカルテに記載している。

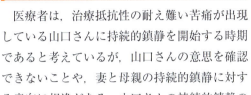

何が倫理的問題なのか

医療者は、治療抵抗性の耐え難い苦痛が出現している山口さんに持続的鎮静を開始する時期であると考えているが、山口さんの意思を確認できないことや、妻と母親の持続的鎮静に対する意向に相違がある。山口さんの持続的鎮静の開始や意思決定支援について臨床倫理検討シート[1]（表1）を用いて検討する。

❶ 医学的判断・標準的最善の判断〔A1〕

山口さんは、肺がんの終末期であり、左肺がんの腫大、がん性リンパ管症や両肺胸水による呼吸困難感が出現している。さらに肝転移、多発骨転移による苦痛が強く、体動困難がある。

医療チームは、症状マネジメントを行い、酸素投与、モルヒネ持続投与、ステロイド、NSAIDs（非ステロイド性抗炎症薬）投与などを行い、薬剤調整をしているが、苦痛が緩和されていない。山口さんは、全身状態の悪化により、不可逆的なせん妄や見当識障害が出現しており、「苦しい」「痛い」という発言があるが、症状を詳しく訴えられない状況である。夜間は鎮静薬を投与して間欠的鎮静を施行しているが、苦痛が強くなっている。

医療チームはそのほかの症状緩和の方法を検討しているが、山口さんには治療抵抗性の耐え難い苦痛が生じていると判断している。予後を1週間程度と推測していることから、山口さんの苦痛を緩和するために、持続的鎮静を開始する時期であると考えている。持続的鎮静を開始する場合は、苦痛が緩和される最小量の鎮静薬を投与して、安全に苦痛の緩和をする調節型鎮静＊を選択する予定である。調節型鎮静は、山口さんを眠らせることを目的にしないが、病状が悪化していることから、会話ができなくなる可能性が高いことが予測される。

＊持続的鎮静についての話し合いは、山口さんを取り巻く多職種の医療チーム〔医師、病棟担当薬剤師、医療ソーシャルワーカー（MSW）、病棟看護師など〕で話し合い、必要に応じて専門家（緩和ケアチーム、麻酔科医師、専門看護師など）に参加をしてもらい、ほかに治療の選択や支援がないのかを可能なかぎり検討する。

❷ 医療側の対応〔A2〕

山口さんが肺がんの終末期により、耐え難い苦痛が出現していることから、さまざまな薬剤の調整や非薬物療法（タッチング、安楽位の工夫、環境調整など）による症状緩和に努めているが、治療抵抗性の苦痛が出現している。主治医から山口さん・妻・母親に病状説明や、調節型鎮静について説明している。そして、受持看護師が山口さんに、3カ月前に尋ねた人生の最終段階の治療やケアの意向〔B1〕についても説明をしている。

医療チームは、山口さんが調節型鎮静について意思決定ができない状態であるが、山口さんが3カ月前に語った意向を推定意思として尊重したいと考えている。

山口さんの妻は調節型鎮静の開始を承諾しているが、母親は山口さんと会話ができなくなることを懸念し、調節型鎮静を拒否しているため、家族の意思決定支援について検討している。

＊『がん患者の治療抵抗性の苦痛と鎮静に関する基本的な考え方の手引き 2023年度版』[2]では、持続的鎮静を調節型鎮静と持続的深い鎮静の2つに区別している。調節型鎮静とは、苦痛の強さに応じて苦痛が緩和されるように鎮静薬を少量から増量して、患者の苦痛が緩和される最小量を持続的に投与することである。持続的深い鎮静とは、中止する時期をあらかじめ定めずに、深い鎮静状態になるように鎮静薬を調整して持続的に投与することである。原則的には、間欠的鎮静の効果がないと判断した場合は、患者の苦痛が緩和される最小量を持続的に投与する調節型鎮静を優先することを推奨している。

苦痛緩和とDNAR

表1　臨床倫理検討シート

【分岐点・検討の ポイント】
山口さんの耐え難い苦痛に対して，持続的鎮静を開始する時期であるが，本人の意思を確認できないことや，妻と母親の意向に相違がある

（A1）医学的・標準的最善の判断
①左肺がんの病状進行による耐え難い苦痛が持続している
②全身状態の悪化による終末期せん妄が出現している
③治療抵抗性の耐え難い苦痛が出現していることから，調節型鎮静を開始する時期である
④主治医は予後を1週間程度と予測している

（A2）医療側の対応
・[A1] ①〜③に対して，対症療法を行っているが，治療抵抗性の苦痛が出現していることから，調節型鎮静の開始時期であると考えている
・主治医は，山口さん・妻・母親に，病状や調節型鎮静の必要性や，以前に山口さんが語った思い [B1] を説明している。

【作成者・作成日】

（C）社会的視点から
治療抵抗性の耐え難い苦痛に対して，間欠的鎮静が効果がない場合は調節型鎮静を開始することを推奨している[2]。また，「患者が鎮静について意思決定能力がない場合は，患者の価値や以前に患者が表明していた意思と照らし合わせ，家族らと共に苦痛緩和に必要な鎮静を検討する」とあり，家族と共に持続的鎮静について検討する必要がある

（E1）本人の人生にとっての最善
・山口さんの子どもたちに苦しい姿を見せたくないことや，苦しい思いをしたくないという意向を尊重する医療やケアを提供する
・調節型鎮静について，妻と母親の意思の相違があるため，話し合いができるように支援をする
・鎮静の選択だけではなく，家族の不安や予期悲嘆へのケアを行い，山口さんと家族が穏やかに過ごせるように支援をする

（B1）本人の思い（意向）
・山口さんは，病状の悪化によるせん妄が出現しているため，調節型鎮静の説明を理解しているかは不明瞭である
・山口さんは，がんの治療期に「最期は家で過ごしたいが，子どもたちに苦しそうな姿を見せたくない。死ぬのは怖くないけど，痛みや苦しいのだけは嫌だ」という思いを受持看護師に語りカルテに記載されている

（D）合意を妨げている点
医療チームと山口さんの妻は，山口さんに調節型鎮静が必要であると考えている。しかし，母親は調節型鎮静を拒否している

（E2）家族への配慮
・妻と母親が，調節型鎮静の意向に相違があるため，家族の意向を再確認する必要がある
・妻・母親に調節型鎮静の意向だけでなく，それ以外の思いや不安を尋ね，ケアをする
・子どもたちが安心して父親と過ごせるように支援をする必要がある

（B2）家族の思い（意向）
・妻と母親は，山口さんの苦しそうな様子を見て胸を痛めている。妻は，夫が楽になることを望み，調節型鎮静の開始を承諾している
・母親も苦痛緩和を望んでいるが，調節型鎮静によって息子と会話ができなくなることは避けたいと考え，調節型鎮静を拒否している。

（E3）今後の対応の方針
・山口さんの意向を尊重するために，山口さんの苦しんでいる姿を子どもに見せないように医療・ケアを提供し，穏やかな最期を迎えられるように支援する
・病状説明後の妻や母親の病状や，調節型鎮静についての思いや，そのほかの不安を確認して，家族の不安や予期悲嘆へのケアを行う
・持続的鎮静の選択を家族だけに委ねるのではなく，家族の代理意思決定支援を行う
・子どもたちのケアを，妻や母親と共に考えて，子どもが安心して父親と過ごせる環境づくりや，子どもにケアを提供する
・調節型鎮静を開始する場合は，苦痛が緩和される鎮静薬を安全に投与し，薬剤調整を行うことや，家族の意向を確認して継続・中止を検討する

❸「本人の思い（意向）」を確認する〔B1〕

山口さんは，見当識障害が出現していることから，調節型鎮静についての意思表示ができない状態である。しかし，山口さんは，3カ月前に人生の最終段階にどのように過ごしたいのかについて，「最期は家で過ごしたいが，子どもたちに苦しそうな姿をみせたくない」ことや，「父親もがんで最期が苦しそうで見ているのがつらかった。死ぬのは怖くないけど，痛みや苦しいのだけは嫌だ」という意向を受持看護師に話している。

山口さんが以前に話していた意向や価値観を尊重しながら，家族と共に調節型鎮静や苦痛緩和について検討する必要がある。

❹「家族の思い（意向）」を確認する〔B2〕

病状が悪化し，苦痛が緩和されていない山口さんの傍らにいる妻と母親は，病状への不安や，山口さんの状態を見て胸を痛めている。主治医から，病状や調節型鎮静の必要性について説明を聞いて，妻は調節型鎮静を承諾しているが，母親は山口さんと会話ができなくなることへの不安や，「1日でも長く生きてほしい」という思いがあり，調節型鎮静を拒否している。

また，山口さんの子どもたちの状況を妻に確認すると，子どもたちも，父親の苦しそうな姿を見て心配していることや，中学生の長男には山口さんの病状をすべて説明しているが，小学生の娘には詳しい病状について説明していないという情報を得ている。

❺「社会的視点から」を検討する〔C〕

日本緩和医療学会は，『がん患者の治療抵抗性の苦痛と鎮静に関する基本的な考え方の手引き2023年度版』[2]（以下，手引き）のなかで，がんの治療抵抗性の苦痛に遭遇したときの基本的な考え方を示している。

本事例においても，山口さんは間欠的鎮静を施行しているが，苦痛の緩和が困難となってい

ることから，調節型鎮静を開始することは，医学的判断として妥当な判断であると考える。

山口さんは現在，見当識障害や苦痛が強いことから意思決定能力が低下している。手引き[2]には，「患者が鎮静について意思決定能力がない場合は，患者の価値や以前に患者が表明していた意思と照らし合わせ，家族等と共に苦痛緩和に必要な鎮静を検討する」ことが記載されている。さらに厚生労働省[3]は，人生の最終段階になったときに患者が望む医療・ケアを尊重するために，前もって家族らや医療・ケアチームと繰り返し話し合うACPを推奨している。

山口さんは3カ月前に，受持看護師に人生の最終段階に望む医療やケアについて意向を話しており，山口さんの価値観や意向を尊重しながら，家族と共に苦痛の緩和に向けたケアや，調節型鎮静について検討をする必要がある。

❻「合意を妨げている点」を見直す〔D〕

【分岐点・検討のポイント】で考えていた問題について，医学的・標準的最善の判断〔A1〕，医療側の対応〔A2〕，本人の思い（意向）〔B1〕，家族の思い（意向）〔B2〕，社会的視点から〔C〕を検討すると，【分岐点・検討のポイント】で考えていた問題が違っていることや，「合意を妨げている点」が明確になることがある。今回は，【分岐点・検討のポイント】と「合意を妨げている点」に相違はなかった。

❼「本人の人生にとっての最善」を検討する〔E1〕

医療チームは山口さんの苦痛の緩和について，医学的・標準的最善の判断〔A1〕・医療側の対応〔A2〕・本人の思い（意向）〔B1〕から，山口さんが治療抵抗性の耐え難い苦痛があり，苦痛緩和を目的に調節型鎮静を開始する時期であると判断している。急激な病状の変化により，自宅で看取ることは困難であるが，山口さんが，子どもたちに苦しい姿を見せたくないことや，苦しい思いをしたくないという意向を尊重する医療やケアを提供できるように支援をする必要

がある。

山口さんの妻と母親の調節型鎮静についての意向に相違があることから，山口さんの意向だけを尊重するのではなく，家族の意向も尊重しながら，山口さんと家族が残された時間を穏やかに過ごせるように支援をする必要がある。

❽「家族への配慮」を検討する（E2）

主治医は妻と母親に，調節型鎮静の必要性や，以前に山口さんが話していた意向を伝えて，妻と母親の意向を確認している。しかし，病状説明後の妻や母親の病状の受け止めや，不安について確認していない。山口さんの看取りが近いことを実感し，予期悲嘆や精神的苦悩を抱えて

いる状況が予測される。そのうえ，調節型鎮静について山口さんの妻と母親の意向に相違があり，精神的負担が大きいことから，代理意思決定を家族だけに委ねるのではなく，家族に寄り添い医療チームが共に考え，代理意思決定支援や家族ケアを行う必要がある。

また，子どもたちが父親の病状をどのように受け止めているのかを確認し，子どもたちが山口さんと安心して一緒に過ごせるように環境調整やケアを行う必要がある。

❾「今後の対応の方針」を検討する（E3）

上記①〜⑦から，今後の対応策を医療チームで検討した結果は以下のとおりである。

column

コラム

持続的鎮静を開始後に，家族から持続的鎮静を中止したいと希望があった

事例

膵臓がんの橋本和彦さん（60歳）は妻と2人暮らしである。橋本さんは膵臓がんの末期で入院し，治療抵抗性の耐え難い苦痛があり，持続的鎮静を妻も希望して開始した。橋本さんは，苦痛が緩和され穏やかに眠っていたが，鎮静開始2日目に妻から「症状が楽になっているかもしれないので鎮静を中止してほしい」と希望があった。医療チームは，持続的鎮静の効果があり，橋本さんの症状緩和ができているため，持続的鎮静を継続したほうがよいと考えている。

解説

妻は，持続的鎮静の効果で橋本さんの症状が緩和されたことを理解しているが，その一方で，持続的鎮静を中止したら，「（苦痛の）症状が軽減しているかもしれない」という希望をもっている。妻への対応として，医療者から持続的鎮静を中止した場合の不利益を説明して，持続的鎮静の継続を理解してもらうという対応がある。しかし，妻

が納得しない場合は，橋本さんを看取る妻に後悔の念を残さない配慮や，持続的鎮静を中止しないことで医療者への不信感が高まるリスクがあることから，妻の思いを受け止め，一時的に持続的鎮静を中止して橋本さんの状態を評価するという対応もある。

持続的鎮静は，鎮静を開始する時点で患者の死亡まで投与をするものではなく，患者の苦痛の程度に合わせて，鎮静薬を減量・中止をする[1]ものである。持続的鎮静の中止は，患者の苦痛緩和の程度をみながら，患者や家族の個別的な状況を考慮して，医療チームで検討していくことが必要である。

文献
1 厚生労働省：人生の最終段階における医療・ケアの決定プロセスに関するガイドライン 解説編．2018.
https://www.mhlw.go.jp/file/06-Seisakujouhou-10800000-Iseikyoku/0000197722.pdf（最終アクセス：2024年12月19日）

（高屋敷麻理子）

- 主治医から病状説明を受けた後の，妻や母親の病状や調節型鎮静の受け止めや不安を傾聴し，不安や予期悲嘆へのケアを行う
- 妻や母親と共に，山口さんの意向である子どもに苦しい姿を見せたくないことや，最期に苦しい思いをしたくないという意向を尊重するための方法や，家族が山口さんとどのように過ごしたいのかを考える
- 妻や母親に子どもたちの状況を確認して，子どもたちのケアについて共に考える
- 家族が山口さんと安心して一緒にいられる環境調整や，患者や家族の希望に添った看取りケアに努める
- 調節型鎮静を開始する場合は，苦痛が緩和される最小量の鎮静薬を安全に投与することや，家族の意向を確認して継続・中止を検討する

事例のその後

その後，妻と母親と受持看護師が面談をして，病状への不安や気がかりについて思いを傾聴した。妻は，治療期から山口さんの治療を支えてきたことから，最期は安楽に過ごしてほしいと話した。母親は，山口さんの病状が悪化していることを知り，遠方から駆けつけて付き添っていたため，山口さんの病状を受け入れられなかったことや，調節型鎮静をすることは安楽死につながり，早死をさせてしまうのではないかという不安があったことを吐露した。

妻と母親の双方の思いを傾聴しながら，受持看護師は山口さんが3カ月前に人生の最終段階で受けたい医療やケアの意向について話した内容を看護記録で提示しながら説明した。妻と母親も，山口さんの意向をかなえたいという希望があり，今後の看取りケアや，子どもたちへの対応について話し合ったうえで，調節型鎮静を開始した。医療チームは，山口さんと家族が一緒に穏やかな時間を過ごせるように支援を続け，5日後に看取りとなった。母親は，「息子の死は悲しいけれど，穏やかに眠っている息子の傍らで，嫁や孫たちと一緒に過ごせてよかった」と話していた。

まとめ

がんの終末期は，山口さんのように治療抵抗性の耐え難い苦痛のなかで意思決定能力が低下する場合が多く，持続的鎮静の選択について家族に代理意思決定を委ねられて苦渋の選択をしなければならない状況になることがある。さらに，母親と妻の意向が違うなど，家族間で持続的鎮静への意向に相違がある場合も少なくない。

本事例では，持続的鎮静について山口さんの母親と妻の意向に相違があったが，受持看護師が山口さんの母親と妻に寄り添いながら，互いの気持ちを安心して吐露できる環境づくりや，不安や予期悲嘆へのケアを実施したことで，山口さんの状況の理解や，自分自身の気持ちの整理がつき，納得して持続的鎮静の選択について代理意思決定をすることができた。

また，受持看護師は山口さんと以前に人生の最終段階の過ごし方や価値観について話し合っていた。そのため，山口さんの意思決定能力が低下しても，山口さんが以前に話していた意向を考慮しながら，家族と持続的鎮静の選択について話し合うことができた。がんの治療期や病状の変化が予測される時期には，人生の最終段階で患者本人が望む人生の目標や価値観，医療やケア，代理意思決定者について患者と医療者が話し合うACPを行うことで，患者の意向を尊重した医療やケアを受けられることや，家族の代理決定の一助になると考える。

がんの終末期にある患者の状況はさまざまであり，持続的鎮静の選択や開始時期について正解はないが，持続的鎮静が必要となる時期には，医療チームで患者の病態の医学的判断，患者や家族の価値観や意向，患者の全人的苦痛などを多角的に評価・判断し，鎮静以外に治療選択がないのか，その人にとって最善の苦痛緩和の方法を多面的に検討することが必要である。

そして，持続的鎮静が必要であると医療チームが判断した場合は，丁寧な病状説明や情報提供を行い，家族一人ひとりがどのように病状や持続的鎮静の理解度や不安を伺い，家族の代理意思決定を支援することが必要である。また，患者と家族や，家族間の意向に相違がある場合は，家族の意向や不安を受け止めながら，家族が持続的鎮静について最善の選択ができるように支援をすることが必要である。持続的鎮静の開始後は，穏やかに家族と過ごせる環境調整や，患者の尊厳を最期まで保ち，その人らしく生き抜くための支援を行うことが重要である。

❖文献
1）臨床倫理ネットワーク日本臨床倫理プロジェクト：臨床倫理検討シート．https://clinicalethics.ne.jp/cleth-prj/worksheet/（最終アクセス：2024年12月19日）
2）日本緩和医療学会ガイドライン統括委員会：がん患者の治療抵抗性の苦痛と鎮静に関する基本的な考え方の手引き2023年版．第3版，金原出版，東京，2023．https://www.jspm.ne.jp/publication/guidelines/individual.html?entry_id=1391（最終アクセス：2025年1月7日）
3）厚生労働省：人生の最終段階における医療・ケアの決定プロセスに関するガイドライン 解説編，2018．https://www.mhlw.go.jp/file/06-Seisakujouhou-10800000-Iseikyoku/0000197722.pdf（最終アクセス：2024年12月19日）

（高屋敷麻理子）

コラム

看護師も，がん終末期の患者の持続的な鎮静をして看取るのはつらい

　鎮静をして看取った患者は，がん性疼痛や耐え難い苦痛があることから，看護師もケアの不足や，自己のケアスキルの未熟さから患者に鎮静をしてしまったのではないかと後悔をすることがある。看護師も人間であり，患者と出会い，ケアの甲斐なく持続的鎮静をして看取る経験は，患者を安楽にできなかった罪悪感や後悔をすることがあって当然である。そのようなときは，看護師のグリーフケアを目的にデスカンファレンスをすることも有効である。

　デスカンファレンスを行うときには，患者にかかわった看護師が自責の念を強めてしまわないように，自分たちができなかったことや反省点を話し合う駄目出しだけのデスカンファレンスにならないように配慮をする。できなかったケアよりも，実際に行ったケアを振り返り，患者や家族のケアで自分たちに何ができたのか，何を大切にケアしたのかなど，自分たちが行ったケアと向き合うことが大切である。

　その結果，参加した看護師から，鎮静中の患者の環境整備に力を入れたこと，患者の尊厳を保つケアを徹底したこと，家族ケアをしたことなど，実際に患者や家族を支えるために絶えず努力をし続けていたことに気づき，参加者が自己肯定感の回復や，できたケアを次につなげる前向きな話し合いへと変化する。看護師間で患者の看取りという悲しい出来事を分かち合い，互いの看護観を語り合い，グリーフケアを目的としたデスカンファレンスをすることは大事である。

（高屋敷麻理子）

事例⑬

苦痛緩和とDNAR

患者の苦痛を緩和したいのに本人が拒否するのはどうしてなの？

患者が医療用麻薬の使用を納得しない

❶ 目の前に苦痛を訴える患者がいるのに何もできない
❷ 有効な治療があるのに患者が同意してくれない
❸ 本人の思いを尊重して対応しているはずなのに患者との関係が悪くなっていく

患者プロフィール　田中一郎さん，男性，50代後半
疾患名：膵臓がん（Stage Ⅳ），肝転移，腹膜播種
家族構成：妻（50代後半，大腿骨頭置換術後で歩行困難あり）との2人暮らし
長男家族と長女家族は近隣に在住．休みの日に孫が遊びに来るのが楽しみ

場面の状況

　田中さんは1年前に膵臓がん，肝転移と診断された。手術適応はなく，延命を目的とした抗がん薬治療を行うこと，治療の効果がなくなったときのことも考えていく必要もあると主治医から説明を受け，治療を開始した。しかし，1カ月前の画像診断で新たに腹膜播種が見つかり，一次治療がPD（progressive disease；増悪）となった。二次治療が入院で導入され，心窩部痛に対しロキソプロフェンが開始された。2回目以降の治療は外来で行うため退院したが，退院後から痛みが腹部全体に広がり徐々に増強し，食事も入らず，動くことも困難な状態であると妻から病棟に連絡があり，入院して疼痛コントロールを行うこととなった。

　入院時，主治医から田中さんへ，今の状態では抗がん薬治療はできないこと，まずは痛みの治療を行うと説明がされた。田中さんからは「わかりました。早く痛みを取って，また治療を頑張ります」という言葉が聞かれた。しかし，医療用麻薬を使って疼痛コントロールを行うという医師の説明に，田中さんは「麻薬は使いたくない」と拒否し，痛みが強いまま数日が経過した。看護師は田中さんへの対応に困り，多職種カンファレンスを開催した結果，田中さんに認知機能の障害はなく理解力はあることから，医療用麻薬に対する情報不足から誤解や不安があるため使用を拒否していると考えられ，継続して医療用麻薬について説明を行う方針となった。

　しかし，再三の説明にも田中さんが医療用麻薬の使用を納得することはなく，徐々に医療者と目を合わせることもなくなり，「誰が来ても変わらん，誰も気持ちをわかってくれん」と会話自体も拒否されるようになってしまった。

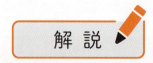

解説

何が倫理的問題なのか

Jonsenの4分割表[1]を使用して、情報を整理し検討する（表1）。

❶ 医学的視点、病状説明

膵臓がんと診断がついた時点ですでに多発肝転移を認め、手術の適応はなく抗がん薬治療が選択された。予後も年単位から月単位の厳しい状態であった。

今回の入院に関して医療者は、痛みの増強でADLが低下し日常生活が困難となってはいるが、医療用麻薬を導入することで疼痛コントロールは可能であり、疼痛が軽減すればADLも改善し、抗がん薬治療の継続も可能であると考えている。しかし、病状は進行しており、今回の抗がん薬治療がPDとなれば、抗がん薬治療は終了となる。今回の入院を契機に緩和ケア科を紹介し、症状緩和とともに治療の継続や療養の場の選択などを一緒に行っていく必要がある。入院当日、医師から本人と妻へ「抗がん薬治療を行うためには、副作用に耐えられるよう、ある程度日常生活が自立できている状態であることが望ましいです。動けず、食事がとれないという今の状態では抗がん薬治療を行うことでかえって状態が悪化する可能性があります。まずはしっかりと痛みの治療を行い、自宅退院ができる程度に体力を回復することを目指しましょう」と説明がされた。

入院翌日、あらためて医療用麻薬を使用して痛みのコントロールを行っていくことが説明された。

❷ 患者の思い・意向

診断時および再発時の病状説明後、田中さんは「これまで大きな病気もせずにきたので、がんといわれたときはショックだった。やっと子どもたちも自立し、孫も生まれ、もう少ししたら定年だし、これからは妻と一緒に孫の世話をしながらゆっくり過ごそうと思っていたのに、まさかこんなことになるなんて」「がんになってしまったのは仕方がない。妻も体調がよくないし、子どもたちのために孫の世話もしないといけないし、自分が頑張らないといけない。初めてのことでわからないことだらけ。これからいろいろ教えてくださいね」と話した。

今回痛みが増強し入院となったが、入院当日は「早く痛みを取って、また治療を頑張ります」と言っていたが、現在は「麻薬は使わない」「誰も気持ちをわかってくれない」という言葉とともに、医療者と目を合わせることもなくなった。

❸ 家族の思い・意向

妻は病状説明時には同席しており、「治療が効いて少しでも長生きしてほしい」と話していた。長男と長女は、仕事と小さい子どもがいるため来院することがなく、医師からの説明内容は、田中さんから伝えられているということであった。

今回入院日に妻が付き添っており、医師からの説明後、「家では痛みが強く、どんどん動けなくなって、食事も入らなくなっていく姿を見ているのはとてもつらかった。今回の入院でしっかりと痛みの治療をして戻ってきてほしい」と看護師に話した。妻は病院まで来る手段がなく、入院当日以来、来院していない。長男と長女も仕事が忙しく来院していない。

❹ 看護師の対応・思い

診断時、外来での病状説明後、待合室の椅子に座っていた田中さんに看護師は声をかけて話を聞いた。田中さんは最初、うつむいていて視線も合うことがなかったが、病気と診断されたショックと家族のためにも治療を頑張りたいと

II章　日常にある倫理的問題と実践

表1　4分割表

医学的適応	患者の意向
【X年】 • 膵臓がん，多発肝転移の診断 • 手術適応はなく，抗がん薬治療の導入 • 予後は年単位から月単位，抗がん薬治療の効果次第 【11カ月後】 • 腹膜播種の診断後，二次治療の導入 • 膵臓がんによる痛みが出現，NSAIDs開始 • 予後は月単位 • 治療の効果がなければ，抗がん薬治療は終了 【上記から1カ月後】 • 痛みが増強し，ADLおよび食事摂取量低下 • 入院し医療用麻薬を導入し疼痛コントロールを行う • 疼痛コントロールができ，ADLおよび食事摂取量が改善すれば，抗がん薬治療の継続は可能 • 今後は緩和ケア科と併診し，心身の症状緩和や，これからの治療や療養に関する意思決定支援を行う必要がある	• 認知機能・対応能力に問題なし • 病状説明を妻と一緒に聞いている 【病状認識】 診断当初： • 膵臓がんですでに肝臓に転移していて手術はできないため抗がん薬治療を受ける。完治は難しい • 「こうなってしまったものは仕方がないね。治療がないわけじゃないし。妻も体調がよくないし，子どもたちのために孫の世話もしないといけないしって考えると，自分が頑張らないといけないね」 今回入院時： • 「膵臓がんで痛みが強くなり家で過ごすことが難しくなったので，痛みの治療をするために入院する。痛みのコントロールがつけば，また抗がん薬の治療ができる」 • 「早く痛みを取って，また治療を頑張ります」 現在： • 「医療用麻薬は使いたくない」 • 「誰も自分の気持ちをわかってくれない」
QOL	周囲の状況
• 現在も仕事をしており，妻の介護もしながら抗がん薬治療を続けている • 診断時から，妻や子どもたちのために治療を頑張ってきた 【医療用麻薬の導入ができなかった場合】 • 痛みのコントロールは困難 • 自宅退院，抗がん薬治療の継続は難しい 【医療用麻薬の導入ができた場合】 • 自宅退院ができ，抗がん薬治療の継続が可能	【妻】 • 大腿骨頭置換術の手術後で歩行困難あり • 夫婦2人暮らしであり，家事は夫に手伝ってもらいながら行っていた • 病状説明は夫と一緒に聞いており，夫の入院には付き添ってきた。「痛みがよくなって家に帰ってきてほしい」 • 入院中は子どもが休みの日に病院に連れてきてくれることになっているが来院できていない • 夫から今の状態を聞いているかは不明 【子ども】 • 長男(既婚)，長女(既婚)とも車で十数分のところに住んでいる • 仕事をしており，子どもも小さいため，病状説明時の同席は母親に一任している • 病状に関しては父親から聞いているとのことであるが，医療者から直接話を聞く機会はなく，認識は不明（今回の入院についても，どのように話を聞いているかは不明）

話し，帰宅した。その後，受診時に声をかけると，妻が大腿骨頭置換術後でやや歩行困難であり，自分も家事の手伝いをしていること，近くに長男家族と長女家族が住んでおり，どちらも共働きであるため自分が孫の迎えをしていること，夏休みなどは自宅で預かり世話をしていることなどをうれしそうに話していた。

　入院当日の医師の説明時の「早く痛みを取っ

て，また治療を頑張ります」という言葉から，疼痛コントロールのための入院であることは理解しており，また外来看護師の情報から，田中さんは自宅での生活を希望していると判断した。しかし，入院翌日にあらためて，医師より医療用麻薬を使用して疼痛コントロールを行うことが説明されると，医療用麻薬を使用することを拒否した。診断時からこれまでの治療経過において，医師の説明をしっかりと聞き，わからないことは質問し，納得して治療を選択していること，会話もしっかり行えていることから，田中さんに認知機能の障害はなく理解力はあると判断した。そのため，拒否の原因は，医療用麻薬に対する誤解や強い不安があると考え，理解しやすいようにパンフレットを用いて「医療用麻薬とは何か」「医療用麻薬を使用した疼痛コントロール方法」について説明を行った。また薬剤師とも協力して繰り返し説明を行い，納得できるようかかわっていった。しかし，田中さんが納得することはなく，関係性が悪化してしまったことに看護師は戸惑いを感じた。

倫理的問題と具体的な方略

❶ 目の前に苦痛を訴える患者がいるのに何もできない

看護や医療において倫理的実践の基礎となっている2つの原則は「善行」（良いことを行う義務）と「無危害」（害を回避する義務）である[2]。

私たちは目の前に苦しむ患者がいるとき，その苦痛を軽減することを最善・最優先とし治療・ケアの計画を立てる。ここでのもやもやは，田中さんが痛みという『害』で苦しんでいるにもかかわらず，痛みを緩和する治療を行うという「善行」および疼痛緩和を行うことによって田中さんの痛みを回避する「無危害」の原則に反していることであり，このままでは田中さんが望んでいる「痛みをとって家に帰りたい」「治療したい」という希望をかなえることができな

いという医療者の視点から生じていると考えられる。

【具体的な方略】

1：患者の視点での『害』を考え，医療者の視点とのずれに気づく

医療者にとっての『害』と患者にとっての『害』が必ずしも一致しているとは限らない。私たちがもやもやを感じたときには，医療者の視点と患者の視点にずれが生じていることが多い。患者にとっての『害』を医療者の視点でとらえていないかと一度立ち止まって考える必要がある。

2：患者の意向を推定せず，対話を通じて理解

医療者は田中さんにとっての『害』を，これまでの医療者からの説明とそれに対する患者の言動から，医療者側の視点で「○○であろう」と推定している。もしずれが生じ始めたときに，患者自身に「麻薬を使いたくないのはどうしてですか？」「麻薬を使いたくない気持ちをお話しいただけませんか？」と尋ねていたらどうであろうか。「こんなことになるなんて」という言葉に対し「こんなこととはどんなことですか？」と問いかけていたらどうであろうか。田中さん自身の言葉を聞くことで，患者にとっての『害』や田中さんの意向を理解できたのではないだろうか。仮に，そのときには田中さんから答えをもらえなかったとしても，医療者が患者の思いを大切にしたい，尊重するという姿勢をもっていることを田中さんへ伝えることができたとしたら信頼感や安心感につながったのではないかと考える。

3：医療者のアイデンティティが揺るがされていることに気づく

医療者は医学的知識があり，患者の苦痛に対応する手段をもち，その方法で患者の苦痛を緩和することができるという，専門職としての自負心・誇りをもっている。しかし本事例では，

その知識や方法が使えず，患者の苦痛を緩和できないという状況に陥ってしまい，専門職としてのアイデンティティが揺らいでいる状況となっている。この揺らぎに気づくことで，田中さんに対する対応をあらためて考えるきっかけになると考える。

❷ 医療用麻薬を使いたくないという患者の意向を尊重すると，患者の希望である治療の再開・自宅退院ができない

倫理原則の「自律」において，人には自ら選択した計画に沿って自分自身の行動を決定する自由があるとしている[2-4)]。これは自己決定できる個人を尊重するものである[2-5)]。人を自律した個人として尊重することは個人的な価値観や信念を基本に彼らの選択を認めることである[2)]。患者は病気と診断されてから以降，さまざまな場面で，多くの選択を行いながら過ごすこととなる。この「自律尊重」は，インフォームドコンセントの基本となる考え方である。

田中さんに認知機能の障害はなく，医療者は医療用麻薬について理解しやすい方法を用いて繰り返し説明をしているにもかかわらず，田中さんの同意が得られなかった。田中さんの「医療用麻薬は使わない」という意向を尊重することによって，「治療を再開する」「自宅に帰る」という希望をかなえられない。どちらも田中さんの意思であり，どうしたらよいのかというもやもやが生じている。

【具体的な方略】
必要な情報を提供し，意思決定を支援する

田中さんに理解力があり，必要な情報を提供したにもかかわらず，有用かつ希望をかなえることができる治療を選択しなかった場合，田中さんの価値感や信念に沿った対応ができていない可能性を考える必要がある。また，私たちは「本人の意思＝自己決定を尊重すること」「本人が決めたことを尊重しなければならない」という考えにとらわれ，それ以上のかかわりをあきらめてしまっていることはないだろうか。意思

決定において，「医療者は治療法の選択肢について患者に説明するが，決定するのは患者本人である」という考え方が一般的である。しかし患者の意思は，その時々の状況や思いなどによって変化する。私たち医療者が行う"自律尊重"は，本人の生活や人生にとっての最善を実現するために，よりよいコミュニケーションを通して，本人の意向についても話し合いを繰り返しながら意思決定支援を行っていくことによって成し遂げられる。

しかし，有用かつ希望をかなえられる治療について患者が受け入れられるよう尽力したにもかかわらず患者が拒否したときには，看護師は患者の擁護者としてその決断をするに至った患者の思いや価値観を受け入れる覚悟も必要である。

「治療を継続する」ことを一番に考えていた田中さんにとって，痛みによって治療が中止されたことは非常につらい状況である。病状進行や強い痛みで気持ちがいっぱいになっている田中さんにとって，疼痛緩和の先に治療の継続があるということの説明がなければ想像できないことであり，死をなお近くに感じてしまったかもしれない。もしくは痛みのために死を近く感じてしまった状況で，医療者からの疼痛緩和の先に治療の継続があるという説明が認識されなかった可能性もある。医療者が感じる「なぜ？」については，率直に患者に問い，患者の気持ちに寄り添いながら一緒に考えていくことが大切である。

❸ 本人の思いを尊重して対応しているはずなのに患者との関係が悪化していく

田中さんは診断時から厳しい状況の説明を受け，これまで治療を受けてきた。医師からの「治療ができなくなったときのことを考えていきましょう」という言葉は，治療開始時から死についても考えていかなければならないという，田中さんにとっては非常につらい状況である。そのような状況のなかでも，「家族のために治療

を頑張ること」が心の支えになっており，治療を継続することが田中さんにとって一番の大切なこと（価値）であり，そのための痛みの緩和であると考える。一方，医療者側も田中さんの思いに沿うために疼痛緩和を行う方針であるが，医療者にとっての一番の大切なこと（価値）は「痛みの緩和」になっており，そのためには医療用麻薬を導入する必要があり，その先に自宅退院や治療の再開もある。「疼痛緩和により治療が再開できる」という田中さんにとっての大切なことに対する医療者からの説明が不足したまま多職種で繰り返し説明を行うという医療者の考える"善行"によって医療用麻薬を使用することを"説得"する行為が行われている。このことが田中さんの「誰も気持ちをわかってくれない」という思いになり，関係性の悪化につながったと考えられる。

【具体的な方略】
1：患者の大切に思っていること（価値観）について知る

倫理を考えるときに大切なことの一つとして"価値観"がある。"価値観"とは，「いかなる物事に価値を認めるかという個人個人の評価的判断」[6]である。この"価値観"は，個々人の性別，年齢，これまで生きてきた環境（家族，地域，職場，経済状況など）により形成された文化が影響する。この価値観はその人の意思決定にも大きくかかわる。

私たちは普段，患者とどのような会話をして

痛みのアセスメント；痛みの意味

痛みのもつ意味としては，「罰」「挑戦」「解放」「方略」などがいわれている[1]。

罰　：痛みをがまんすることで過去の罪を償おうとするもので，「今まで家族に迷惑をかけてきたから」「戦友たちはみな死んでしまったのに，自分だけが生き残ってしまった」といった意味づけをし，痛みに耐えること自体に意味を見出すもの

挑戦：痛みと闘うことで病気と闘っているという意味づけをしているもの。このようなケースに対しては，痛みをがまんすること以外にも，罪を償ったり，病気と闘う方法を見出せるように援助することが求められる

解放：痛みがあることで何らかの問題から解放されることを求めるもので，心理学的には「疾病利得」といわれるものがこれにあてはまる。社会的な責任やさまざまな問題から離れるために，このような心理的因子が影響している

方略：「痛みがあることで周囲が注目してくれる」などのように，痛みがあること自体に意味をもっている場合。このような場合，痛みを取ってしまうことはむしろ患者の精神的苦痛を増すことにつながるため，無理に鎮痛薬を勧めず，慎重に対応する必要がある

「痛みの意味」は，スピリチュアルペインとも深くつながっている。逆にこのような意味づけができないことで，「なぜ，自分ばかりがこんなに苦しまなくてはならないのか」といったスピリチュアルペインをもつこともある。いずれにしても，まずこのような患者の苦悩を受けとる感性が必要となる。

文献
1 高橋美賀子, 梅田恵, 熊谷靖代：ナースによるナースのためのがん患者のペインマネジメント 新版；Evidence-based nursingの探求, 日本看護協会出版会, 東京, 2007, pp87-88.

（塗木京子）

いるだろうか。清拭のときベッドサイドにある家族やペットの写真について，枕元にあるお守りのこと，搬送のとき窓からみえる風景を見ながら自宅の庭のこと，家族や友人と行った旅行のこと，そんな話をしているのではないだろうか。何気ない会話であるが，それは患者がこれまで生きてきた物語であり，その物語から患者が大切にしていることを知ることができる。

田中さんは痛みが増強したことにより緊急入院となった。医療者は痛みを何とかしたいという思いでかかわっており，田中さんの痛み以外の言葉に関心が向かなかったかもしれない。痛み以外の言葉もしっかりと聞くことで田中さんの大切に思っていることを知ることができ，関係性の改善につながっていく。

2：患者にとっての痛みの意味の理解に努める

痛みのアセスメント項目[7]には，「日常生活への影響」「痛みのパターン」「痛みの強さ」「痛みの部位」「痛みの経過」「痛みの性状」「痛みの増悪因子と軽快因子」「現在行っている治療の反応」「レスキュー薬の効果と副作用」「痛みの意味」などがあげられる。このアセスメント項目の"痛みの意味"とは，患者が痛みに何らかの意味づけをすることである。痛みのもつ意味としては，「罰」「挑戦」「解放」「方略」などがいわれている[8]（コラム「痛みのアセスメント」p134参照）。

検温時に患者から痛みの意味を話していることはないだろうか。「痛いのはつらいけど痛みがあるから生きてるって思える」「家族にさんざん迷惑をかけてきたから，この痛みはその罰かもしれないね」と言っていた田中さんは，痛みのために治療が中止された。疼痛緩和の先に治療の継続があることが想像できていないとすれば，家族のために治療を頑張りたいと思っている田中さんは，治療ができない今「痛みと闘うことで病気と闘っている」という"挑戦"の意味づけをすることによって気持ちを保っているのではないだろうか。田中さんにとっての痛みの意味を知ることは，田中さんの思いを認識することにもなり，関係性の改善や疼痛緩和の治療について話をするきっかけにつなげていくことにもなる。

看護師として，多職種チームとしてどのように行動するのか

『看護職の倫理綱領』[9]には，私たち看護職は，「看護の実践にあたっては，人々の生きる権利，尊厳を保持される権利，敬意のこもった看護を受ける権利，平等な看護を受ける権利などの人権を尊重することが求められる」と述べられている。

私たちの周りには多種多様な倫理的問題が存在している。医療の現場は忙しく，その問題に気づかず通り過ぎていることもあるかもしれない。しかし患者の治療や日常生活のサポートを担う看護師は，患者と接する時間も長く，一番身近にいる存在であるからこそ，「これでいいのかな？」「これは本当に患者さんの気持ちに沿っているのかな？」などもやもやを感じることも多くあるのではないだろうか。その感じたもやもやをそのままにしないことが第一歩である。そしてもやもやを言葉として表現し，さらに倫理的問題としてとらえ，多職種で話し合う。話し合いのなかで，患者・家族に対するケアやコミュニケーション，判断について，どのように対応するのが適切かを考えていくことが，患者への最善の支援につながる。

看護師は田中さんに対して「医療者と患者の間にある何か」を感じていた。そのため，もう一度多職種で田中さんに対する対応を振り返る機会としてカンファレンスを開催することとした。参加した多職種からも「田中さんが拒否をする理由がわからず，なんだかすっきりしない」「これまで田中さんのためと思って行ったことが，本当に田中さんの意向に沿っていたのか疑問に思っていた」「田中さんは私たちにもっと伝えたいことがあるんじゃないか」などの意見があがった。そこで，まずは「田中さんに医療

用麻薬の使用を納得してもらう」ための対応をいったんやめ，田中さんの思いに向き合うことから始めることにした。

看護師は田中さんへ「これまで私たちは痛みを和らげることを第一に考えて医療用麻薬を使ってもらおうとしていました。でも，だんだんと田中さんの表情が硬くなって，私たちと話をすることもつらそうになっていくのを感じ，どうしたらいいのかと考えました。そして田中さんがどんな思いをもって過ごしているのか教えてほしいと思い時間をつくってもらいました。私たちに言いたいことがありましたら，どんなことでもいいので教えてもらえないでしょうか」と伝えた。田中さんは最初，表情が硬く，視線も合わさずに「あなたたちに何を言っても通じない。どうせまた薬を使えって話をしにきたんでしょう」と言葉を発した後，何も話をしなくなった。看護師は沈黙を破らず，田中さんが話し始めるのをじっと待った。しばらくすると田中さんは，「先生や看護師さんや薬剤師さん，皆さんが私のためにいろいろ考えてくれていることには感謝している。何度も丁寧に説明をしてもらったから，麻薬を使うこと自体が怖いとか不安とかいうわけじゃないんだ。麻薬を使ったからといって死ぬわけじゃないとか，痛み止めが効かなくなることもないとかもわかっている。けどね，今は痛みのために治療ができないでしょ。最初の病名を聞いたときから"治療ができなくなったときのことも考えていきましょう"といわれて，やっぱり死ぬことも考えるよね。治療ができないってことはそれが近づいているようでとても怖いんだよ。痛みはつらいよ。でもね，今は痛みがあるから生きてるんだなって感じられるし，痛みと闘うことが病気と闘っていることのように思えるんだよ。だからね，なかなか麻薬を使うことに踏み出せなくて…。気持ちが追いつかないから，いらいらして先生や看護師さんや薬剤師さんにあたってしまって，本当にごめんね」と涙ぐみながら話した。

事例のその後

本人の同意を得て，本人が話してくれた内容を多職種で共有した。オピオイド導入は本人の決心がつくまで保留とし，そのほかの鎮痛薬で対応することとなった。

医師からは，治療は中止ではなく，痛みが落ち着けば再開もできることをあらためて説明された。薬剤師からは，わからないことがあればいつでも説明を行うことが伝えられた。看護師は，本人が希望したときにはしっかりと時間をとって話が聞けるようチームメンバーで時間を調整することとした。また，死に対する不安や長引く痛みからくる精神面のケアを緩和ケアチームに，食事に関することを栄養サポートチーム（NST）に依頼し，多職種医療チームで田中さんをサポートすることとした。

また，来院できない家族に対しても主治医から，現状とこれからの治療方針を電話で説明を行い，理解を得た。何か心配なことがあればいつでも連絡してよいこと，本人同様，家族のサポートを行っていくことも伝えた。

上記の体制でサポートを始めて数日後，田中さん自ら「麻薬のお薬を夜だけでも使ってみようかな」と希望があり，寝る前に速放性製剤を使用した。翌朝，「久しぶりによく眠れた。やっぱり痛みがないのはいいね。気持ちも違うね」と笑顔で話され，昼間も速放性製剤を使用し，その後徐放剤を導入し，疼痛コントロールは良好となった。食事もとれるようになり，自宅退院し，外来通院での抗がん薬治療が再開となった。

まとめ

私たちは常に患者にとってよいことを行うという気持ちをもって看護をしている。しかし，時にやればやるほど患者の言葉や態度に「なぜ？」と感じることがある。これは患者との間にずれが生じているサインかもしれない。「なぜ？」と感じたときは，いったん立ち止まり，

患者自身の言葉で患者の思いを聴くことができているか，患者の言葉や態度の奥にあるつらさを理解し寄り添えているか，医療者が考える患者にとってよいことを行ってはいないか，を振り返ることが大切である．そして，なにより忙しいなかでも「なぜ？」と思える感性をもち続けることが，患者が思う患者にとってのよいこと，真の意向に沿う看護を行う鍵である．

❖文献
1）Jonsen AR, Siegler M, Winslade WJ（赤林明，倉田伸雄，児玉聡・監訳）：臨床倫理学；臨床医学における倫理的決定のための実践的なアプローチ．第5版，新興医学出版社，東京，2006．
2）サラT.フライ，メガン-ジェーン・ジョンストン・著（片田範子，山本あい子・訳）：看護実践の倫理；倫理的意思決定のためのガイド．第3版，日本看護協会出版会，東京，2010，pp28-33．
3）Beauchamp TL, Childress JF：Principles of biomedical ethics. 5th ed, Oxford University Press, New York, 2001.
4）Fry ST, Veatch RM：Case studies in nursing ethics. 3rd ed, Jones and Bartlett, Boston, 2006.
5）Johnstone MJ：Bioethics：A nursing perspective. 4th ed, Elsevier Australia, Sydney, 2004.
6）松村明，三省堂編修所・編：大辞林．第3版，三省堂，東京，2006．
7）日本緩和医療学会ガイドライン統括委員会・編；がん疼痛の薬物療法に関するガイドライン．2020年版，金原出版，東京，2020，pp34-38．
8）高橋美賀子，梅田恵，熊谷靖代・編著；ナースによるナースのためのがん患者のペインマネジメント．新装版，日本看護協会出版会，東京，2014，pp87-88．
9）日本看護協会：看護職の倫理綱領．2021，p1．https://www.nurse.or.jp/nursing/assets/statistics_publication/publication/rinri/code_of_ethics.pdf（最終アクセス：2024年12月19日）

（塗木京子）

コラム

コミュニケーション

コミュニケーションとは，2人が互いに相手に対して，意思や思考や感情を伝え合う，双方向性のあるやりとりである[1,2]．コミュニケーションの目的は，互いを理解することである．コミュニケーションは単なる情報収集の手段ではない．互いを理解するコミュニケーションによって，信頼関係を築く，患者の本当の気持ちを受け止め患者の語る言葉の本質を確かめる，相手の価値・信念を理解することにもつながる．寄り添うコミュニケーションはそれ自体がケアともなる．また，周囲との連携がとりやすくなる．

コミュニケーションは，もともと個人に備わっている能力や特性というように考えられがちであるが，コミュニケーションスキルという技術であり，訓練によって身につけられる．コミュニケーションがうまくいかないと感じたときなど，訓練を重ねることで一歩踏み込んだコミュニケーションを行うための引き出しが増えることになる．

コミュニケーションスキルには，「基本的なスキル：傾聴・沈黙・共にいること・共感」「感情表出を促すスキル：NURSE」「悪い知らせを知らせる時のためのスキル：SPIKES」などがある．

文献
1 日本がん看護学会・監，国立がん研究センター東病院看護部；患者の感情表出を促すNURSEを用いたコミュニケーションスキル．医学書院，東京，2015．
2 川名典子・著：看護の力，会話の力；寄り添うコミュニケーションの考え方と実践．南江堂，東京，2023．

（塗木京子）

事例⑭

苦痛緩和とDNAR

DNAR指示は誰のため？

患者にDNARの意向を確認せず，医師は治療の必要はないと判断している

❶ DNARだからという理由で，何も治療をしなくてよいのだろうか
❷ 患者本人の意向を確認しなくてよいのだろうか

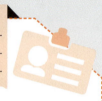

患者プロフィール 高橋博之さん，男性，50代後半
疾患名：胃がん（Stage Ⅳ，肝転移，腹膜播種）
家族構成：妻（50代前半），長女（20代後半）との3人暮らし

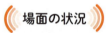

場面の状況

　高橋さんは2年前に胃がんStage Ⅳと診断され，外来化学療法を受けていたが，病状進行による閉塞性黄疸をきたし，胆管ステント留置術を受けた。主治医から「残された標準治療はなく，積極的抗がん薬治療は中止して，今後は苦痛緩和を優先するBSC（best supportive care）とすること」を提案され，高橋さんは看護師に「抗がん剤はもうやめることにした。でも3カ月後に予定されている長女の結婚式にはなんとか出席したい」と話し，自宅へ退院した。
　2カ月後，高橋さんは発熱と強い倦怠感で緊急入院となった。入院時，高橋さんは看護師に「1カ月後の長女の結婚式に出席できるか心配だなぁ」と話した。検査の結果，高橋さんは胆管ステントが閉塞して胆管炎をきたしていることが判明した。予後が限られる状況であること

から，主治医は高橋さんの妻と長女に病状を説明し，抗菌薬で炎症を抑える治療をすること，胆管ステントを交換する処置は身体的侵襲が大きすぎ，現在の高橋さんには負担となり身体機能が耐えられない可能性が高いため行わないこと，心停止時にはDNAR（do not attempt resuscitation）とすることを説明した。妻と長女は，主治医の説明に対して流涙し，「どうすればよいのかわかりません。先生にお任せします」と答えた。
　入院数日後，高橋さんは抗菌薬治療の効果が乏しく，敗血症性ショックに陥った。主治医は「DNARだから，これ以上の治療は必要ない」と判断した。
　看護師は，DNARであっても何も治療をしなくてよいのか，治療をすることで，高橋さんが希望している長女の結婚式に参加できる可能性はないのか，そもそも高橋さん自身にDNARの意向を確認せず，医療者と家族だけで決めてよいのかともやもやした。

解 説

何が倫理的問題なのか

　がん終末期の治療をどこまで行うかは，その患者個別の状況によって判断する必要がある。

　本事例では，医師は予後が限定されている高橋さんに侵襲的な治療をすることはかえって負担になると考え，穏やかな最期を迎えることがよいと考えていた。看護師は高橋さんの意向を確認せずに，医師と家族だけで方針が決まっていくことに高橋さんの「自律尊重」が守られていないのではないかと考えた。

　そこで，高橋さんにとっての最善とは何かについて，Jonsenの4分割表[1]を用いて情報を整理し検討する（表1）。

❶ 医学的適応

　Stage Ⅳの胃がんに対し，これまでさまざまな抗がん薬で治療を行ってきており，ほかに標準治療はないことから，高橋さんの状態はがん終末期と判断される。

　現在の高橋さんの症状は，腹膜播種による難治性腹水の貯留，経口摂取量の低下，強い倦怠感があり，ほとんど臥床して過ごしている。加えて，胆管炎を併発したことから高熱により意識状態も悪化し，せん妄症状を呈している。これらの症状から予測される予後は，PPI（Palliative Prognostic Index）[2]*を指標に算出すると10点となり，21日以下（週単位）の可能性が高いと判断される。また敗血症からショック状態をきたしていることから，予後はさらに厳しく数日以内と考えられる。

　敗血症の原因は，肝転移の進行による閉塞性黄疸をきたして留置した胆管ステントに感染を併発して胆管炎を引き起こしていることであった。治療法は抗菌薬投与のほか，感染源となっている胆管ステントを交換することであるが，合併症として急性膵炎や穿孔，出血などが考えられ，現在の高橋さんの全身状態で安全に処置が成功する可能性は2〜3割と考えられた。主治医は「このような状態の高橋さんにとって胆管ステント交換などの侵襲的な処置はかえって負担となる」と考え，抗菌薬の投与のみとしており，「無危害」の原則に則った判断といえる。

　しかし，高橋さんは抗菌薬の効果が乏しく敗血症性ショックに陥っている状況である。看護師は「ショック状態から脱するために昇圧薬を投与，抗菌薬を変更，感染源となっている胆管ステントの交換など敗血症への積極的な治療をすることで，効果が得られれば高橋さんは生命の危機から脱するかもしれない」と考え，「DNARだから，これ以上の治療は差し控える」という主治医の判断に葛藤を感じている。

　DNAR指示は心停止時に心肺蘇生をしない指示であり，通常の医療・看護・ケアに影響を与えないことである[3]。蘇生処置以外の医療行為（ICU入室，抗菌薬の投与，経管栄養・中心静脈栄養，昇圧薬や強心薬の投与，酸素吸入，輸血，血液浄化療法など）に影響を与えるものではない。DNARを理由に心停止に至る前の治療を制限することは，本来の意味と異なっているといえる。

❷ 患者の意向

　高橋さんは，これまでの治療について，自分で判断して選択してきた。今回も自ら積極的抗がん薬治療を中止してBSCを選択された。その後，腹痛が出現した高橋さんはオピオイド鎮痛薬（医療用麻薬）による痛みのコントロール

---

*PPI（Palliative Prognostic Index）[2]：がん終末期の短期的な生命予後を予測する指標。経口摂取の低下，浮腫，安静時呼吸困難，せん妄などの症状から予後を算出する。予測される予後は，合計得点が6.5点以上で3週間未満，4点以上で6週間未満である可能性が高い。

表1　4分割表

医学的適応	患者の意向
• Stage IVの胃がんである • 腹膜播種による難治性腹水の貯留，経口摂取量の低下，強い倦怠感がある • これまでさまざまな抗がん薬で治療を行ってきており，ほかに標準治療はない • 胆管炎を併発し，高熱によりせん妄症状を呈している • 敗血症性ショックをきたしており，主治医は胆管ステント交換などの侵襲的な処置はかえって負担となると考え，抗菌薬の投与のみである • ショック状態から脱するために昇圧薬を投与，抗菌薬を変更，感染源となっている胆管ステントの交換など敗血症への積極的な治療をすることで，効果が得られれば高橋さんは生命の危機から脱するかもしれない • 胆管ステント交換の合併症として，急性膵炎や穿孔，出血などが考えられる • 現在の高橋さんの状況・全身状態から，胆管ステント交換の成功率は2〜3割程度である • 敗血症に対する治療の効果が得られれば，高橋さんの体調は一時的に回復するかもしれない	• これまで主治医から提案された治療について，自分で判断して選択してきた • これ以上の抗がん薬治療は困難であることを主治医から説明された際，「悔しいけれど，効果がない抗がん剤を打っても意味がないので，やめるのは仕方がない。これからは体力を温存して，長女の結婚式にはなんとか出席したい」と自ら積極的に抗がん薬治療を中止して苦痛緩和を優先するBSC (best supportive care) を選択した • 緊急入院してきた際も，「こんなに体力も落ちてしまって，1カ月後の長女の結婚式に出席できるか心配だなぁ」と話していた • 現在は，胆管炎の影響でせん妄症状がみられているが，簡単な問いかけにはうなずいたり首を振ったりなど自身の意思を表現できている
QOL	周囲の状況
• 予後が限られている状況での侵襲的な処置や治療は負担や苦痛が大きく，高橋さんのQOLを阻害することになり得る • ほとんど臥床して過ごしている	• 妻と長女の3人暮らしで，両親はすでに他界している • 妻と長女は，高橋さんがこれまでも体調がすぐれなくても抗がん薬を変更するなど治療をすることで何とか回復していた経験から，病状が厳しいことを主治医から説明されていたがあまり実感がなく，今回もまた元気になるのではないかと期待をしていた • 妻と長女は主治医から「予後は数日以内」と説明され，現状が受け止めきれず，どうすればよいか戸惑っている • 妻と長女，医療者は，高橋さんがこれまでの人生で何を大切にしてきたのか，これからの残された時間をどう過ごしたいと考えているのかを話し合うことができていない • 主治医は「DNARだから，これ以上の治療は差し控える」と判断している • 看護師は「DNARだからという理由で，何も治療をしなくてよいのだろうか」「治療をすることで高橋さんはショック状態から回復し，希望している長女の結婚式に参加できる可能性はないのだろうか」「そもそも高橋さん自身の意向を確認せず，家族と医療者だけでDNARと方針を決めてもよいのだろうか」と感じている

を行うなど，苦痛症状の緩和を優先した治療を受けていた。

現在は，胆管炎の影響で高熱をきたし意識が朦朧として，時折つじつまが合わない言動があるなどせん妄症状がみられているが，簡単な問いかけにはうなずいたり首を振ったりなど自身の意思を表現できている。

そのような高橋さんに対し現在の状況を伝えずに，医師と家族だけでDNARと決めることは，高橋さんの「自律性」を阻害することにつながるのではないだろうか。

❸ QOL

予後が限られている高橋さんにとって，侵襲的な処置や治療は負担や苦痛が大きく，高橋さんのQOLを阻害することになるともいえる。しかし治療の効果が得られれば，高橋さんの体調は一時的に回復し，周囲の支援があれば1カ月後の長女の結婚式に短時間であれば出席することができるかもしれない。

妻と長女，医療者は，高橋さんがこれまでの人生で何を大切にしてきたのか，これからの残された時間をどう過ごしたいと考えているのかを話し合うことができていないため，高橋さんにとってのQOLが十分に話し合われていない状況である。

❹ 周囲の状況

高橋さんは妻と長女の3人暮らしで，両親はすでに他界していることから，高橋さんが自分で自分のことが決められない状態となった場合に，高橋さんに代わって意思決定をする代理決定者は妻と長女である。しかし主治医から「予後は数日以内」と説明され，現状が受け止めきれず，どうすればよいか戸惑っている。

また妻と長女は，これまで高橋さんとがんが進行したときのことについて話し合ったことはなかった。そのため，高橋さんならどうしたいと考えるだろうかという視点で今後のことを考えることができていない。

受持看護師は，DNARだから胆管ステント交換をしないことに倫理的ジレンマを感じ，看護カンファレンスで看護チームに思いを投げかけたところ，ほかにも同じような疑問を感じているスタッフがいることがわかった。

具体的な方略

がん終末期で予後が限定されている高橋さんに，どこまで治療をするのか／しないのかについて主治医と看護チームの価値が分かれ，倫理的ジレンマにつながった事例である。

DNARとは，回復する見込みのない患者で，心停止時に心肺蘇生行為を行わないことをいう。がん終末期の患者は，がんが進行して回復の見込みのない状態となり，死に至る。しかし，もともとのがんの進行とは異なる病態で生命の危機に陥る場合もある。その場合，生命の危機に陥らせている病態が回復すれば，元の生活（または元の生活に近い状況）に戻れる可能性もある。「回復する見込みがない」と1人の医師が判断するのではなく，できれば専門性の異なる複数の医師を含めた多職種で「本当に回復する見込みがないのか，治療適応はないのか」について，医学的に検討することが望ましい。

看護チームは，高橋さんが長女の結婚式に出席することを強く希望していたことを主治医に伝え，ほかに治療方法がないのか検討することを提案した。そして，高橋さんの胆管炎の治療について，主治医，内視鏡治療医師（胆管ステント交換を担当する医師），感染症内科医師，看護師，薬剤師で多職種カンファレンスを行い，敗血症治療および胆管ステント交換を行うことでのリスクとベネフィット，抗菌薬選択および変更の妥当性について検討を行った。

検討の結果，抗菌薬を変更すること，胆管ステント交換のリスクがかなり高く成功率は2〜3割程度であることを高橋さんに説明し，本人の意思を確認することが方針として話し合われた。

また，人生の最終段階における医療・ケアの

方向性は，患者の意向が尊重されるべきであり，多職種と共に患者の意向を中心に話し合うことが重要である。そのためには，患者がこれまでの人生で何を大切にしているのか，これからの残された時間で何を望んでいるのか，患者と家族ら（家族や患者が希望する人），医療者で話し合い，患者の価値観を理解しておくアドバンス・ケア・プランニング（advance care planning；ACP）4）を行っておくことが重要である。ただし，「もしものとき」という，患者にとってつらい話を前提に話し合いをするため，なかには「そんな話をしてほしくない」と拒否する患者や家族も少なくない。看護師をはじめとする医療者は信頼関係を構築して，患者にとってよい時間を過ごしてもらうために一緒に考え支援していきたいという態度を示し，話し合いのタイミングを計ることが大切である。

看護チームは，これまでの高橋さんとの会話で「長女の結婚式に出席すること」を希望していたことを理解していたが，これまでの人生において何を大切にしてきたのかなど高橋さんの価値観の理解が不十分であったこと，これからの過ごし方や今後の医療・ケアに対する希望について話し合っていなかったことに気づいた。妻と長女も，高橋さん自身と「病気が悪くなったときのこと」を話し合っていなかったことを後悔しており，高橋さんの意識が回復した際には本人の思いを確認してはどうかとの看護師の提案に，「そうしたい」と賛同した。

解熱薬の効果で意識状態が少し改善したタイミングで，高橋さんと妻，長女に，敗血症性ショックで循環動態が不安定である状況で胆管ステント交換を行うリスクと得られる効果の可能性，成功率について伝えた。高橋さんは「父親として長女の結婚式に出席したい。改善する可能性があるなら胆管ステントを交換してほしい」と希望した。

事例のその後

高橋さんは，昇圧薬を使用して循環動態の改善を図りつつ胆管ステントを交換し，抗菌薬を変更することで胆管炎が回復した。

看護師は，胆管炎の回復とともに意識状態が改善した高橋さんに，「意識が回復されてお話ができるようになり，私たちも嬉しく感じています。ただ，もしもまた高橋さんの状態が悪くなったときに備えて，これからの過ごし方や今後の医療やケアについての希望を奥様や長女様とお話し合いしませんか？」と提案した。高橋さんは看護師の提案を受け入れ，妻と長女と今後の希望について話し合う機会をもった。高橋さんは，これまでの家族の思い出を振り返りながら，「自分の人生は家族を大切に過ごしてきたこと」「これまで1人娘である長女を大切に育ててきたこと」「長女の嫁ぐ姿を父親として見守ることが，自分の人生の集大成だと思っていること」などこれまで大切にしてきたことや今後の希望を話し，「これまで抗がん薬の副作用を乗り越えてがん治療を十分頑張ってきたので，これからは身体のつらさを和らげる治療を優先してほしいこと」「心停止時には延命処置は希望していないこと」を語られた。

看護師は主治医に高橋さんの思いを伝え，願いがかなえられるよう，多職種や妻，長女と協力してさまざまな調整を行った。高橋さんは，長女の結婚式の前日に腹水ドレナージを行い腹部膨満感の軽減を図ることで，車いすで外出して結婚式に参加することができた。結婚式から戻った高橋さんは「数歩だけだけど，長女とバージンロードを歩くことができた。父親としての役割を果たすことができた」と嬉しそうに話した。

まとめ

医師が決定した治療方針について，倫理的ジレンマを感じても，それを声に出して方針の検討を提案することは心理的ハードルが高いかもしれない。しかし，看護師は日常のケアでの会話を通して患者の思いや大切にしていることについて情報を得る機会が多く，患者の意向や価

値観を知ることができる重要なキーパーソンである。患者の思いと治療方針が異なってくる場合に，看護師がそのことを声に出して医療チームに伝えなければ，患者の意向や価値観が尊重されることなく経過してしまうことになりかねない。看護師は患者の意向や価値観を尊重するために，患者の代弁者として役割を果たすことが重要である。

❖文献
1) Jonsen AR, Siegler M, Winslade WJ（赤林朗，蔵田伸雄，児玉聡・監訳）：臨床倫理学；臨床医学における倫理的決定のための実践的なアプローチ．第5版，新興医学出版社，東京，2006.
2) Morita T, Tsunoda J, Inoue S, et al：The Palliative Prognostic Index：a scoring system for survival prediction of terminally ill cancer patients. Support Care Cancer 7：128-133, 1999.
3) 日本集中治療医学会倫理委員会：DNAR（Do Not Attempt Resuscitation）の考え方．日集中医誌 24：210-215, 2017.
4) 厚生労働省：人生の最終段階における医療・ケアの決定プロセスに関するガイドライン．改訂 平成30年3月，2018.
https：//www.mhlw.go.jp/file/04-Houdouhappyou-10802000-Iseikyoku-Shidouka/0000197701.pdf．（最終アクセス：2024年12月19日）

（向井未年子）

アドバンス・ケア・プランニング（ACP）

アドバンス・ケア・プランニング（ACP）とは，人生の残された時間をどこでどのように過ごしたいか，何を大切にしてほしいのか，人生の最終段階においてどのような医療やケアを望むのかなどについて，患者を主体に，家族たち患者が希望する人，医療者と共に話し合うプロセスをいう[1]。

ACPは欧米で普及されている概念であるため，家族の意向を重視する日本の文化や習慣に適した日本版ACP[2]として「必要に応じて信頼関係のある医療・ケアチーム等（本人の医療やケアを担当している医療，介護，福祉関係者）の支援を受けながら，本人が現在の健康状態や今後の生き方，さらには今後受けたい医療・ケアについて考え（将来の心づもりをして），家族等（家族や家族に相当する近しい人）と話し合うこと」と定義されている。

私たち看護師は，患者や家族たちのつらい心情に配慮しつつ，患者の身近にいる医療者として，患者が大切にしていることを家族たちと共に話し合い，患者が最期までその人らしい人生を全うできるよう支援していく役割がある。

文献
1 厚生労働省：人生の最終段階における医療・ケアの決定プロセスに関するガイドライン．改訂 平成30年3月, 2018.
https://www.mhlw.go.jp/file/04-Houdouhappyou-10802000-Iseikyoku-Shidouka/0000197701.pdf（最終アクセス：2024年12月19日）
2 宮下淳：日本版アドバンス・ケア・プランニングの定義及び行動指針．日本エンドオブライフケア学会誌 7(1)：2-7, 2023.

（向井未年子）

事例⑮

医療安全と患者の尊厳

転倒リスクがあるのに離床センサーマットを外していいの？

医療安全上の対応が，患者には「誰かに監視されている」と思われている

もやもやポイント

❶ 離床センサーマットを外してほしいという患者の意向を大切にしたいが，せん妄もあり離床センサーマットを外すと転倒リスクが高まり，患者の安全が守れない
❷ せん妄があり転倒リスクが高い一方，患者の言葉が患者の意思（本心）なのか不確かである
❸ 日常的に行っていた離床センサーマット設置が，患者の自尊心を傷つけていた

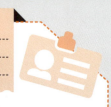

患者プロフィール　加藤美代子さん，女性，70代後半
疾患名：肺がん（Stage IV），脳転移
家族構成：夫（70代）と娘（40代）の3人家族

場面の状況

　肺がんの化学療法と，脳転移に対する全脳照射後，緩和ケア病棟の個室に入院して約1週間が経過していた。呼吸困難と右側胸部痛が増強してきたため，医療用麻薬の貼付剤が開始されていた。ある日の朝4時ころ，看護師が訪室したとき，加藤さんは部屋の電気をつけて端坐位になっていた。「飲みたいです…」と少しぼんやりした様子で臨時の鎮痛薬を希望した。普段は，ナースコールを押して知らせてくれるような場面だが，薬を飲む仕草は普段と変わりなかったため，そのまま退室した。5時ころには，眠っている様子だった。

　日勤帯に看護師が訪室すると，「トイレとか立って歩くと痛みが出てきます。夜のほうが心配ですね。トイレくらいは自分で行きたいです」と話した。主治医から離床センサーマット設置の指示が出ていたため，「夜間とくに不安が強ければ，看護師がすぐに駆けつけられるように夜だけでも離床センサーマットを設置してはどうか」と提案したところ，加藤さんも受け入れた。その日の夜，面会に来た娘に，病状が進行してきていることと夜間離床センサーマット設置することを説明し，21時に予定どおり離床センサーマットを設置した。

　翌日の22時に離床センサーマットが鳴り，訪室すると酸素チューブが足に絡まったままトイレまで歩こうとしていた。睡眠薬を内服していたため朦朧としており，排泄が終わりベッドに戻るまで見守った。

　3時ころ，物音がして訪室すると朦朧として酸素吸入の鼻カニュラをベッドにおいたままトイレに行こうとしていた。「マット，外してください」と呂律の回らぬ声で看護師に訴えてきた。「転倒の危険性が高いため離床センサーマットは設置していたほうがよい」と説明するが，「誰かに監視されている」と強い口調で繰り返し訴えた。トイレの見守り後，離床センサーマットは一時的に足元からずらして設置し，「日中にもう一度お話をしましょう」と伝え退室した。

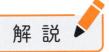

何が倫理的問題なのか

　加藤さんの離床センサーマット設置について，患者と家族，医療者，それぞれの立場から整理して検討するために，臨床倫理検討シート[1)]を用いてカンファレンスを行った。

　図1に臨床倫理検討シート[1)]のカンファレンス用ワークシートを示す。

❶ 医学的・標準的最善の判断〔A1〕

　加藤さんには，肺がん，脳転移がある。胸膜播種があり，呼吸困難，右側胸部痛の原因となっている。呼吸不全もあり，酸素吸入が必要で，体動時酸素吸入をしていなければ，酸素化不良となってしまう状態である。脳転移に対する全脳照射が終了し腫瘍はやや縮小したようだが，化学療法などの積極的な治療はできず，症状緩和主体の治療を継続していくと加藤さんと家族に説明がされている。予後は1カ月程度である。

　日中は会話はしっかりできていたが，夜間になると意識障害，注意障害が出現しており，せん妄が出現している。せん妄の要因としては，脳転移，低酸素，痛みの増強，睡眠薬服用，Alb1.9g/dL，TP5.9g/dLと低下しており，食欲不振と低栄養，Hb6.5g/dLであり貧血が考えられる。なお，せん妄の治療薬は使用しておらず，改善を目指して使用することは可能である。トイレ歩行時，酸素吸入の鼻カニュラが外れ，低酸素となるとさらにせん妄は悪化してしまう可能性がある。

　下肢筋力が低下気味であり，せん妄による注意障害が出現している状態では転倒リスクが高い。トイレ歩行時・体動時など，適切なタイミングでナースコールを押すことができない場合，患者・家族の同意が得られるのであればナースコールの代わりに離床センサーマットを活用することは選択肢の一つである。

❷ 医療側の対応〔A2〕

　医師は，患者の転倒防止のために離床センサーマット設置の指示を出した。看護師は，患者の不安軽減と転倒防止のためによかれと考えて離床センサーマットの設置を促した。身体拘束の緊急やむを得ない場合の対応の3つの要件[2)]に基づいて検討した場合，下肢筋力低下，睡眠薬服用，せん妄も発症していることから転倒リスクが高く，転倒すると頭部打撲，骨折などが予測され，身体が危険にさらされる可能性が高い（切迫性）。医療者も家族も常に付き添いができる状況ではなく，見守りきれないときがある。ナースコールで知らせるよう説明したが，忘れてしまう可能性もある（非代替性）。夜間のみ，せん妄が改善するまでの間，離床センサーマットを使用したい（一時的）。これらの理由から離床センサーマットを設置したほうがよいと考え，患者・家族に説明していた。

❸ 本人の思い（意向）〔B1〕

　離床センサーマット設置について最初に同意はしていた。しかし，せん妄発症時ではあったが，「離床センサーマットを外してほしい」と声に出していた。

　本人の気持ちの変化の理由としては2つ考えられた。1つは，当初離床センサーマットのイメージがつかないなかで同意をしてしまったが，実際使用してみると，本人が呼んでいないときにも看護師がすぐに部屋に訪室してくるため『監視されている』思いとなり，苦痛となってしまった。2つ目は，最初から本人は離床センサーマットを使用したくはなかったが，医療者への遠慮から設置に同意していた。しかし，せん妄になって本音が出てきた。どちらにしても今は「離床センサーマットを外してほしい」思いが強くなっている。

医療安全と患者の尊厳

【分岐点・検討の ポイント】
離床センサーマット設置を継続すべきかどうか

（A1）医学的・標準的最善の判断
- 肺がん，脳転移。胸膜播種
- 呼吸困難，右側胸部痛，夜間せん妄
- 酸素投与
- 症状緩和主体の治療を行う段階。予後1カ月程度
- 適切なタイミングでナースコールを押すことができない場合，ナースコールの代わりに離床センサーマット設置は選択肢の一つ

（A2）医療側の対応
- 患者の不安軽減と転倒防止のために離床センサーマットの設置を促した
- 転倒による頭部打撲，骨折などが予測される（切迫性）
- 医療者も家族も常に付き添いができる状況ではなく，ナースコールを押すことも忘れてしまう可能性もある（非代替性）
- 夜間のみ，せん妄が改善するまでの間，離床センサーマットを使用（一時的）

（C）社会的視点から
2024年度の診療報酬改定で，医療機関の入院料の施設基準に，緊急やむを得ない場合を除き，身体的拘束を行ってはならいことが規定された。この規定では，離床センサーマットは，身体拘束に含まれていない

（D）合意を妨げている点
- せん妄症状が出現している状態で「離床センサーマットを外してほしい」と発言しているため，本当の意向なのか，判断しにくい
- 離床センサーマット以外の選択肢が説明されていない
- 多職種で検討されていない

（E1）本人の人生にとっての最善
- せん妄対策と転倒予防策を多職種で取り組む
- 本人の意向を重視して離床センサーマットを外して，安全に過ごせるよう整えることが最善

（B1）本人の思い（意向）
- 入院時からトイレ付きの個室に希望して入室
- 離床センサーマットは外してほしい
- 自分で何でも決定したい

（E2）家族への配慮
- 病状に加えて，せん妄症状の原因と治療について説明し家族の不安軽減に努める
- 家族の意向に沿いながらケアに参加してもらうことも検討する

（B2）家族の思い（意向）
- 病状が進行してきていることは理解している
- 離床センサーマット設置はやむを得ない

（E3）今後の対応の方針
- 離床センサーマット以外の転倒対策について多職種で検討する
- せん妄症状改善に向けて薬物療法と非薬物療法に取り組む

- 患者に，離床センサーマットを外して，転倒対策として取り組みたい内容について，日中のせん妄が出現していない時間帯に患者の意向を確認しつつ慎重に説明し，進める
- 家族に，せん妄の治療とケア，転倒対策について患者と共有した内容について説明する

図1　〔臨床倫理検討シート〕カンファレンス用ワークシート

　入院時からトイレは自分で行きたいと希望し，トイレ付きの個室を希望して入室していた。自分で何でも決定したい気持ちをもっていた。

❹ **家族の思い（意向）（B2）**

　病状が進行してきていることは理解している。本人がナースコールで看護師を呼べばよい

が，そうではないときもあるならば，離床セ
ンサーマット設置はやむを得ない。

❺ 社会的視点から〔C〕

　2024年度の診療報酬改定で，医療機関にお
ける身体的拘束を最小化する取り組みを強化す
るため，入院料の施設基準に「患者又は他の患
者等の生命又は身体を保護するため，緊急やむ
を得ない場合を除き，身体的拘束を行ってはな
らない」と規定された。また「抑制帯等，患者
の身体又は衣服に触れる何らかの用具を使用し
て一時的に当該患者の身体を拘束し，その運動
を抑制する行動の制限をいう」とあり，離床セ
ンサーマットは身体拘束には含まれていない。
　身体拘束予防ガイドライン[3]では，身体拘
束をせざるを得ない場合の要件として，以下を
示している。
　①対象者の生命に及ぼす危険性を評価する。
　②原因を探る：必ず，医師，看護職，チーム
　　メンバー間で原因について検討する（年齢，
　　身体状況，環境，治療の側面）。
　③原因の除去に努める（恐怖を与えないよう
　　な対応をして，体動を制限する要因を可能
　　なかぎり早期に取り除く。睡眠確保，苦痛
　　症状コントロール，家族や友人等の面会，
　　気分転換，リラクゼーション，必要時薬剤
　　使用などを行う）。
　④回避・軽減（代替）方法を検討する。
　以上を検討しても，対象者の状態に改善が望
めない場合は，
　⑤チームカンファレンスを開き，身体拘束の
　　目的，開始の判断について検討する。
　離床センサーマットは，身体拘束の具体的行
為には含まれていないが，身体拘束をせざるを
得ない場合の要件を参考に検討することは必要
である。

❻ 合意を妨げている点〔D〕

- 患者の離床センサーマットを外してほしいと
　いう意向を大切にしたいという倫理原則の

『善行』『自律尊重』と離床センサーマットが
なければ，転倒の危険性が高まり，患者の安
全が守れないという倫理原則の『無危害』が
医療者間でも意見が分かれている
- 患者にせん妄症状が出現している状態で「離
　床センサーマットを外してほしい」と発言し
　ているため，本当の意向なのか，判断しにくい
- 患者に離床センサーマット以外の選択肢が説
　明されていないため，患者が適切に意思決定
　できていたか疑問がある
- 切迫性，非代替性，一時的について看護師は
　検討しているが，多職種での検討ではなく，
　十分に議論されているとはいいがたい

❼ 本人の人生にとっての最善〔E1〕

　「臨床倫理検討シート　益と害のアセスメント
シート」（表1）を用いて医学的評価および患
者や家族の思いを併せて選択肢を整理した。

1）離床センサーマット設置について 再度説明して同意を得て設置を継続する

　離床センサーマット設置についてあらためて
具体的に説明し設置を継続することによって，
患者の行動をいち早く察知し，すばやく病室に
訪室することができれば，転倒を回避できる可
能性はある。しかし，訪室が遅れると転倒して
しまうこともあり，転倒を完全に防ぐことはで
きない。離床センサーマット設置を継続するこ
とで，①自由な行動が抑制され，患者の尊厳が
保たれない，②トイレに行く以外の行動も監視
されているというストレスが増し，せん妄がさ
らに悪化する，③医療チームとの信頼関係に好
ましくない影響が出る，などの可能性がある。

2）離床センサーマットを中止して，ほかの 転倒防止策を多職種で検討する

　身体拘束ではないとはいえ離床センサーマッ
ト以外で，転倒防止策としての環境整備，例え
ば，ベッドからトイレまでの動線の見直し，ベッ
ドの高さの調整，履物の調整など，リハビリテー
ション職員の協力を得て身体的評価に加えて環

医療安全と患者の尊厳

表1 〔臨床倫理検討シート〕益と害のアセスメントシート（E1 検討段階）

	選択肢	この選択肢を選ぶ理由／見込まれる益	この選択肢を避ける理由／益のなさ・害・リスク
①	離床センサーマット設置について再度説明して同意を得て設置を継続する	・患者は，転倒のリスクを理解することができ，転倒の不安が軽減する ・マットを踏むとナースコールが鳴るため，転倒前に医療者が訪室することができる	・離床センサーマットが作動したとしても，訪室が遅れると転倒してしまうこともある（転倒を完全に防ぐことはできない） ・医療者に監視されているという精神的苦痛は持続し，せん妄が悪化する可能性がある ・医療チームとの信頼関係に好ましくない影響が出る可能性がある
②	離床センサーマットを中止して，ほかの転倒防止策を多職種で検討する（環境調整，排泄ケア）	・監視されているという精神的苦痛は軽減される ・多職種で転倒対策を検討することで，多方面から具体策が検討できる	・歩行時などナースコールによる知らせがないと，医療者は把握できず，転倒防止ができなくなり，転倒の発見にも遅れが生じることがある。せん妄症状が出現しているため，転倒リスクはある
③	せん妄症状改善に向けた治療・ケアに取り組み，離床センサーマット以外の転倒防止策を多職種で検討する	・せん妄症状が改善すると以前のようにトイレに行く際，ナースコールを押してくれるようになる可能性があるため，転倒リスクも回避できる	・終末期におけるせん妄のため，完全に症状が改善するかは断定できない

境を再検討する余地はある。また，身体機能改善に向けたリハビリテーション，排泄間隔に合わせて先取りしたトイレへの促し，手の届く所に必要物品を配置する。夜間の睡眠が十分とれるように生活リズムの調整をすることは取り組むべき課題である。

しかし，看護師の訪室を多くする工夫をしても，歩行時などナースコールによる知らせがないと医療者は把握できず，転倒の発見にも遅れが生じることもある。せん妄症状が出現しているため，転倒リスクは高い。

3）せん妄症状改善に向けた治療・ケアに取り組み，離床センサーマット以外の転倒防止策を多職種で検討する

せん妄の症状が改善すれば，今までのようにナースコールを適切なタイミングで使用することができ，転倒も予防できる。せん妄が改善するかどうかは断定できないが，薬物療法と非薬

物療法を合わせて，せん妄改善に向けて取り組むことはできる。疼痛増強がせん妄を悪化させている要因にもなるため，鎮痛薬の調整，貧血の改善に向けて輸血の検討，睡眠薬がせん妄を誘発するベンゾジアゼピン系薬剤ではないことを確認し，必要であれば薬剤変更について検討する。非薬物療法としては，見当識を促すために時計やカレンダーの設置，なじみのある写真などを飾る。睡眠覚醒リズムを整えるために，日中の散歩を促すことも検討する。家族にもそばにいることで安心感が増すこともあるため，協力が得られないか働きかけることも検討する。転倒防止策としての環境調整は，ベッドからトイレまでの動線の見直し，ベッドの高さや履物の調整など「前記2)」と同様である。

また，加藤さんは，家族のなかでも中心となって意思決定してきた。物の配置を変更したりする環境を変化させるときは，加藤さんの意思を

尊重しながら，一つひとつ慎重に進めていく必要がある。

さらに加藤さんは高齢のがん終末期患者である。がん悪液質とフレイルに注意し，リハビリテーションの介入を依頼すると同時にリハビリテーション以外の時間も医療者・家族の付き添いのもとで筋力低下を防止して活動性を高めるかかわりが重要である。

1）〜3）の検討から，せん妄対策と転倒予防策に多職種で取り組み，本人の意向を重視して離床センサーマットを外して，安全に過ごせるよう整えることが最善と考える。

❽ 家族への配慮〔E2〕

病状に加えて，せん妄の原因と治療について説明し，家族の不安軽減に努める。そして，家族の意向に沿いながら親しい人がそばにいることで患者が安心することもあるため，ケアに参加してもらうことも検討する。離床センサーマットの設置を中止しても，継続しても転倒リスクを完全に防ぐことはできないことは繰り返し説明し，理解を得ることは必要である。

❾ 今後の対応の方針〔E3〕

せん妄症状改善に向けて薬物療法と非薬物療法を取り入れた治療やケアに取り組む。そして，離床センサーマット以外の転倒防止策を多職種で検討する。

患者に，離床センサーマットを中止して，転倒対策として取り組みたい内容について，日中のせん妄が出現していない時間帯に患者の意向を確認しつつ慎重に説明し，進めていく。その際，転倒リスクはどのような対策をとったとしても残されているため，病状の変化などに応じてそのつど相談しながら対策を検討していきたいことを説明する。さらに家族には，せん妄の治療とケア，転倒対策について患者と共有した内容について説明する。

事例のその後

多職種でカンファレンスを行った結果，看護師からは当初，離床センサーマットを外すと患者の安全が守れないからという理由で反対する意見も出ていたが，離床センサーマットを設置することで患者の精神的な苦痛となり，せん妄を悪化させてしまうこともあるという意見も出たことで，離床センサーマット設置の中止を試すことにチームとして結論を出すことができた。

そして，加藤さんに対し，転倒防止策とせん妄症状改善に向けて薬物療法と非薬物療法を多職種で取り組むことを，日勤の看護師から一つひとつ丁寧に説明をしたところ，「わがまま言ってごめんなさい」と恐縮している様子もみられたが，医療チームの考えを受け入れてくれた。

早速，せん妄の薬剤と鎮痛薬の調整を行い，日中に好きな音楽を聴く時間をもつようにするなど工夫したことで，夜間の睡眠も十分とれるようになり，せん妄症状は数日後に改善がみられた。身体機能の評価についてリハビリテーション職員にも依頼したところ，トイレ歩行は何かにつかまれば可能とのことだったため，ベッド柵を介助バー（L字柵）に変更して立ち上がりやすくし，歩行しやすいようにトイレまでの空間に物を置かないように加藤さんに確認しながら環境を整えた。加藤さんも排泄のときにはナースコールを自分で押すことができるようになり，笑顔もみられるようになった。

家族には，せん妄に対する治療やケアを進めていくこと，転倒リスクはあるが加藤さんの意向も大切に離床センサーマットを中止してみることを説明したところ，「いままで自分の思うように家でも過ごしてきたから，ご迷惑おかけしますがよろしくお願いします」と了承が得られた。そして「できるだけ面会に来ます」と申し出てくれた。

まとめ

転倒リスクがある患者に対し，離床センサー

マットを導入している病院が増えている。いわゆるひもで縛るような身体拘束ではないため，医療者としては活用しやすい装置ではあるが，患者への十分な説明と理解のもとでなければ，精神的な拘束感を招くおそれがある。それが，患者の自尊心を傷つけることにもつながってしまう。そのことを念頭において安全を守る方法を多職種で十分検討しつくすことが必要である。そして，もし離床センサーマットを設置しなければならない状況があった場合は，患者の病状や離床センサーマットに対する患者の意向も変化する可能性があることを医療者も認識し，代替の方法を定期的に評価して早期に離床センサーマットの中止ができるように話し合いを繰り返すことが必要である。

また，転倒予防に集中しすぎると，患者はリハビリテーションの時間以外はベッド上にいることになり，不活動から筋力やバランス能力が低下し，転倒リスクも上昇する。このようなフレイルを助長する悪循環に陥らないようなケアを行うことも重要である。

❖文献
1) 清水哲郎：臨床倫理事例検討の進め方．清水哲郎，会田薫子，田代志門・編：臨床倫理の考え方と実践；医療・ケアチームのための事例検討法，東京大学出版会，東京，2022，pp13-28．
2) 厚生労働省「身体拘束ゼロ作戦推進会議」：身体拘束ゼロへの手引き．2013．
3) 日本看護倫理学会臨床倫理ガイドライン検討委員会・編：身体拘束予防ガイドライン．看護倫理ガイドライン，看護の科学社，東京，2018，pp73-75．

（二井矢ひとみ）

コラム

トイレ介助に付き添わなければならないけれど，介助中に他患者に呼ばれてしまった

事例

阿部和子さんは腎がんで腰椎転移による腰痛があり，鎮痛薬の調整のため入院していた。軽度認知症もあり，ナースコールを押すことを忘れて1人で動き出してしまうこともあるため，離床センサーマットを設置し，転倒防止に努めていた。ある日の昼食後，本人からナースコールがあり，トイレの便座に座るまで車いすで移送介助した。そのときに転倒リスクのあるほかの患者のナースコールが鳴った。昼食の時間帯で，職員が交替して休憩をとっていたため，阿部さんに付き添っていたほうがよいとは考えたが，ナースコールが鳴りやまなかったため「トイレが終わったらナースコールで呼んでください」と伝え，その場を離れた。約5分後，トイレから声がして別の看護師が駆けつけると，阿部さんはトイレと車いすの間に尻餅をつくように座っている状態で発見された。

解説

本事例のもやもやポイントは，本来は排泄が終わるまで付き添い最善をつくす「善行」の原則と，ほかにも転倒リスクがあり安全を守らなければならない患者がいるため，公平に医療を分配するという「正義」の原則の尊重が対立したことである。

阿部さんは，体動時に腰痛が増強してしまうため，体動前に鎮痛薬を服用し苦痛緩和を図りながら，転倒による骨折のリスクを最小限に抑えるための環境を整える必要がある。自分で適切なタイミングでナースコールを押すことができない患者に離床センサーマットは設置されているため，阿部さんの排泄パターンを把握し，ほかの職員と事前に打ち合わせをして，阿部さんのトイレ介助中は痛みの状態を確認しながらそばを離れないように協力態勢をとることになった。

（二井矢ひとみ）

事例⑯

チーム医療と看護師の姿勢

病状の進行した患者に積極的な薬物療法の選択でいいの？

医療チームのなかで治療方針に対する意見が対立している

もやもやポイント

❶ 病状の進行した患者の全身状態を悪化させてしまう可能性がある薬物療法を，進行している病勢コントロールと症状緩和のために選択してよいか
❷ 合併症リスクと全身状態維持を優先して，症状緩和や病勢コントロールの効果が期待できる可能性がある薬物療法を手控えてよいか
❸ 薬物療法を選択することで，大切な家族の時間を奪ってしまうことにならないか

患者プロフィール 小川美穂さん，女性，30代前半
疾患名：子宮がん肉腫（Stage ⅣA）
家族構成：4歳の娘と2人暮らし，離婚した元夫は音信不通，両親は疎遠

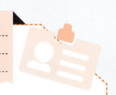

場面の状況

　小川さんは娘の出産から2年後，子宮がん肉腫の診断を受けた。腫瘍は子宮限局のため，子宮全摘手術を受け，経過観察されていた。手術から約1年半経過後から急速な体重増加と腹部膨満が出現し，子宮がん肉腫の再発と腹膜転移が判明した。症状は病勢による腫瘍増大と腹水貯留によるもので，体動や歩行も困難となっていた。腹痛・腹部膨満感や呼吸困難感も強くなり，緊急入院した。

　小川さんと娘は2人暮らしで，小川さんの症状が増悪し始めたころからは，近所に住む幼なじみで親友のAさんが家事や買い物，娘の保育園の送迎などを手伝ってくれていた。両親とは疎遠で，離婚した元夫とも音信不通であった。小川さんは，Aさんと同じ会社で事務職員として働いていたが，1カ月前より症状の苦痛のため病気休暇をとっていた。小川さんは，娘の成長を見守ることを生きがいに頑張ってきた。病気の再発と症状増悪による身体的苦痛に加え，再び病気も治療も乗り越えて，母親の役割を果していけるのか，自分が治療を受けている間の娘はどうしたらよいのか，仕事も休んで経済的にもどうなるのか，などの不安や恐怖を抱えていた。疎遠な両親にも病気のことをどう伝えるか迷っていた。

　病状は薬物療法によるコントロールが期待されたが，薬物療法を行っても，現在の全身状態から合併症の重症化リスクも考えられ，治療方針について多職種カンファレンスが行われた。カンファレンスには，担当医師をはじめとした診療科チーム医師，入院した病棟の看護師，薬剤師，緩和ケアチームの医師・看護師，公認心理師，医療ソーシャルワーカー（MSW）が参加した。カンファレンスでは，小川さんの病状とおかれた状況を考えながら，積極的に薬物療法を行う方針と，リスクの高い薬物療法を避けて家族の時間を大切にする方針と，意見の対立が生じていた。

チーム医療と看護師の姿勢

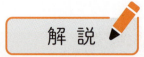

何が倫理的問題なのか

本事例では、患者にかかわる多職種間で治療方針に対する意見の対立があった。それぞれがどのように考えているのか、互いに理解することは重要である。それぞれの立場からの考えを出し、Jonsen の 4 分割表を用いて状況をとらえることとする。

全体像の把握

● 今起こっていること、それぞれが考えていること

小川さん自身が抱える不安や恐怖心、身体的な苦痛、娘への思い、疎遠になっている両親への思いなども考えながら、小川さんが納得できる意思決定ができ、病状と今後の過ごし方を考えることができることを願う気持ちは医療チーム内の職種間で共通しているものの、治療方針の決定においては価値のおき方に相違があった。それぞれが考えていることから、医療チーム内の各職種がどのように「価値」をとらえているか、全体像を把握してみる。

1）診療科チーム医師

小川さんの病状進行の状態から、薬物療法を行うならば、できるかぎり早く開始する必要がある、ということが担当医師の考えであった。病状進行のスピードや腫瘍量の多さから、薬物療法の効果が得られれば、現在の腹痛や腹部膨満感、呼吸困難感などの苦痛症状の軽減が期待できる可能性があると考えていた。完治を期待することはできなくても、症状緩和や一定期間の全身状態の改善が得られれば、小川さんにとって大切な時間を生み出すことができると期待していた。一方で病状進行もあり、小川さんの肝機能・腎機能の低下から、薬物療法による肝・腎機能障害の可能性や合併症のリスクは高くなることが予測された。腫瘍量も多いため、薬物療法による腫瘍崩壊症候群が生じると、腎不全から全身状態の悪化を招いたり、呼吸・循環機能への影響があることも考えられた。薬物療法にあたっては、急性期の全身管理を行うバックアップ体制は必須で、集中治療室管理を要する状態となる可能性もあり、状態急変悪化時に救命処置を行うことについても、説明したうえで小川さんの意思を確認する必要があると考えていた。

2）入院病棟の看護師

入院を受け入れた病棟の看護師側は、厳しい病状の小川さんに、さらに生命リスクを伴う薬物療法を行うことが本当に適切なのか、すっきりしない気持ちを抱えていた。これまでの小川さんの経過や娘との時間を考えると、病状から予測される終末期において、小川さんの家族との時間や穏やかな過ごし方を奪うことのないようにしたいという願いもあった。薬物療法を行うことによる合併症や生命の危機を生じる可能性のある臓器障害のリスクを負ってまで、薬物療法に踏み込むことは、病状進行のある小川さんにとって残されている時間を有意義に使うことを妨げるのではないかと考えていた。小川さんには幼い娘があり、娘の将来を思い、娘の今後を支えてくれる方法を考えたいと思っているのではないか、それをかなえることが、小川さんが後悔しない過ごし方を支えることになるのではないかという意見がほとんどであった。積極的な薬物療法によるがん治療を行うというリスクを選択するより、苦痛症状を和らげる症状緩和を主体として行い、小川さんが母親役割を果せる体調を取り戻すことを優先すべきだと考えていた。

3）病棟担当薬剤師

病棟薬剤師は，小川さんの治療方針に応じて，使われる薬剤の効果や副作用，その対処方法を小川さんに説明し，適切に投与管理されるよう確認・監査を行う役割を担っている。入院後に小川さんの状態に関する情報を得て，症状緩和を行ううえでも，薬物療法を行うとしても，全身状態はかなり厳しいもので，慎重に投与量や副作用対策を検討する必要があると考えていた。薬物療法を行うことに対して否定的な意見ではなく，全身管理を適切に行えば，乗り越えられるのではないかと考えていた。小川さんを訪室した際に「薬を使うことは怖いことがあるかもしれないけれど，娘のためにも頑張らないといけないのかな」と気持ちを吐露されたことがあり，不安を和らげ，病状と治療に対する理解が得られれば，希望をもち続けられる薬物療法も意味があるのではないかという思いをもっていた。

4）緩和ケアチーム医師・看護師

緩和ケアチームは，小川さんの症状緩和と心理社会的な支援を考えたいという病棟看護師の意向からコンサルテーションを受けていた。腹痛と腹水貯留による腹部膨満感，呼吸困難感は食欲や夜間の睡眠にも影響していたため，薬剤による症状緩和と体位の工夫や日常生活ケアの工夫などの非薬物的介入を組み合わせて介入することを病棟看護師とも話し合っていた。腹部の増大した腫瘍に対しては抗がん薬による薬物療法によって腫瘍縮小を図る効果を期待したいところであるが，現在の小川さんの全身状態からは，対症療法を十分に行って，安定した状態で小川さんが意思決定できるようにしたいと考えていた。小川さんの病状から，積極的治療による完治は期待できず，延命できたとしても長期ではないと予測されたため，小川さん自身がこれからのこと，とくに娘や両親のことをどうしていきたいかを考えて意思決定できるための症状緩和や支援が必要と考えていた。

5）公認心理師

小川さんとは，病気の初発時からかかわりがあった。病気がわかってから，病気や治療を受け入れ，外来通院中にも何度か面談対応していた。子宮全摘出の手術を受けた後，下肢のリンパ浮腫ケアも受けながら，社会復帰して母親としても役割を果たしてきた小川さんの経過を支えていた。今回の入院では，身体的な苦痛も大きく，ゆっくりと話を聞くこともできない状態で，かかわるタイミングを迷っていた。小川さんも，万が一の自分の命を考えて，娘に残しておきたいこと，疎遠であっても両親に伝えたいことなどもあるのではないか，そのための時間ができればよいと思っていた。また，小川さんの娘が母親の状態や治療のことを理解できるよう，年齢に合わせたかかわりをすることで，小川さんが安心して娘との時間をもてるようにしたいと考えていた。

6）医療ソーシャルワーカー（MSW）

MSW は初発時の治療時から，医療費のこと，職場復帰や経済的なこと，娘の養育に関することなど相談を受け，一緒に考えてきた。ひとり親ではあるが，責任感をもって母親としても，社会人としても自立して生活していく小川さんの力強さを高く評価してきた。今回は，長期的な予後の期待が難しいことを想定したかかわりは必要だろうと考えていた。小川さんの娘の今後のことを考えると，元夫や両親の理解や協力も得る必要がありそうなことや，社会のなかの支援の調整がどのように活用できるか，考えておく必要があった。現状では小川さんの意思や意向を十分に確認できないため，リスクの高い積極的治療を選択するには，小川さんが信頼できる代諾者やキーパーソンが必要ではないかと考えていた。

それぞれの職種や立場での意見や考え方を総括すると，以下があげられる。

- 患者と家族が穏やかに過ごせるよう，残された時間を大切にできるようにしたい
- 患者と家族に残された時間を有意義にするには，現在の苦痛症状を和らげ，全身状態を安定させる必要がある

そのためにどうしていくとよいか，下記のように意見が分かれている。

- 薬物療法は，進行している病勢コントロールと症状緩和のために必要である
- 患者を全身状態悪化と合併症リスクに曝さないため，薬物療法は避けたほうがよい

倫理的問題の把握と整理

それぞれの職種や立場で大切にしたいと考えていることは，「患者の病状は進行していて治療しても完治を期待できるものではないならば，患者の苦痛症状を和らげ，全身状態を安定させ，残された時間を有意義に穏やかに過ごせること」である点は共通している。「患者の苦痛をやわらげ，全身状態を安定させる」ために，「どのようなプロセスや方法をとるか」という点で意見が分かれている。分かれている2つの意見には，主に医師の考え（価値）と看護師の考え（価値）の相違がある。それぞれを生命・医療倫理の4原則の視点[1]から見直してみる。

医師の考えでは，薬物療法は患者の病状を制御し，腫瘍による苦痛症状を軽減させる方法になるという価値をおいている。医学的に適応があり，効果が期待できる薬物療法は患者にとって有益で，「善行」の原則や「正義」の原則に則った方針であるというものである。ただし，小川さんの主要臓器の状態や腫瘍量の多さから予測される合併症（肝・腎機能障害，腫瘍崩壊症候群）に対する対応策は重要で，これを整えることは「無危害」の原則としても必須であると考えている。また，これらの治療方針やリスクと対処法については小川さんにも十分に説明し，理解と納得のうえで同意を得ることで「自律尊重」の原則も考えている。

病棟看護師は，小川さんの現在の全身状態や苦痛症状から，薬物療法を行うことは，さらなる負担や苦痛を与えることになるのではないか，身体的な苦痛が強くなることで残された時間を穏やかに過ごすことができなくなったり，最悪の場合，死期を早めてしまうことになるかもしれないと予測し，「無危害」の原則に反するのではないかと考えていた。小川さんが大切にしている娘との時間や，これからの娘の成長を支えるためにできることを考えられる時間は，小川さんの病状からもっとも大切なことで，そのための症状緩和や体調の安定を図ることが「善行」の原則に沿うものだろうと考えていた。無益となるかもしれない薬物療法を選択するより，小川さんの意向を確認して，小川さんがどうしたいのかを尊重することが「自律尊重」の原則や「正義」の原則にも合致するだろうと考えていた。

ここでは，医師と病棟看護師の間で，それぞれが考える「善行」の原則「正義」の原則「無危害」の原則にずれや相違があることが課題となっている。また，「自律尊重」の原則に沿って，小川さんの病状から十分に説明したり，今後について話し合ったりすることができていない現状であったため，この点も課題である。

ここまでは，医療チームのメンバーそれぞれがどのように状況をとらえて，何を大切に考えているか，どうすることがよいと考えているか，そして，対立している価値について生命・医療倫理の4原則の視点から見直してみた。

ここで，小川さんに関する情報をJonsenの4分割表[2]を用いて整理し，対立する価値や考え方を倫理的問題としてどのように優先順位を考え，具体的にどうすることができるかを検討する（**表1**）。

小川さんの意思や意向を確認して大切にしたいのは，医療チーム全体の共通した考え（価値）である。小川さんに病状や選択できる治療・症状緩和の方法について説明し，小川さん自身の意向を確認し尊重することも必要である。

医師は医学的適応があることの有益性や，リ

Ⅱ章　日常にある倫理的問題と実践

表1　4分割表

医学的適応	患者の意向
• 子宮がん肉腫の診断。子宮全摘出手術後の再発転移 • 腹腔内腫瘤の増大と腹水貯留が著明 • 腹痛，腹部膨満感，呼吸困難感あり，体動・歩行困難 • 苦痛症状が強くなり緊急入院した • 薬物療法による病勢コントロールが期待できる • 腫瘍縮小効果が得られれば苦痛症状も緩和する • 合併症や臓器障害リスクは高く，集中治療管理などのバックアップ体制が必要 • 薬物療法を行わなければ，対症療法を継続して苦痛緩和を行うが，原病は制御できず，終末期となる	• 苦痛症状のため，ゆっくりとしか話すことはできないが，自分の意向や考えについて伝えることはできる • 再発・転移については聞き，なんらかの治療・対処が必要になると理解している • 「薬を使うことは怖いが，娘のために頑張らないといけないのかな」と薬剤師に気持ちを吐露している • 苦痛症状をやわらげてほしい • 薬物療法の詳細，全身臓器への影響，合併症のリスクなどと管理方法については伝えられていない
QOL	周囲の状況
• 薬物療法を行った場合，臓器障害や腫瘍崩壊症候群，感染症などの発症リスクがあり，これに適時に対応することができれば，症状緩和と全身状態の改善と一時的でもPS（performance status）のよい状態が期待できる • 薬物療法が奏効し，PSも改善すれば，家族との時間を生み出すことができる • 薬物療法による臓器障害や合併症に対処できるような診療体制がない場合は，積極的治療による全身状態悪化が進行し，死期を早める可能性はある • 緩和ケアチームの対応は可能で，公認心理師による娘も含めた支援も計画できる • PSが改善し，家族と話し合うことができれば，小川さんの病状が今後もし進行した場合について備えることができる	• 娘は4歳で，離婚した元夫とは連絡がとれない • 娘が母親の病気や治療，予後についてどのようにとらえているかはわからない • 両親は疎遠で，病気についても伝えていない • 親友が娘や家事などの支援を行っている • 仕事は病気休暇中で，退職すると無収入となる • 医療者側では薬物療法を行うかどうかについて意見の対立がある（主に医師と看護師） • 看護師には薬物療法を行った場合のリスクに対する懸念があり，小川さんと家族の時間を大切にするかかわりをもちたい意向がある • 患者の意向を確認して，それを尊重したいという医療チームの意向はある • MSW，公認心理師とは相談できている

スクに対する対応策をとることによる危害の回避を図り，「善行」「正義」「無危害」の原則を守ろうとしている。病棟看護師はそれに対して，薬物療法そのものの苦痛や合併症リスクに曝されることの「危害」と，「自律尊重」し小川さんが大切にしたい穏やかな時間を奪うことを懸念し，「善行」や「正義」も守られなくなると考えている。医師は薬物療法を有益で「善行」「正義」と考え，危害を最小限とする方法を考えているが，病棟看護師はそれを「危害」ととらえ，小川さんにとっての「善行」や「自律尊重」の視点に置き換えながら考えていることは，医療

チームとして検討すべきである。

医師が有益で「善行」「無危害」と考える治療方針を病棟看護師は「危害」と懸念するのはなぜかを考え直してみること，どのように対処するかと懸念された「危害」を「無危害」とすることができるのか考えることで，小川さんにとっての最善策に医療チーム全体が気づき，共通理解することができるのではないだろうか。

具体的な方略

多職種が集まったカンファレンスのなかでは，病棟看護師たちがどのような思いで「危害」

155

を懸念しているのかをじっくり考えることは難しいかもしれない。病棟師長や緩和ケアチームの専従看護師，公認心理師などでJonsenの4分割表についても，客観的・俯瞰的に検討し，小川さん自身の話もよく聞いて，病棟看護師の懸念する「危害」への思いを話し合うことになった。

小川さんは症状の苦痛もあるが，落ち着いたときには少し話ができた。娘の面会があるととてもうれしそうな顔で声をかけたりしていた。担当看護師が話しかけると，「娘のためにもう少し生きたいし，一緒の時間がほしい。両親のことも気がかりだし，話をしてみたいと思うようになっている」と気持ちを話してもらえた。

病棟看護師は，小川さんの病状進行に対処することや臓器障害や合併症の影響で，モニタリングや点滴・処置が増えてくることを「危害」の一部と考えていた。病棟看護師や緩和ケアチームメンバーの話し合いでは，病棟看護師は小川さんが重症化した場合のケアや対応の難易度が上がることに向き合うことへの不安があったこと，重症度や看護ケア度が上がることで忙しくなり，ほかの患者への対応とのバランスがとれるのかと不公平感を感じさせることも心配していた。小川さんにとっての「危害」のリスクということだけでなく，看護師自身の不安や自信のなさ，医療資源（ケア）の配分に対する平等性の板挟みになってしまうことへの心配が根底にあったことがみえてきた。このことは病棟看護師自身の気づきとなり，「危害」を最小限にする対応策を医療チーム全体で考えることが小川さんの最善を考えることになるのではないかと思うようになった。

病棟看護師自身が自分たちの限界や課題，気がかりに思って躊躇してしまっていたことに気づき，向き合えたことで，小川さんと家族の大切な時間をつくるという医療チーム全体の目標に向かって予測される「危害」を最小化する対応策に目を向けられるようになった。医療チーム内で対立していた治療方針に対する考え方は，着地点がみえるようになった。

病棟看護師は，小川さんの薬物療法の過程をどのようにモニタリングし，状態変化に対応することができるか考えるようになった。医師は集中治療室スタッフとも情報共有し，薬物療法中のリスクや早期対応のための体制準備を進めた。緩和ケアチームや公認心理師は，家族も含めたサポートを意図して，症状緩和の方法を検討し，4歳の娘が小川さんの病気や治療について知ることや小川さんとコミュニケーションをとり続けることを計画した。

事例のその後

小川さんの状態が落ち着いたタイミングで，診療科の担当医師から病状や薬物療法の効果を期待してみたいと考えられていること，一方で，現状の臓器機能や身体的な苦痛から，副作用や合併症，臓器機能低下によって，全身状態の悪化が予測されることや薬物療法が奏効しなければ，対症療法で過ごすよりも命を縮めてしまうリスクもあることが説明された。併せて，安全に薬物療法を行い，合併症や臓器機能障害などの影響に速やかに対応できるよう，集中治療部門とも連携して対応することも説明された。そのことにより，病状進行や苦痛症状を抑え，日常生活を送りやすい状態を目指し，家族との大切な時間をつくりたいと考えていることが説明された。

小川さんは薬物療法を行うことについて，リスクも含めて理解を示し，治療方針に納得して同意した。薬物療法による影響をモニタリングし，速やかに対応できるよう，抗がん薬の投与期間中は集中治療室で呼吸・循環機能の管理も含めて対応することとなった。小川さんは治療に希望をもちながらも，リスクに対する覚悟も決めて，事前に疎遠だった両親にも連絡をとり，娘と一緒に面会して集中治療室での薬物療法に臨んだ。病棟看護師はこれまでの経過や小川さんの症状などの状態と心理社会的支援について集中治療室看護師にも情報共有し，退室後の対

応について連携できるよう治療中の経過を見守った。

まとめ

当初は患者の状態とリスクの高い治療の有益性，害にならないか，患者の自律尊重はどうかなどのバランスを考えて，医療チーム内の意見は分かれていた。状況やそれぞれの考えを共有し，倫理原則の視点からも整理したこと，患者の意向を尊重したいという共通点があったことは，対立した意見や価値観に影響を与えていた潜在的な不安などを見つめ直す機会を生んだと考える。

患者に生じていることや，患者を大切に思うそれぞれの職種の価値観から，倫理的な視点でチームの目標を明確に導き出すことは，チーム医療において重要である。

❖文献
1) トム・L ビーチャム，ジェイムズ・F チルドレス・著（立木教夫，足立智孝・監訳）：生命医学倫理．第5版，麗澤大学出版会，千葉，2009.
2) Jonsen AR, Siegler M, Winslade WJ（赤林朗，蔵田伸雄，児玉聡・監訳）：臨床倫理学；臨床倫理学における倫理的決定のための実践的なアプローチ．第5版，新興医学出版社，東京，2006.

（森　文子）

チーム医療と看護師の姿勢

column コラム

がんゲノム医療の現場で感じる倫理的問題；がん遺伝子パネル検査を受ける患者の看護

がん遺伝子パネル検査(comprehensive genomic profiling；CGP)は，その人のがん細胞に起きている遺伝子の変化を調べ，その人に適した治療法を検討する検査である。検査の結果が出るまでに約4～6週を要する。また，CGPの結果が治療につながる可能性は10%程度といわれている[1]。

CGPの対象は，①標準治療がない固形がん，②局所進行もしくは転移があり，標準治療が終了した（終了見込みを含む）固形がんの人で，次の新たな薬物療法を希望する場合に検討される（2024年11月現在）。そのため患者や家族は，治療法がない，もしくはなくなるという認識をもっており，CGPで薬が見つかることに期待を抱くことが多い。また，CGPを実施している病院は限られており，患者の多くは，ほかの病院へ受診することが求められる。

事例

大腸がん肝転移で40代の前田絵美さんが，外来受診に来た。前田さんは，最近不眠が続き，食べることもできずに憔悴しきっていた。前田さんの夫は，「（紹介元の病院の）先生の説明では，経過によりそのたびに薬を変えてきたが，効果のある薬がもうないこと，CGPにより治療薬があるかもしれないことを聞いた」と話した。

診察中，主に夫がコミュニケーションをとる一方で，前田さんは反応が乏しく，その場に居合わせているという様子であった。看護師は，夫は理解を示しながら医師の説明を聞いているものの，前田さんにはその説明が届いているのだろうかと感じながら診察に同席していた。また，夫がCGPを実施する前提で話を進める一方で，前田さんの体力は低下しており，CGPで薬が見つかっ

たとしても，これ以上の延命目的の治療は，生活の質に影響を及ぼすのではないかと思われた。

解説

リスボン宣言の「良質な医療を受ける権利」の原則に，すべての人は，差別なしに適切な医療を受ける権利を有するとある。ここでの前田さんにとっての適切な医療とは何であろうか。前田さんが，CGPを受けることを選択し，推奨された薬の治療を受けることができれば，長生きにつながり，人生の次章が始まるのかもしれない。もしくは，推奨薬がなく，太刀打ちできない事実を受け入れて過ごさなければならないのかもしれない。また一方で，CGPを受けない選択もある。自らの死が遠くないことを理解し，前田さんなりの生活を送ることもあり得る。大切なのは，前田さんがCGPを受けるかどうか，自己決定の権利があるということである。前田さんが納得した自己決定を行えるよう，症状コントロールをはじめ，環境を整え，十分な情報を得られるよう対話をもちながら理解を確認し，意思決定支援をしていくことが大切である。もしも前田さんがCGPの実施を決めた場合，CGPは結果が出るまで前述のとおり約4～6週の時間を要する。その点をふまえ，前田さんが，CGPの結果を今後の過ごし方を考える際に生かすことができるよう，検査プロセスの進捗や外来日の確認などを看護師が担当医と情報共有をし，進めていくことが求められる。

文献
1 国立がん研究センター中央病院：がんゲノム医療；よくある質問.
https://www.ncc.go.jp/jp/ncch/genome/050/index.html(最終アクセス：2025年1月27日)

（東樹京子）

事例⑰

チーム医療と看護師の姿勢

患者の安寧のために提供し始めたはずのケアなのに…

患者の要望に応え続けることで，ほかの患者のケアに影響が出ている

もやもやポイント

❶ ある患者の要望に応じることでほかの患者のケアに影響を及ぼしている現状は，不公平なケアの配分ではないだろうか
❷ 看護師は患者の要望にどこまで応えるべきだろうか
❸ 開始したケアの評価を行わないまま漫然とケアを提供し続けてはいないだろうか

患者プロフィール　石田まどかさん，女性，30代前半
疾患名：子宮頸がん（Stage ⅢC, FIGO分類）
Performance Status（ECOG）：2※
家族構成：50代後半の両親と同居，兄弟姉妹はなし

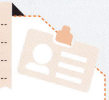

場面の状況

石田さんは1年前から不正出血に気づき，数カ月前には下腹部痛や腰痛を自覚したが，受診行動には至らなかった。3週間前，家族が腰痛に苦しむ石田さんを見つけ受診，子宮頸がんと診断された。

化学放射線療法のため入院した石田さんは，消灯後「私はどうなるのかしら」と流涙していた。看護師は1時間ほど傾聴した後，入眠を確認して退室したが，石田さんは覚醒するたびに不安な気持ちを訴え続けた。翌日以降も同じ状況であったため，受持看護師は就寝前の足浴を提案し，安寧な時間を提供したいとマッサージをしながら不安を傾聴した。石田さんは穏やかな表情で会話をしながら入眠した。

その後石田さんは，消灯後に「眠れるように足浴とマッサージをしてほしい」と要望するようになり，同様に1時間近く不安を語った。さらに日中も「気持ちが落ち着くので，足浴とマッサージをしてほしい」と日に何度か要望するようになった。何名かの看護師は「ほかの患者さんのケアがあるので」と時間変更や足浴のみのケア提供を代替案として提案したが，石田さんの「いつもはすぐにしてくれるのに」「私ががまんするということですか」という言葉への返答に窮してしまった。また石田さんは，要望が実現するまでナースコールを押すため，しだいにリーダーやフリー業務担当者が石田さんのナースコール対応をするようになった。

看護師たちは，どれほど時間を費やしても不安の訴えが軽減せず，要望が増加していく石田さんに「患者の要望にどこまで応えるべきなのだろう」と疑問を抱き，他患者のケアに影響を及ぼす現状に疲弊感を募らせ，石田さんを「困った患者」「わがままな患者」と評するようになっていった。

※Performance Status（ECOG）2：歩行可能で，自分の身のまわりのことはすべて可能だが，作業はできない。日中の50％以上はベッド外で過ごす

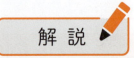

解 説

何が倫理的問題なのか

本事例では、受持看護師が石田さんの不安を軽減したい、安寧な時間を提供したいと開始した就寝前の足浴とマッサージをしながらの傾聴が、結果的に対応困難なほどの患者からの要望へと変化してしまった。なぜこのような状況に至ったかを振り返りつつ、今後のケアの方向性を検討する。

本稿では、各ステップで関係者が倫理的な問題を整理しながら、可能な行動を検討するプロセスを踏むことができるThompsonの「意思決定のための10ステップモデル」[1]を使用した。

ステップ1● 健康問題、必要な決定、倫理的構成要素およびキーパーソンを決定するために、状況を再検討する

❶ 石田さんの状況

診断直後で疾患や治療に関する不安を有していると思われる石田さんは、受持看護師から提供されたケアにより一定時間の心理的安寧と入眠効果を自覚した。以降、気持ちを安定させる手段としてケアを要望するが、最近ではスムーズに要望が通らないことがあり、不満に感じている。

❷ 病棟看護師の状況

不安軽減と心理的安寧のために開始されたケア（就寝前の足浴、マッサージ、傾聴）であったが、石田さんから昼夜を問わずケアを要望される状況へと変化してしまった。石田さんの要望に応じるために他患者のナースコール対応が遅れたり、他患者のケア予定を変更しなければならないケースも発生しており、担当チームだけでなく病棟全体で対応しても、石田さんの要望に応えきれない状況になっている。

ステップ2● 状況を明らかにするために、補足情報を収集する

石田さんのケアを要望する頻度が高くなっていった背景を検討する。

❶ 石田さんに関する補足情報

石田さんは短期大学を卒業後、事務職として就職した。職場では石田さんが「やりやすい」と感じた仕事の方法と周囲の意見が折り合わなかったことを契機に職場に馴染むことができず、半年で退職した。その後は短期アルバイトを繰り返しながら生活をしていた。

不正出血や痛みが続いていた際には、「悪い病気かもしれない」という不安を常に感じていたが、「病院に行って不安が現実になるのが怖い」と考え、受診を先延ばしにしていた。

❷ 石田さんの心理アセスメント

診断直後の石田さんが疾患や治療、今後の見通しに不安を感じるのは当然の心理反応である。しかし、職場や受診に至るまでのエピソードから、石田さんには、不安なことに思考がとらわれやすく、自分で切り替えて関心をほかのことに向け、対処行動を見つけることや、見通しを立てて計画し実行することが苦手な傾向があると考えられる。また、一度うまくいったと感じた方法に強くこだわる傾向があるため、効果が実感できたケアを繰り返し要望している可能性がある。

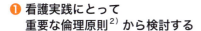

ステップ3 その状況での倫理的問題を識別する

❶ 看護実践にとって重要な倫理原則[2]から検討する

【善行】

不安に対する耐性が低く，対処する能力が低いと思われる石田さんは，疾患や治療など環境の変化に伴う不安を抱いており，不安に対するケアが提供されることは「善行」といえる。

【無危害】

他患者に適切なタイミングでケアを提供することが困難となっている状況は，病棟全体のケアが安全で，看護の質が担保されているとは言い難く，石田さんを含めた患者全体への「無危害」が阻害されている可能性がある。

【正義】

病棟の人員配置は限られており，無制限にケアが提供できるわけではない。病棟には多様なニーズを有した患者が入院している。石田さんへのケアに費やされる配分が大きくなる一方で，他患者に提供されるケアに費やす時間や順番が制限されている現状は，個々の患者のニーズを考慮した公平なケア（利益や負担の配分）であるといえるのかを検討する必要がある。

【忠誠】

石田さんを「困った患者」「わがままな患者」と評し，看護師として実施したケアの効果と継続・変更に関する評価を行わないまま，石田さんの要望に漫然と応じ続けてしまっている現状は，患者にとって誠実な態度であるとは言い難い。

❷ 倫理的義務・責務の視点から検討する

看護職の倫理綱領の，「2.看護職は，対象となる人々に平等に看護を提供する」には，「看護における平等とは，単に等しく同じ看護を提供することではなく，その人の個別的特性やニーズに応じた看護を提供することである」[3]と示されており，不安の強い石田さんに対してもほかの患者に対しても，個々のニーズに応じた公平なケアの配分が求められる。

「6.看護職は，対象となる人々に不利益や危害が生じているときは，人々を保護し安全を確保する。」では，「看護職は，人々の生命や尊厳を脅かす行動や不適切な行為を発見する立場にある。看護職がこれらの行為に気づいたときは，その事実に目を背けることなく，人々を保護し安全を確保するように行動する」[4]，「7.看護職は，自己の責任と能力を的確に把握し，実施した看護について個人としての責任をもつ。」では，「看護職は関連する法令を遵守し，自己の責任の範囲内で看護を実践する。また，自己の能力を超えた看護が求められる場合には，支援や指導を自ら得たり，業務の変更を求めたりして，安全で質の高い看護を提供するように努める」[5]とあり，これら2項目では，看護師が責任をもてる範囲内でのケア提供を行い，病棟全体の安全と質の高いケアを維持する姿勢が求められる。

「9.看護職は，多職種で協働し，よりよい保健・医療・福祉を実現する。」には，「看護職は，多職種で協働し，看護及び医療の受け手である人々に対しての最善を尽くすことを共通の価値として行動」し，「対象となる人々とパートナーシップを結び，対象となる人々の医療・看護への参画のみならず，研究や医療安全などでも協力を得て，ともにより質の高い保健・医療・福祉をつくりあげることを促進する」[6]とある。看護師には，石田さんを含む病棟全体の患者へのよりよいケアの実現のため，患者や関係する人々とのパートナーシップを構築することや多職種協働で取り組む姿勢が求められる。

ステップ4 個人的価値観と専門的価値観を明確にする

❶ 個人的価値観

石田さん：気持ちを安定させる手段として要

望するケアが，最近はスムーズに提供されなくなったこと対し不満を感じている。

受持看護師：石田さんの不安軽減と心理的安寧を提供するために行ったケアは間違っていないと思いながらも，過剰と思われる要望の契機となってしまったケアを開始したことで周囲に心苦しさを感じている。一方で，ほかの看護師が石田さんの要望に対する陰性感情を表出する場面を目の当たりにすると，「不安の強い石田さんがケアを求める権利があるはずなのに」と納得できない気持ちを抱いている。

病棟看護師：さまざまな価値観をもつ看護師がいる。

- 1人の患者の要望に応じるために，他患者のナースコールの対応が遅れたり，他患者へのケア提供時間を変更せざるを得ない現状は不平等だと感じている
- 石田さんへのケアは一時的な効果しか得られないため，業務負担が生じている現状でケアを継続することは，石田さんにとっても他患者にとっても適切とはいえないのではないかと感じている。また，今後ケアを継続したとしても石田さんの不安が改善する見通しが立たないのではないかと感じている
- 1日に何度も足浴やマッサージに対応する必要があるのかと疑問を抱き，石田さんもある程度は自分で対処すべきだと感じている
- 患者の要望に対して，何らかの理由があったとしても「できない」「のちほど」と答えることに後ろめたさを感じている
- 要望をかなえるまでナースコールを押したり，ケア時間の変更に応じてくれない石田さんを「わがままな困った患者だ」と感じている

❷ 専門的価値観

受持看護師：患者の個別的なニーズに応じることは看護の基本であると考える「善行」を中心とした価値観。

病棟看護師：さまざまな価値観をもつ看護師がいる。

- 1人の患者のニーズに応えるために他患者のケア提供にしわ寄せが生じる現状は公平性を欠くと考える「正義」「無危害」に関する価値観
- 個別的なニーズに応えるケアは必要であるが，提供しているケアが適切であるかの評価は必要であると考える「善行」に関する価値観
- 患者のニーズに応えられない現状や応えない行動は，患者−看護師間の信頼関係に影響を及ぼしかねないと考える「忠誠」に関する価値観

ステップ5 ● 関係するキーパーソンの価値観を識別する

ステップ4と同じ。

ステップ6 ● 価値の対立が少しでもあれば，明確にする

❶ 石田さんへの善行―病棟全体のケアに対する無危害

石田さんの要望に応じてケアを提供し続けることは，石田さん個人にとっては，利益が享受できる「善行」となる一方で，他患者のナースコールへの対応が遅れたり，他患者のケア提供時間を変更しなければならない現状は，病棟全体の安全やケアの質が担保できているとは言い難く，他患者への「無危害」が阻害されている可能性がある。

❷ 石田さんへの善行―他患者への正義

石田さんの要望に応じてケアを提供し続けることは，石田さん個人にとっては「善行」となるが，石田さんへのケアに費やされる配分が大きくなる一方で，他患者に提供されるケアに費やす時間や順番が制限されている現状は，患者

それぞれのニーズを配慮した公平なケア（利益や負担）の配分であるとは言い難い。

❸ 石田さんへの善行─石田さんへの忠誠

石田さんのニーズに応じたケアを提供することは「善行」である。一方で石田さんを「わがままな患者」「困った患者」と評し，実施したケアの効果と継続・変更に関する評価を行わないまま，石田さんの要望に漫然と応じ続けてしまっている現状は，患者に対して誠実な態度であるとは言い難い。

ステップ7 ● 誰が意思決定すべきかを考える

①受持看護師を中心とした担当チームで石田さんに対するケアの妥当性を検討し，担当チームとしてのケアの方向性を意思決定していく必要がある。石田さんの特性に合ったケアや対処行動を検討するため，公認心理師や精神科医師と協働して検討する
②病棟全体の安全やケアの質を担保するための意思決定には，病棟師長に関与を依頼し，病棟看護師全体で共同の意思決定を行う
③病棟の意思決定を石田さんに伝え，ケアを選択するか否かの意思決定は石田さんが行う

ステップ8 ● 行動範囲と予想される結果を関連づける

❶ 選択肢1：石田さんに対応可能なケアの範囲を示し，回数や時間の限界を設定する

予想される結果：看護師にとっては，石田さんへのケアを再配分することにより，他患者にケアを配分できる結果（適正なケアの配分）を得ることができる。一方，現時点においてすでにスムーズに要望が通らないことへの不満を有している石田さんにとっては，さらに要望が制限される結果となり，受け入れ難い選択肢となるだろう。石田さんと看護師間の関係性にも影響を及ぼしかねない。

❷ 選択肢2：石田さんの要望に応じ，かつ病棟全体の安全とケアの質を担保するため，人員配置を増加させる要求を行う，もしくは他病棟に応援を要求する

予想される結果：石田さんに現行のケア提供を行いながら，病棟全体の安全とケアの質を担保するための選択肢であり，病院内で余剰人員がある場合には有効な選択肢となるかもしれない。とはいえ，人的資源を病棟内から病院内に拡大したとしても限りある資源であることに変わりはなく，現在の医療情勢においては現実的な選択肢とは言い難い。

ステップ9 ● 行動方針を決定し，それを実行する

❶ 担当チームで石田さんの不安に関するケア方法を再検討する（石田さんに対して「善行」となるケアを検討する）

精神科医師と公認心理師に参加を依頼し，石田さんの特性や心理状態に関するアセスメントを深めるカンファレンスを行った。アセスメントはステップ2の中の【石田さんの心理アセスメント】と同様の内容であったが，このカンファレンスは担当チーム全体が石田さんの心理状態を共通理解する機会となった。石田さんの度重なるケアの要望が，石田さんの「不安なことに思考がとらわれやすい」「自ら対処行動を見つけるのが苦手である」「一度うまくいくと感じた方法に強くこだわる」といった特性によるものであることを理解した受持看護師は，石田さんが現行のケア以外での快刺激や対処方法を入手する方法を支援したいと話した。精神科医師からは，「夜間睡眠を確保するための薬物療法」と「対応できることとできないことの範囲を石田さんに明示し，看護師がその範囲内で対応する姿勢をとること」が提案された。公認心理師からは「心理面談を通した石田さん自身が対処できる方法を見出す支援」が提案された。複数

の看護師から「就寝前の足浴とマッサージは石田さんの表情や入眠するタイミングなどから効果を実感できるケアだと思う」という意見があり、「消灯後の30分間ならば担当チーム内で業務調整することが可能であり、看護師も落ち着いて石田さんのケアが提供できる環境であること」が話し合われた。

❷ 病棟師長も含めた病棟看護師全体で安全やケアの質を担保するための方法を検討する（病棟全体における「無危害」と「正義」を検討する）

担当チームは、「就寝前の足浴とマッサージは石田さんの表情や入眠するタイミングなどから効果を実感できるため、チーム内で業務調整が可能である30分に時間を区切って継続したい」「消灯後のケア以外に要望があったときの対応に関しては、業務上対応が難しいと判断した場合は石田さんに協力を依頼したい」といった、前述①内のカンファレンスで検討した内容を病棟全体のカンファレンスで説明した。他チームの病棟看護師たちも担当チームの案に合意し、「他患者へのケアも考慮したうえで、無理をせず業務上可能な範囲内でチーム間の協力を継続すること」が病棟全体の方針となった。

次に「石田さんに誰がどのように協力を依頼するのが望ましいのか」が、新たな課題として浮上した。受持看護師は「発端となったケアを開始した責任もあるので、新たなケアや対処方法を入手できるように支援したい旨を自分が石田さんに伝えたい」と希望した。病棟師長は、病棟看護師全体で安全やケアの質を担保する目的のため、受持看護師の意向を尊重しつつ、石田さんとの面談に同席することにした。

❸ 石田さん本人が不安に対処する方法や受けるケアを意思決定できるように配慮する（看護師が行う倫理的意思決定に石田さんもステークホルダーとして参画してもらう）

受持看護師と病棟師長は石田さんとの対話の進め方について相談し、まずは、現在のケアに対する石田さんの思いを話してもらうことにした。

石田さんが感じていた「最近になってスムーズに要望が通らないことが増加している」「私は看護師にがまんを強いられている」という不満をいったん受け止めた後、病棟師長が「看護師が石田さんの要望に対し最善を尽くしたいのと同様に、ほかの患者に対しても同じように最善を尽くしたいと考えていること」「看護師たちは石田さんの要望に応えるように試みてきたが、ほかの患者のケアに影響を及ぼしている事実に看護師として悩んでいること」を伝えた。

石田さんは硬い表情で病棟師長を見つめていたが、受持看護師が「ほかの職種にも協力を得ながら石田さんの不安が軽減できる方法を検討したこと」「30分と時間的制約を設けたうえで就寝前のケアを定期的に継続すること」を提案するとともに「公認心理師に協力してもらい、現行のケア以外で石田さんが快刺激や対処方法を入手する方法を支援したい」と考えていることを伝えた。

石田さんが「ぜひ、それらのケアを受けてみたい」と表情を和ませ、場の空気が安定したことを確認した病棟師長は、「就寝時以外のケアで、看護師から業務上の理由で対応が難しいと説明があった場合には、時間変更などの業務調整に協力してほしい」と石田さんに依頼した。

ステップ10 ● 意思決定/行為の結果を評価/再検討する

石田さんの変化：石田さんは、就寝前の時間を区切ったケア継続には合意したが、就寝時以外のケアへの調整協力には「じゃあ、そのときに私はどうして過ごせばいいの？」と了承し難い様子だった。石田さんと受持看護師、病棟師長で相談した結果、まずは公認心理師との面談で不安の対処方法を見出す作業を行うこととなった。その後石田さんは、趣味であった編み物を生活に組み込むことで不安にとらわれそうになった際に関心をほかに向ける方策を手に入れることができた。

精神科医師が提案した睡眠薬の導入と就寝前のケアにより石田さんの夜間睡眠は確保され，度重なったケアの要望は，入手した不安への対処方法を石田さんが実践していくことで減少し，業務上の時間調整にも快く応じてくれるようになった。

病棟看護師の変化：病棟全体の合意と協力を得て，心理的な余裕をもって石田さんに就寝前のケアを提供していくなかで，看護師たちは，これまで自分たちが石田さんに関心を寄せる余裕もなく "行為のみ" を提供していたことに気づいた。そして，石田さんに関心を寄せながらケアを提供する時間が，石田さんとの関係性構築につながり，さらに不安の軽減や石田さんの行動変容の一端を担っていることを実感していった。石田さんの変化を通して，看護師は自分たちに「石田さんは "わがままな困った患者" なので，業務上，調整が困難な状況を説明してもわかってもらえない」という思い込みがあり，業務調整のための説明義務を果たそうとしていなかった事実に気づくことができた。

事例のまとめ

私たち看護師は，臨床場面のその時々において，入手可能な情報で分析を行い，職業倫理（専門的価値観）に基づく意思決定を繰り返している。複雑に刻々と状況が変化していく臨床現場では，本事例のように，過去の最善の選択が時間経過や状況変化により最善の方策とは言い難くなり，当初とは異なる意思決定を迫られる局面に往々にして遭遇する。その際には，できるかぎり多くの関係者と共に，多角的な視点で複

コラム

患者の最期の望みをかなえることは "特別扱い" なのか

事例

桜の名所で生まれ育ち造園業を営んでいた中島和彦さん（50代，肺がん）は，日単位の余命と予測されていた。医師から余命を伝えられた中島さんは「もうすぐ桜の季節だな。最期に僕の人生の隣で咲き続けてきた桜の花をみてから死にたいなぁ」と話した。中島さんの最期の望みをかなえたいと主治医と受持看護師は，病院の裏庭に咲く桜の古木まで中島さんと散歩に行く計画を立てた。病棟では中島さんの希望をかなえるケアに賛同する意見の一方で，「ほかにも桜の花をみたい患者はたくさんいるはずなのに不公平じゃないか」などの意見があり，病棟内の雰囲気はぎくしゃくし始めていた。

解説

本事例のもやもやポイントは「最期の望みをかなえることは "特別扱い" なのか」「すべての患者に同じケアが提供されなければ，不公平なのか」という点だろう。

この時点で医療者には，利益や負担は公平に配分されなければならないとする「正義の原則」に基づいた意思決定が求められる。すべての患者に花見を実現することは「入院という同じ環境にある患者に同じケアを提供する」形式的な平等に基づいた判断となる。一方，中島さんの残された時間やこれまでの人生における桜の花の意味に配慮すると，退院後や来年以降に桜をみる機会をもつ患者や，人生において桜に大きな意味をもたない患者の花見に対するニーズより，終末期であり，桜花と人生を共にした中島さんの「個別的特性やニーズに応じたケアを提供する」という判断が優先される。

（梅岡京子）

雑に絡まった状況を丁寧に分析し，個々の看護師や関係者がもつ個人的価値観や感情と専門的価値観を明確にしたうえで意思決定を行っていくことが重要である。

本事例では，病棟全体の安全とケアの質を担保するため，石田さんの要望にはすべて応じることができない状態ではあったが，最終的には石田さんが提供可能な範囲内で自ら受けるケアを選択できるように配慮したことは，ケアを受ける側と提供する側が共に意思決定（合意形成）していくプロセスとして重要であったと考える。

本事例の検討内容は公平なケアの配分が中心であったが，看護師たちが今回の経験を通して，石田さんに関心を寄せることでケアの質が向上することに気づき，提供していたケアの意味づけを入手できたことも大きな成果であった。

まとめ

本稿では，看護師たちが，特定の個人のニーズではなく，病棟全体のケアの質を担保するため，医療資源の公平な配分に価値をおいた意思決定を行い，ケアの方向性を再考した事例を取り上げた。一方，コラムで示した事例は，その他多くの患者が抱いているかもしれない要望（形式的な平等）よりも，特定の患者のニーズを優先した意思決定を行っている。いずれも医療資源の分配に関する医療者による倫理的な意思決定である。結果のみに着目すると相反する

意思決定を行っているようにもみえるが，ここで大切なことは私たちが何に基づいて（判断基準として）意思決定を行ったのかを明確にしておくことである。

倫理的問題について関係者で話し合うことは，自分たちの選択結果の合意だけでなく，自分たちが行った意思決定の背景や判断基準（大切にした価値観），検討したプロセスの共有につながる。このことは，選択した方針の結果を関係者みんなで請け負うだけでなく，一度選択した方針を変更するときやイレギュラーな出来事に緊急に対応しなければならないときの判断材料にもなり得る。

❖文献
1）Thompson JE, Thompson HO（ケイコ・イマイ・キシ，竹内博明・監訳，山本千紗子・訳）：看護倫理のための意思決定10のステップ.日本看護協会出版会，東京，2004.
2）Fry ST, Johnstone MJ（片田範子，山本あい子・訳）：看護実践の倫理　倫理的意思決定のためのガイド.第3版，日本看護協会出版会，東京，2010，pp28-33.
3）日本看護協会：看護職の倫理綱領，2021，p2. https://www.nurse.or.jp/nursing/assets/statistics_publication/publication/rinri/code_of_ethics.pdf（最終アクセス：2024年12月19日）
4）前掲3，p4.
5）前掲3，p5.
6）前掲3，p6.

（梅岡京子）

事例⑱

チーム医療と看護師の姿勢

自分のミスがきっかけではあっても、患者の暴言を受け止め続けなければいけないの？

患者から理不尽なレッテルを貼られ傷つき、
担当看護師として向き合うことに困難を感じている

もやもやポイント

❶ 患者から暴言を受けたり、拒絶される理由がわからない
❷ 自分が悪い看護師に思えてつらい
❸ 自分が傷つくことで、看護職としての役割遂行にジレンマを感じる

患者プロフィール 井上裕子さん、女性、40代後半
疾患名：肺腺がん（StageⅣ，脳転移，リンパ節転移）
家族構成：夫40代後半，子どもはいない

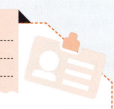

場面の状況

　井上さんは2年前の健康診断で胸部X線の異常を指摘され、精査の結果、肺がんの診断を受けた。手術や化学療法を行ってきたが、約半年前に遠隔転移がみつかった。胸部痛など身体的苦痛が増強し、今回、疼痛緩和目的で入院となった。入院後は胸部痛の緩和としてオピオイドの注射剤によるタイトレーションを開始し、安静時のNRSは7から2程度へ低下した。しかし、労作時は依然としてNRSは4〜5程度の疼痛が持続した。

　A看護師は入院時より井上さんを担当している。入院当初の井上さんは落ち着いて話をする患者で、A看護師は井上さんの痛みを緩和したいと思ってケアに取り組んだ。入院後約1週間を過ぎたころに、シャワー浴の介助を予定したときのことである。井上さんは体動時痛の緩和目的でシャワーの30分前にPCA（patient controlled analgesia）を用いてレスキューをしていたが、他患者の介助をしていたA看護師は約束の時間を少し過ぎて訪室することになった。すると、「遅いよ。（さっき実施したレスキューが）無駄になった。今から動いたら痛いに決まっているでしょう」と井上さんはA看護師が遅れたことを激しく叱責した。そして「（あなたは）いつもそうだよね。患者が待ってるってことをわかっていない。患者のことなんか考えていないんだよ」など、徐々にA看護師を罵倒するような言動にエスカレートした。A看護師はなんとかシャワー浴の介助を行おうとしたが、結局、井上さんはA看護師の介助を受け入れなかった。リーダー看護師と相談した結果、B看護師が代わりに介助に入ることになった。それをきっかけに、井上さんはA看護師のことを悪しざまに罵るようになった。一方で、井上さんはB看護師のことを認める言動が増え、B看護師を自分の担当につけるよう要求している。A看護師は井上さんの言動に傷つきながらも担当看護師を継続しており、ほかの看護師は、井上さんを受け持つことに不安を感じている。

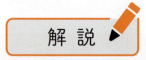

検討ツールの選択

　本事例は，看護師が約束を守り切れなかったことをきっかけに，患者が特定の看護師を拒絶したり，選り好みするようになったケースである。このような事例は日常の看護場面で時々みられるが，これを「倫理」ととらえる人は少ないかもしれない。日常の看護場面においては，個々の倫理的感受性に依るところが大きいためである。

　倫理的感受性の向上には，倫理研修や倫理カンファレンス，Jonsen の 4 分割法の活用などが関連する要素としてあげられているが[1]，本事例を倫理カンファレンスで取り上げる際にJonsen の 4 分割法[2]を用いたとしたらすっきり整理できるだろうか。おそらく，多くの人は戸惑うのではないかと思う。4 分割法のほか，臨床倫理ネットワーク日本が提示している臨床倫理検討シート[3]を活用する場合もおそらく結果は同じであろう。これらの枠組みを使用してもすっきりしないのは，「患者の意向」（4 分割法）や「B1 本人の思い」（臨床倫理検討シート）を書き出していると，その意向の理不尽さや身勝手さを許容しなくてはならないように感じ，自分たちの感情は二の次にされるような感覚を覚えるためではないかと考える。多くの倫理的問題では患者の意向を真摯に受け止めるが，本事例は患者の意向に違和感があるため，真摯に受け止めて，要求を受け入れることが最善とは思えないのである。つまり，常日頃，大切に扱っている患者の意向に理不尽さが混じることで，項目どおりに考えるだけでは整理しきれない状況に行きつくのである。

　そこで本事例では，対象理解を深め，看護師側の行動を検討する考え方として「倫理的選択・行動の構造」[4]（図 1）を用い，述べる。

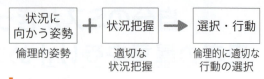

図 1　倫理的選択・行動の構造
〔清水哲郎・編著：看護管理者のための臨床倫理・組織倫理入門，メディカ出版，大阪，2021，pp34-36．より引用・改変〕

何が倫理的問題なのか

　「倫理的選択・行動の構造」（図 1）は，倫理的な道を見つけるために役立つ考え方で，「状況に向かう姿勢」と「状況把握」が揃ったときに，適切な「選択・行動」が生まれることを示している。事例に活用する際は，「状況に向かう姿勢」を考える前に「状況把握」から考えたほうが整理しやすいため，その順番で述べる。

❶ 状況把握

　「状況把握」（図 1）とは，適切に状況を把握・検討することで，いわばアセスメントである。そして，ここでいうアセスメントとは相手を理解すること（＝対象理解，患者理解）でもある。私たち看護師は日ごろからアセスメントをしているが，患者から敵意を向けられたとき，悲しみや怒りなどの感情に看護師自身が揺さぶられ，患者や自分，周囲に起こっていることに目を向けにくくなることがある。「もともとの性格の問題」や単に「痛みが強かった」などととらえることがあるが，このアセスメントからは次の「選択・行動」につながりにくい。患者や現象を理解するために必要な視点・知識を基に考える。

1）疼痛緩和に関するセルフケアレベルの確認

　井上さんはずっと"痛み"と闘っている。入院後にある程度緩和されたが，労作時の疼痛は

持続しており，井上さんが望む緩和レベルには至っていない。そのような状況において，井上さんの生活の中心が疼痛緩和への関心で占められるのは自然なことである。疼痛によって無気力に陥る場合も少なくないが，井上さんはPCAを活用しながら自分にできることを実行し，果敢に疼痛緩和に挑戦していたといえる。つまり，井上さんは疼痛緩和に対して前向きであり，セルフケアは高いレベルにあったと考えられる。ドロセア・E・オレムはセルフケア行動について「個人が生活する文化的背景，習慣によって学習される行動で，個人の生命や健康，安寧を維持するために，個人が実施する行動のこと」[5]と述べており，まさに井上さんは"痛み"を克服して安寧を手にするためにセルフケアを発展させてきたといえるだろう。そのような井上さんにとって，時間の遅れによって疼痛の軽減効果が得られにくい状態になったことは許しがたく，憤りを感じたことと推察できる。

2）自我の機能

私たち人間には，生きるうえで本能的に「こうしたい」と思う衝動的な気持ちと社会の常識や規範，道徳，良心との間に葛藤が生じている。自我とは，その葛藤を調整する役割をもつ精神の機能で，自分を保ち，社会や組織，家庭のなかで生きていくために必要な心の機能だが，病やけがなど，深刻なつらさに身をおくと，自我の機能が弱まることが知られている。つまり，普段ならがまんできるものができなくなったり，自分の見方，とらえ方を都合のよいほうへ解釈して葛藤の軽減を図ったりすることが無意識に起こるのである。Bellakは自我機能を12に分類しているが[6][7]，その内の一つである「防衛機制」は，自己がおびやかされて不愉快な感情を感じたときに，自分の感情やその元となった原因を都合のよいほうに解釈したり，なかったことにすることで心のバランスを保とうとする機能である。

防衛機制にはさまざまな種類があるが，本事例には「分裂（スプリッティング，Splitting）」という防衛機制の関与が考えられる。これは，通常，1人の人間には「良い面」と「悪い面」の両方が内包されているものだが，それを理解できず，自分にとって心地よい「良い」面を望み，結果的に物事を「良いか」「悪いか」のどちらかでとらえるようになることをいう[8]。この状態は，二極化して考えることと，「良い面」を理想化してそれが実現されなければ価値を下げることを繰り返すのが特徴で，極端な態度に周囲の人間は振り回されることが多い。

本事例では，疼痛緩和に取り組んでいたはずの「良い看護師」であるA看護師がシャワーの際にはサポートをしてくれない「悪い看護師」に価値が下げられ，本来どちらも1人の人間のはずが「悪い看護師」のほうに振り分けられてしまったと考えられる。一方で，新たに現れた「良い看護師」であるB看護師は，今のところ井上さんの脅威になることはないため認められているが，悪い面がみられればB看護師に対しても価値を下げて「悪い看護師」とみなす可能性がある。

心地よい言葉を話す看護師が「良い看護師」なのであろうか。看護師は患者にとって心地よい言葉を述べるためだけの存在ではない。時には耳が痛くなるようなことも伝えなくてはならず，嫌われたくないがために患者にとっての「良い看護師」を演じ続けることになるのは望ましいことではない。患者の希望と医療・看護との間に離齬が出てきたとき，それを修正できない患者－看護師関係になっていたとしたら，それは倫理的な医療・看護が遂行できないということである。自我機能の低下は，患者の人格や行動，そして，治療・看護のあり方に影響を及ぼす可能性があることを理解しておく必要がある。

3）せん妄

患者の拒絶は精神的な問題に起因すると思われがちだが，身体的問題から生じている場合が

ある。例えば，せん妄である。せん妄とは加齢などの影響で脳機能が低下しているところに，炎症・脱水など身体的な負荷が加わった結果，脳が機能不全に陥った状態である[9]。井上さんは40代と若く，一見せん妄状態にはみえないが，脳転移があり，かつオピオイドを使用している背景からせん妄ハイリスクの状態にある。せん妄は意識障害や注意障害などさまざまな症状を呈するが，本事例においては「情動障害」に注目したい。これは，不安や抑うつ，易怒性などが目立つようになる症状で，せん妄と気づきにくい症状でもある。井上さんはA看護師に強い怒りを向けているが，この怒りの背景にせん妄がある可能性に目を向けることは看護師として重要な倫理的姿勢である。なぜなら，ただちにせん妄治療を開始すれば改善する可能性がある。せん妄と認識せず放置すれば，情動障害はずっと持続するかもしれない。解決困難と思われる状況に遭遇したとき，身体的な側面からもアセスメントすることは看護師に必要な倫理的な姿勢である。

4) 看護チームの機能

患者の状況把握を進めてきたが，看護師と看護師チームに関する状況把握も必要である。まず，A看護師は患者から拒絶的・攻撃的な言葉を受け，時間に遅れた自分を責めて，自己肯定感を低下させているかもしれない。B看護師は，今のところ患者の信頼を得ており，患者のケアを実践しやすい立場にある。自信をもち，嬉しく感じているかもしれないが，一方で，いつ自分に攻撃性が向くかわからない状況に不安を感じているかもしれない。「良い看護師」と「悪い看護師」に，患者の目線で勝手に振り分けられることは，看護師にとって脅威である。誰しも「悪い看護師」にはなりたくないし，「良い看護師」といわれれば自分の立ち位置が保証されたかのようで安心する。この状況は，いわば，患者の自我の弱まりとして発現した防衛機制（分裂）が看護チームにも反映されて，個々の

看護メンバーが二極化した思考に陥っている状態である。この状態で倫理的な検討を進めることは難しい。まずは，このような状況が看護チームに生じている，ということをメンバー間で共有する必要がある。漠然とおそれている状況が続くことは不安の増強につながり，看護チームの機能低下につながる。看護チームの機能低下は，井上さんのみならず，そのほかの患者についても看護の力が十分に発揮されない可能性を孕む。看護チームの機能を維持・強化する働きかけが必要である。

❷ 状況に向かう姿勢

「状況に向かう姿勢」（図1）とは，いわば倫理的な姿勢のあり方である。本事例のように看護師の感情・考えの状態が関与する場合，自分たちの姿勢がその後に続く選択・行動を決める重要な鍵となることを認識する必要がある。例えば，もし理不尽な患者の言動に腹を立て，「かかわりたくない」という姿勢を強めたとしたら，最善を模索する姿勢はもちにくい。「状況に向かう姿勢」として，本事例においては以下の4点をあげる。

1) 患者と看護師双方が傷ついている，ととらえる姿勢

本事例では，患者の言動により看護師が傷ついている。しかし，傷ついているのは看護師だけだろうか。疼痛コントロールを自己管理していた井上さんにとって，予定どおりにいかなかったことは，自分のセルフケアが阻害されたように感じて，疼痛再燃の不安を感じるとともに，自分がないがしろにされたような感覚をもったかもしれない。安楽な状態でスムーズにシャワー浴ができなかったことは身体的・精神的に苦痛であり，患者自身もまた傷ついていると考えられる。どちらか一方に偏ることなく，看護師側，患者側のとらえ方を俯瞰的に眺める姿勢が重要である。

2）患者理解のミスリードに気づく姿勢

患者からの一方的な要求や暴言があると，「もともとの性格の問題」などととらえて，それ以外の可能性に目を向けにくくなることがある。一つの見解が固定されて，それ以外の見方を探さなかったり，受け入れない姿勢があったとしたら，実際とは異なる患者理解のままに看護実践を続けることになる。それは，患者－看護師間に生じた誤解を助長することになり，双方にとって感情的な応酬が続くことになる。前述した「自我」の問題や「せん妄」の可能性などを検討することで，かかわり方にバリエーションが出てくる。患者理解に誤解がないか，ミスリードの可能性を考える姿勢が必要である。

3）チームの機能不全の徴候を認識する姿勢

患者の言動によって看護師が傷ついたり，不安が高まると，チーム全体につらさや戸惑いが伝わるものである。本事例のように，患者による看護師の選り好みが行われると，「自我の機能」で述べたように，患者の防衛機制（分裂）がチームに反映され，患者に選ばれている看護師か，そうでない看護師かという点に焦点があたり，看護師間の関係に影響を及ぼす。その結果，本来，看護師間でなされる話し合いが進まないなど，チーム内のコミュニケーションが滞ることがある。看護師同士がギクシャクして，スムーズに業務・ケアが進まないことが増えたときは，チームの機能が低下している可能性を考える。とくに，看護管理者やチームリーダーには，その状況を早い段階で認識し，チーム機能の維持に取り組む姿勢が求められる。

4）看護ケアの実践を促進する姿勢

看護チームの機能低下は，看護実践力の低下につながる。必要な看護実践が行われない状況は大きな倫理的問題である。ドロセア・E・オレムは「患者－看護者関係では看護者側がその関係を成立せしめたり，その関係を続けることに責任をもつ必要がある。（中略）その関係を維持し，育てていくのは看護者の役割である」と述べている[5]。患者への陰性感情を理由に看護実践が滞ることは望ましくなく，看護師側が患者への働きかけを継続する姿勢が必要となる。そのためには，共感，ケアを通して個々の看護師同士がいたわり合い，課題への現実的な方策を検討する姿勢が重要である。

具体的な方略

● 選択・行動

「選択・行動」とは，適切な行動の選択であり，いわば倫理的な看護の実践である。もし「状況把握」で述べたようなアセスメントの視点をもち得ず，それに基づく看護師の姿勢が著しく偏ったとしたら，井上さんは看護師から敬遠され，不安や不信を募らせ，不適切な言動を増長させていくかもしれないし，看護師も最低限のケアで済ませて，本来井上さんに必要なケアが提供されない可能性がある。それは，看護師にとっても，病院組織にとっても倫理的な行動を選択した，とはいえない。本事例において考えられるケアの選択肢や行動について，以下に述べる。

1）ストレングスを引き出すかかわりの強化

井上さんは一方的な要求を繰り返すために"難しい患者"というイメージが付けられているが，疼痛緩和のセルフケアに積極的に取り組んでいた"前向きな患者"という側面もある。その人がもっている"強み"をストレングス（strength）といい，その強みに焦点をあてる考え方を「ストレングス・モデル」という[10]。井上さんは疼痛緩和のセルフケアレベルが高いため，そこが井上さんのストレングスだと気づくことができれば，そのサポートが不十分だった点について謝罪することの意味について理解することができる。今後の患者－看護師関係を再構築するためには必須の行動である。ストレングスを強化するためには，看護師側の対応の

バリエーションについて，あらかじめ伝えておくことも必要である。時間に遅れる可能性がある際は早めにそれを伝えることやほかの看護師に対応を変更すること，時間の再調整を依頼することなどである。看護師側が約束を守る気概をもつことは当然だが，これらの対応策を伝えておくことは，患者なりに心の準備をするための配慮でもある。分裂（スプリッティング）がある場合，感情や葛藤にこだわりやすいが，その背景にある生活での困りごとを解決する方法を具体的に教えることが大切である[11]。できないところに目を向けるのではなく，できるところを伸ばしていくことは倫理的に望ましい行動である。

2）要求の許容範囲と境界線の提示

「倫理」というと患者の意向を尊重することが大切なことのように思うが，倫理原則に則って考えると，理不尽な意向を尊重した結果が必ずしも最善とはいえないことがある。倫理原則の一つである「正義」の原則とは患者を平等に扱い，限りのある資源を公平に分配することである。井上さんは特定の看護師を拒絶し，看護師を選り好みするが，看護師は医療において重要な人的資源であり，人数や能力は有限である。井上さんの意向を尊重するために，限りある人的資源を常に思いのままに動かすことは，ほかの患者からしてみれば公平とはいえない。そのため，井上さんの要求に対しては，できることとできないことを明確に伝える必要がある。これを「限界設定（リミットセッティング）」という。対応できる範囲とできない境界線を示すことは，要求がすべて通るのは不可能であることを伝えることであり，これは分裂（スプリッティング）を呈している患者にとって必要な対応でもある。要求や暴言がエスカレートすることで，本人も苦痛を感じていることがあり，限界設定によってそれを止める機会を設けることは，患者の苦痛を止めることにもつながる。

本事例でいえば，数名の看護師のみで井上さんを担当するのは不可能であり，ほかのチームメンバーも担当することをしっかり伝えることが重要である。ただし，個人で限界設定を行っても，今度はその個人が拒絶されるだけで効果的ではない。実施にあたっては，看護チーム内で要求の境界線を誰もが認識しておくことが必要である。限界設定を行うにあたり重要な点は，病院側から一方的に押し付けるのではなく，本人と話し合って決めるプロセスを踏むことである。そのためには主治医や看護管理者がその役割を担うことが望ましい。ポジションパワーを活用することで，患者が同意するだけの説得力が増したり，看護師を守ることにもつながる。行き過ぎた要求は認めないこと，暴言や暴力などの行為はいかなる場合でも許されないことを毅然と伝えることは最善の対応である。

3）看護チームにおける対象理解の促進

限界設定を試みてもうまくいかないことがある。それは，限界設定の意味と境界線の認識について，看護師個々の理解に差があるときである。とくに，患者から認められている「良い看護師」は，患者に「No」を突き付けることに不安・恐怖を覚え，チーム内で足並みが揃いにくいことがある。これを乗り越えるためには，できるだけ患者理解のばらつきの差が減るように働きかけ続けることである。カンファレンスや申し送りの場を活用して繰り返し患者理解を進めたり，患者から「悪い看護師」とみなされても，それは患者の心の中で起こっている現象であって，看護チームがそれに倣う見方はしないことを共有できるとよい。向けられた暴言は医療者に向けられたものであって，個人攻撃ではないことも共有できるとよい。そして，「良い看護師」の立ち位置にある場合は，自分には患者とほかの看護師をつなぐ役割があることを認識し，自分が患者の好みや配慮するポイントをほかの看護師へ伝えるのである。チーム・ビルディングが倫理的な看護実践にも必要となる。

4) 患者をみる体制の検討と合意

一方的に要求する患者を受け持つ看護師の負担は相当なものであるため、受け持ちの割り振りが話題になることは多い。担当看護師1人に偏らないよう多くの看護師が持ち回りで受け持つか、受け持つ看護師を複数名固定するか、これには看護チームの成熟度や価値観、経験が関与することが多いと思われる。注意したいのは、看護師の逃げたい気持ちや誰かに押し付けたい気持ちが蔓延していないかどうか、である。看護師の陰性感情を否定する必要はないが、その気持ちがあるとどうしても患者本位の体制にならず、課題を解決するための対応を取りにくい。患者に分裂（スプリッティング）がみられたとしても、それがずっと持続するかというと、そうとも言い切れない。身体的苦痛が緩和されたり、不眠が解消されることで自我機能が安定してくれば攻撃的な態度がやわらぐこともある。そのような患者の変化を観察し、それに合わせて看護チームの動きも柔軟に考えていけるとよい。

事例のその後

井上さんの看護師を選り分ける言動はしばらく続いたが、看護チームは医師や公認心理師を含めたカンファレンスをこまめに開催し、本人の身体的苦痛が強いことをあらためて再認識したり、本人と相談しながらケアの目安時間を決めて、担当看護師がそれを守ることができるようにチームでサポートするなどの対策に取り組

コラム

メンタルヘルスと倫理

複雑な治療や死にゆく過程に携わる看護師は、さまざまな倫理的ジレンマを抱えている[1]。倫理的ジレンマは、時に精神的な苦悩を伴い、看護師を深く悩ませる。看護師の倫理的行動とバーンアウトとの関連を調べた研究では、倫理的行動をとることができる看護師にバーンアウトの傾向が低いという結果が示されている[2]。所属する組織風土が高ストレスな状態であったとしてもその傾向は維持されており、ストレスフルな状況にあっても最善を考え、実行し、そこに自分なりの達成感を見出すことができる力がメンタルヘルスの維持に関与していることが考えられる。メンタルヘルスについて世界保健機関（WHO）は「人が自身の能力を発揮し、日常生活におけるストレスに対処でき、生産的に働くことができ、かつ地域に貢献できるような満たされた状態（a state of well-being）」と定義しており[3]、単に精神的な病気をもたない状態ではないとしている。倫理的な看護実践を継続するうえで、看護師のメンタルヘルスを維持することは、まさに倫理的な行動を実践するうえで必須である。倫理が看護師個々のメンタルヘルスにかかわることを認識しながら、よりよい看護実践を重ねていきたい。

文献

1 McLennon SM, Uhrich M, Lasiter S, et al: Oncology nurses' narratives about ethical dilemmas and prognosis-related communication in advanced cancer patients. Cancer Nurs 36(2):114-121, 2013.
2 大出順：看護師の倫理的行動と組織風土がバーンアウトに与える影響の検討. 帝京科学大学紀要 17:23-31, 2021.
3 世界保健機関（国立精神・神経医療研究センター精神保健研究所自殺予防総合対策センター・訳）：メンタルヘルスアクションプラン2013-2020. 2014. https://iris.who.int/bitstream/handle/10665/89966/9789241506021_jpn.pdf（最終アクセス：2024年12月23日）

（山口久美）

んだ。痛みの程度によっては決めた時間どおりに実施できないこともあるため、日勤の看護師が対応できる時間の幅を示すなどの限界設定を行いつつ、翌日に丁寧なケアを心がけて看護を継続した。担当看護師については、看護師長が患者本人およびＡ看護師、Ｂ看護師の考えを確認したうえで、Ａ看護師の担当は時々継続することとし、一方でＢ看護師に担当が偏らないようにほかの看護師も分担することとした。井上さんの言動に傷つく看護師もいるが、看護師長・主任を中心にカンファレンスやそれ以外の時間に精神的つらさを表出できる機会を設けてメンタルサポートに努めた。

井上さんの疼痛は、オピオイドを注射から内服へ変更した後も増強することなく経過した。現在は退院し、自宅で療養を続けている。

まとめ

暴言・暴力や理不尽な要求は医療や看護をおびやかす許し難い行為である。しかし、暴言・暴力そして拒絶や衝突には必ず原因があることを理解しなければならない。とくに、健康の維持・回復・増進を目指す医療・看護という場においては、単なる迷惑行為ととらえる前に、身体的・精神的な側面に目を向ける姿勢が必要となる。治療やかかわり方で改善する可能性があるならば、それを見過ごさないよう心がけ、そのうえで毅然と対応し、いかなる理由があろうとも暴言や理不尽さは許されないことを伝えることが重要である。私たちは対応困難な患者と対峙すると、説明や説得によって相手を変えようとしがちだが、中井らは「『患者が変わる』のであって、医療者が患者を変えるのではない。医療者は『患者が変わる際の変化を円滑にし、方向の発見をたすける触媒』」であると述べている[12]。よき「触媒」となるよう、知識、知見、経験、そして信念を総動員させながら最善を考えていきたい。

❖文献
1）角智美：看護師の臨床経験年数による倫理的感受性の変化と組織的な倫理教育に関する縦断研究。科学研究費助成事業データベース、2020。https://kaken.nii.ac.jp/ja/file/KAKENHI-PROJECT-19K24202/19K24202seika.pdf（最終アクセス：2024年12月19日）
2）Jonsen AR, Siegler M, Winslade WJ（赤林朗、倉田伸雄、児玉聡・監訳）：臨床倫理学；臨床医学における倫理的決定のための実践的なアプローチ。第5版、新興医学出版社、東京、2006。
3）臨床倫理ネットワーク日本：臨床倫理検討シート。http://www.clinicalethics.ne.jp/cleth-prj/worksheet/（最終アクセス：2024年12月23日）
4）清水哲郎・編著：看護管理者のための臨床倫理・組織倫理入門。メディカ出版、大阪、2021、pp34-36。
5）南裕子、稲岡文昭・監、粕田孝行・編：セルフケア概念と看護実践；Dr.P.R.Underwoodの視点から。へるす出版、東京、1987、p23。
6）宇佐美しおり・監、野末聖香・編：精神看護スペシャリストに必要な理論と技法。日本看護協会出版会、東京、2009、p40。
7）武藤教志・編著：他科に誇れる精神科看護の専門技術；メンタル ステータス イグザミネーション Vol.1。精神看護出版、東京、2017、pp339-342。
8）前田重治：図説 臨床精神分析学。誠信書房、東京、1985、p123。
9）長谷川真澄、粟生田友子・編著：チームで取り組むせん妄ケア；予防からシステムづくりまで。医歯薬出版、東京、2017。
10）森千鶴、田中留伊・編著：ストレングスに着目した精神看護学＜基礎編＞。精神看護出版、東京、2023。
11）牛島定信：境界性パーソナリティ障害の治療ガイドライン。精神誌 112（6）：604-608、2010。
12）中井久夫、山口直彦：看護のための精神医学 第2版、医学書院、東京、2004、p233。

（山口久美）

《制作スタッフ》
カバー・表紙・本文デザイン　　パラレルヴィジョン

JCOPY　〈(社)出版者著作権管理機構 委託出版物〉

　本書の無断複写は著作権法上での例外を除き禁じられています。
複写される場合は，そのつど事前に，下記の許諾を得てください。
(社)出版者著作権管理機構
TEL. 03-5244-5088　FAX. 03-5244-5089　e-mail：info@jcopy.or.jp

がん看護と看護倫理
日常にある倫理的問題と実践

定価（本体価格 3,500 円＋税）

2025 年 3 月 1 日　　　第 1 版第 1 刷発行

編　者　　濱口　恵子／後藤　志保
発行者　　長谷川　潤
発行所　　株式会社　へるす出版
　　　　　〒164-0001　東京都中野区中野 2-2-3
　　　　　☎（03）3384-8035〈販売〉
　　　　　　（03）3384-8155〈編集〉
　　　　　振替 00180-7-175971
　　　　　https://www.herusu-shuppan.co.jp
印刷所　　広研印刷株式会社

© 2025 Printed in Japan　　　　　　　　　　　　〈検印省略〉
落丁本，乱丁本はお取り替えいたします。
ISBN 978-4-86719-110-1